治验三部曲

经方治验录

主　编　毛德西
副主编　毛峥嵘　禄保平
编　委　（以姓氏笔画为序）
　　　　毛峥嵘　张文宗　张海杰　索红亮
　　　　曾垂义　禄保平

U0294874

人民卫生出版社

图书在版编目（CIP）数据

治验三部曲·经方治验录 / 毛德西主编 . —北京：
人民卫生出版社，2018
ISBN 978-7-117-26175-3

Ⅰ . ①治… Ⅱ . ①毛… Ⅲ . ①经方 – 临床应用
Ⅳ . ①R289.2

中国版本图书馆 CIP 数据核字〔2018〕第 040485 号

| 人卫智网 | www.ipmph.com | 医学教育、学术、考试、健康，购书智慧智能综合服务平台 |
| 人卫官网 | www.pmph.com | 人卫官方资讯发布平台 |

治验三部曲·经方治验录

主　　编：毛德西
出版发行：人民卫生出版社（中继线 010-59780011）
地　　址：北京市朝阳区潘家园南里 19 号
邮　　编：100021
E － mail：pmph @ pmph.com
购书热线：010-59787592　010-59787584　010-65264830
印　　刷：三河市博文印刷有限公司
经　　销：新华书店
开　　本：710×1000　1/16　　印张：15　　插页：2
字　　数：277 千字
版　　次：2018 年 5 月第 1 版　2019 年 7 月第 1 版第 2 次印刷
标准书号：ISBN 978-7-117-26175-3/R · 26176
定　　价：45.00 元
打击盗版举报电话：010-59787491　E-mail：WQ @ pmph.com
（凡属印装质量问题请与本社市场营销中心联系退换）

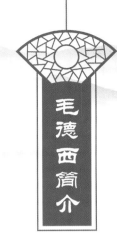

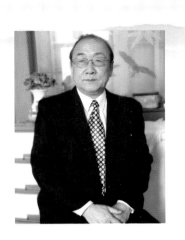

　　毛德西,男,河南省巩义市人。第三批、第六批全国老中医药专家学术经验继承工作指导老师,首届全国名中医,河南省中医院主任医师、教授、研究生导师,国家名老中医工作室指导老师,全国首届百名中医科普专家,曾获中华中医药学会中医药科学普及金话筒奖、河南省中医事业终身成就奖、河南省自然科学优秀学术著作奖等。

　　从事中医内科临床工作50余年,通晓经典,熟悉流派,虚心好学,勤于发问。数十年来,遵循医圣张仲景"勤求古训,博采众方,并平脉辨证"之旨,边临证,边学习,昼看病,夜读书,从未懈怠。擅长治疗心脑血管疾病、消化系统疾病以及其他疑难杂病。退休后,继续为患者把脉看病,并研究中医养生之学,多次为老干部与普通百姓讲解养生知识,得到多方好评。出版学术专著20余部,参与《中医症状鉴别诊断学》《中医证候鉴别诊断学》的编写与审定稿工作,主编《毛德西临证经验集粹》《毛德西方药心悟》《毛德西用药十讲》《中国中成药优选》《河南省当代名医内科学术精华》《老中医话说灵丹妙药》《老中医话说中药养生》《365天养生趣谈》等学术及养生著作,并整理出版《湖岳村叟医案》《瘟疫安怀集》《揣摩有得集》等近代医籍,发表学术论文180余篇。

前言

提起《经方实验录》这本书，同道都比较熟悉。谈到作者曹颖甫，堪称经方大家。余自1979年偶读此书，至今仍不断地翻阅。虽然是书只记述了几十首经方的治验，但思路新颖，语言简明，读后如沐春风，启迪颇多，非一般论著所能及。

经方是中医方剂之祖，具有结构严谨、配伍合理、贴切临床、易学实用的特点。历代医家对经方的研究与应用，积累了丰富的经验，显示出经方既深奥又便捷，深奥言其理，便捷言其用。只要我们能明其理，反复实践，就能掌握其应用之技巧。清代经方大家陈修园云："经方愈读愈有味，愈用愈神奇。凡日间临证立方，至晚间一一于经方查对，必别有神悟。"柯韵伯则云："读是书者，必凝神定志，慧眼静观，逐条细勘，逐句细研。"这种日日钻研与临证的态度，是掌握与应用经方必备的精神境界。

经方是回味无穷的，但随着岁月流逝，经方的药香却越来越淡。目睹当前中医处方有两多，一是西医理念者多，二是大方者多，其中不少方药离经方渐去渐远。对此局面不少医家有所感触。鉴于此，若能将自我与同仁所用经方的经验汇集成册，对于学习与应用经方，足可借鉴。

以何种方式来表达余的初衷，用医案的程式显得老套；用议论的程式又比较冗繁；也想到以条文的形式来表达，但这种形式过于简略，对理解与应用经方略显不足。如果将治验、方药与注释联系起来，加上条文式的总结，这就会使经方的理念从治验中显示出来，这种形式条分缕析，层次分明，其内涵与外延能保持一致。试着写了几条，觉得这样不失传统，又有新颖感。余向几位年轻学子征求意见，都感到易懂且实用。就这样一条一条地写，既写个人的治验，更多的是写现代名医的经验。在撰写中，不但加深了对经方的理解，也学到不少名家的宝贵经验，增添了治疗疑难病的本领。

或问:所选方药是否与《伤寒论》相悖? 对此,本书所列条文既保留了《伤寒论》原意,又有所不同。不同点在于主症突出,证候明确,文字简练,方药灵活。特别是病症之名,更接近现实,所选方药虽有所加减,但其加减比较少,基本不干扰原方"君臣佐使"的配伍结构,对加减过多的经方暂不予选用,以免有喧宾夺主之嫌。

笔者从事中医临床已有五十余年,但学习与应用经方的兴趣至今未减。经方像一面旗帜,使人知道什么是组方原则,什么是方证学,什么是辨证论治。至今它仍然发挥着指导临床、引领创新的作用。

晋代陶渊明的《归去来兮辞》,其中有一句名言,即"觉今是而昨非"。研究《伤寒论》大家陈亦人先生在其《〈伤寒论〉求是》一书的前言中亦说道:"'求是'却不一定'是',今天认为'是',明天又未定'是'"。自古到今,真正的学者都有这种自我否定的精神境界。余对经方的理解与应用,远不足矣! 对此没有完全终了时,只有孜孜追求期。特别是对经方的理解与应用,只有不断地去否定自我,才能不断地丰富自己的知识与经验,使其发挥更大的防病治病作用。

本书是对经方应用的临床复习与总结。突出的特点是异病同治与一方多用。虽然书中的方剂大家比较熟悉,但"温故而知新",方虽是旧,其命维新。

曹氏将经方比拟为奇花异卉,他说"欲尽奇花异卉,请读《伤寒》《金匮》。"愿这本书给经方的花坛添上一枝奇葩,使其芬芳的馨香给人们送去健康与快乐!

毛德西
2016 年 10 月 1 日
于郑州至简斋

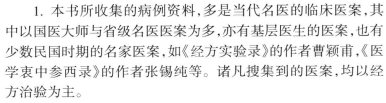

编写说明

1. 本书所收集的病例资料,多是当代名医的临床医案,其中以国医大师与省级名医医案为多,亦有基层医生的医案,也有少数民国时期的名家医案,如《经方实验录》的作者曹颖甫,《医学衷中参西录》的作者张锡纯等。诸凡搜集到的医案,均以经方治验为主。

2. 本书所选治验以真实病例为纲,以方证学为中心,尽量反映出诸医家经方治疗经验,这样更容易使人接受并增强实用性。对于病例的选择,在注重常见病、多发病治验的基础上,对其新用途也有所侧重,以便扩大经方应用的范围。

3. 本书叙述方式有五,依次为治验、方药、来源、注释、约言。注释部分为本书作者对经方的体会与理解,乃是本书撰写的重要内容与特点;约言,简要之言也,是对本条方证的总结,在文字叙述上,仿《伤寒论》条文,是本书作者的尝试。

4. 本书分上下两篇,上篇为"《伤寒论》方治验",经方排序参照徐灵胎《伤寒论类方》,只是在个别类方内又进行了细化,以便读者查阅;下篇为"《金匮要略》方治验",以《金匮要略》篇目为序,前后次序未作变动。

5. 本书共收集临床治验 286 例之多,经方 156 首,所涉及的加减方 277 首,反映出 50 余位医家的真实治验。

6. 书后附有病症索引,以便临床检索。

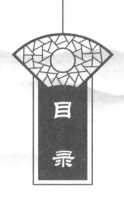

目录

上篇 《伤寒论》方治验

下篇 《金匮要略》方治验

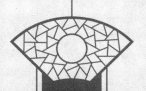

上篇　《伤寒论》方治验

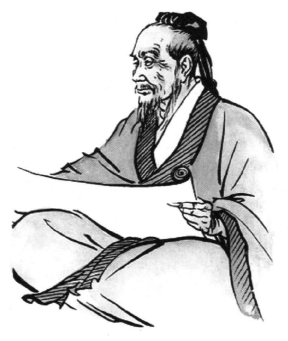

张仲景（约 150-219）

张仲景,名机,字仲景,东汉末年著名医学家,被后人尊为"医圣"。所著《伤寒杂病论》,确立了中医学辨证论治的基本原则,被誉为"方书之祖",所列方剂被称为"经方"。清代医学家陈修园称其所著:"六经辨,圣道彰,伤寒著,金匮藏,垂方法,立津梁"。他的医学思想至今还在影响着中医学的发展。

桂枝汤类方治验

一

1. 桂枝汤证治验三则

治验：

①杨男，某年夏，先其畏热，启窗而卧，周身热汗淋漓，遂睡。夜半觉冷，覆被再睡，其冷不减，反甚。次日头汗出，周身汗不多，予桂枝汤。

②王女，无表证，月事后期而少，时时微恶寒，背部为甚，纳谷减少，脉缓，此为血运迟钝，胃肠虚弱也，宜桂枝汤和之。

③老妇，患脑疽病。患者周围蔓延，其径近尺许。启其所盖膏药，则热气蒸蒸上冒，头项不能转侧。治疗三日不见大效。第四日，天色已晚，患者仍伏被中，不肯出，问其故，侍者说：每日此时恶寒发热汗出。曹氏悟道，此为"啬啬恶寒，翕翕发热"之桂枝汤证也。

方药：桂枝 10 克，白芍 10 克，炙甘草 3~10 克，生姜 3 片，大枣 3~12 枚。水煎服。

以上 3 例，一为外感，一为内伤，一为脑疽，病不同而证同，均以桂枝汤治愈。

来源：曹颖甫．经方实验录[M]．北京：中国医药科技出版社，2014：3-11.

注释：《伤寒论》[1] 12 条云："太阳中风，阳浮而阴弱。阳浮者，热自发；阴弱者，汗自出。啬啬恶寒，淅淅恶风，翕翕发热，鼻鸣干呕者，桂枝汤主之。"这条经文说明，桂枝汤的证候病机可以用"阴阳不和"四字概括之，而桂枝汤正是调和阴阳的总方。

笔者之所以将桂枝汤方证列于本书之首，这不仅仅是为了显示它在《伤寒论》中的突出位置，更重要的是，它揭示了方剂配伍的原则与规范。清代柯韵伯说："此方为仲景群方之冠，乃滋阴和阳，调和营卫，解肌发汗之总方也。"章虚谷则云："此方立法，从脾胃以达营卫，周行一身，融表里，调阴阳，和气血，

---

1 注：本书所引用《伤寒论》条文，以明代赵开美校刻本《伤寒论》为蓝本，原文条文序号依赵本不变，特此说明。

通经脉,非攻伐,非补助,而能使窒者通,逆者顺,偏者平,格者和,是故无论内伤外感,皆可取法以治之,要在因宜裁制,以阴阳表里为尺度。"(见《伤寒论本旨》)这些文字说明,桂枝汤不仅是调和营卫、解肌发汗的方,而且是一首燮理气血、通达表里的方,堪称经方中调和阴阳之总方。分析桂枝汤方义,桂枝为君,辛温发散为阳;白芍为臣,酸寒收敛为阴。从辩证法角度来分析,桂枝与芍药,一阳一阴,一热一寒,一散一收,相反相成,两者互为起讫,如环无端,周而复始,与人体之血脉循环相吻合。桂枝汤配伍的严谨与实用,正是经方有序结构的缩影。徐彬说:"桂枝汤,外证得之,解肌和营卫;内证得之,化气调阴阳。"(《金匮要略浅注》)曹颖甫先生对桂枝汤功效的评价为:"外证治太阳,内证治太阴。"治太阳者,调和营卫也;治太阴者,调和气血也。中医治疗疾病,就是以药性之偏,纠正机体阴阳之偏,以求得"阴阳自和"(《伤寒论》58 条语)的健康状态。刘渡舟先生指出:《伤寒论》在治法上确立了两个前提,一个是"阴阳自和",一个是"保胃气,存津液"。而这两个前提皆内涵于桂枝汤中。用现代语言说,桂枝汤既可以调整机体外环境,又可以调整机体内环境,使内外环境达到平衡,这完全符合《素问·至真要大论》所说"谨察阴阳所在而调之,以平为期"之旨。故要读懂用好经方,首先要理解并用好桂枝汤,桂枝汤虽然药味不多,但深含辩证法的思维结构,毋庸置疑,这是无数中医同道临床实践所验证过的事实。

约言:平人无他疾,常自汗出,或常有恶风低热者,不论外感或内伤,均可以桂枝汤治之。或曰,桂枝汤是调和方,强壮方,抗疲劳方,"亚健康"者的保健方,余信其言。

2. 桂枝汤加防风、白术治疗喷嚏连连

治验:成年人,清晨无故,喷嚏连连,或有清涕者,肺卫之气不耐风寒也,桂枝汤加防风、白术主之。

方药:桂枝 10 克,炒白芍 10 克,防风 10 克,炒白术 10 克,生姜 10 克,大枣 5 枚(擘),炙甘草 6 克。水煎服。

来源:贺兴东.当代名老中医成才之路[M].北京:人民卫生出版社,2011:205.

注释:对于外受风寒之疾,人们首先想到的是桂枝汤,桂枝汤列于《伤寒论》之首,可谓调和营卫之主方,既可护营卫,又可祛风邪。后人在桂枝汤原方基础上,随证化裁,治疗许多疑难杂症。此例系原甘肃省中医院院长张汉祥的治验,晨起喷嚏频作,连打数百次,诸医投药未果,虽然不是大病、顽疾,但其痛苦之状,人们都是清楚的。张氏却用桂枝汤加防风、白术治愈。清晨阳气渐

升,由阴转阳之际,若营卫不和,阳气不能升发,则风寒欲袭,而阳气拒之,必然连打喷嚏,欲祛风寒。桂枝汤鼓舞阳气,防风护卫,不使寒气入内;白术健脾,可充养营卫二气,营卫和,寒气难入,自无喷嚏之苦。笔者用此方常加入苏叶、薄荷二味,治疗十余例儿童过敏性鼻炎,连打喷嚏不止者,二三剂即可获效,方药虽简,疗效可信。

约言:晨起喷嚏连连,流清涕者,桂枝汤加防风、白术主之;或加苏叶、薄荷亦可。

3. 桂枝加附子汤治疗半身无汗

治验:男性,36 岁。诉左半身出汗,右半身虽在酷暑终无汗出,界限分明,舌苔白,脉象左浮紧,右沉迟。此里寒太盛,格拒真阳,不能分达于外,以致玄府闭塞,汗不得出,桂枝加附子汤主之。

方药:附子 12 克,桂枝 10 克,酒白芍 10 克,炙甘草 10 克,大枣 4 枚,生姜 3 片。水煎服。服用 3 剂,改投加味补中益气汤 10 剂,遂得通身出汗,精神轻松愉快。

来源:赖良蒲. 蒲园医案[M]. 南昌:江西人民出版社,1965:188-189.

注释:《伤寒论》20 条云:"太阳病,发汗,遂漏不止,其人恶风,小便难,四肢微急,难于屈伸者,桂枝加附子汤主之。"其方即桂枝汤加附子,与《伤寒论》147 条桂枝附子汤有异,后者乃桂枝汤去芍药加附子而成。本例一侧有汗,一侧无汗,究其原因,是由元气周流有偏所致。故先用鼓舞阳气,驱寒通络法,取桂枝加附子汤温阳散寒,解肌通络,后用补中益气汤补益气血之不足,顾护其本。

约言:半身有汗,半身无汗,脉沉迟,里有寒也,桂枝加附子汤主之。

4. 桂枝加附子汤治疗风湿性关节炎

治验:女性,32 岁。三年前因着凉后四肢关节疼痛而就诊,当时依据检查诊为"风湿性关节炎"。用西药治疗,历经三个月而愈。此后每年秋季易发。近月四肢关节均痛,尤以肘肩关节为甚。翻身困难,两膝关节亦痛,又经西药治疗无效。细问之,左肘、腕关节痛甚,怕冷,天寒加剧,活动受限,喜暖。观其面色萎黄,体型偏瘦,左肘腕关节肿大不红。舌苔白润,脉象偏弦。投以桂枝加附子汤治之。

方药:附子 12 克,桂枝 10 克,白芍 20 克,炙甘草 6 克,生姜 10 克,大枣 4 枚。以此方加减,附子逐渐加到 20 克,服 30 剂而愈。

来源: 王占玺. 临床验集[M]. 北京:科学技术出版社, 1981:534-535.

注释: 桂枝加附子汤治疗风湿性关节炎, 是常规用法。只是在用附子时, 要从小剂量开始, 此例开始用12克, 亦不算小剂量, 应当先煎30分钟后, 再入他药同煎。用此方治疗风湿性关节炎, 要有恶风怕冷症, 这是用附子的主要指征。如果关节红肿热痛, 一般不用附子, 如果用附子, 就要加用清热消肿药, 如知母、忍冬藤等, 还有加用生石膏、羚羊角的。这样就可以避免附子大辛大热伤阴之弊。

约言: 风湿性关节炎, 关节疼痛, 喜暖怕冷, 桂枝加附子汤主之。

5. 桂枝加附子汤加当归补血汤治疗产后恶风寒

治验: 女性, 35岁。产后月余, 恶露未断, 近十日又增恶寒, 怯冷, 见风则恶, 甚至口腔牙齿亦甚怕风, 动则自汗。就诊时, 以巾裹头, 并戴口罩, 紧扎裤腿。前医曾用归脾汤、桂枝汤等乏效。舌质淡红、苔白。此新产气血亏耗, 肾气无力驱净恶露, 又治不得法, 致使真阳内虚, 卫阳失护。治宜温阳顾卫, 佐以养血祛瘀, 以桂枝加附子汤加当归补血汤治之。

方药: 附片6克, 桂枝6克, 白芍12克, 大枣6枚, 炙甘草6克, 生姜4片, 当归12克, 黄芪18克, 川芎9克。3剂, 开水煎服。二诊时, 恶风已轻, 口腔牙齿亦不恶风, 可以不戴口罩。偶尔有少量恶露流出。守上方增附片3克, 加益母草21克, 服用6剂, 遂愈。

来源: 杜雨茂. 伤寒论释疑与经方实验[M]. 北京:中医古籍出版社, 2004:147.

注释: 产后恶风怕冷, 是常见的疾患, 而此例症状则不多见。用归脾汤补益气血, 用桂枝汤调和营卫, 亦非多虑。但未及肾阳之虚, 有隔靴搔痒之嫌。取桂枝加附子汤, 温肾阳, 和营卫;所加黄芪、当归、川芎, 以冀益气养血祛瘀, 对产后诸疾尤为适宜。

约言: 产后恶寒甚, 甚则口腔牙齿亦畏风, 动则汗出, 舌淡红, 桂枝加附子汤主之, 若加当归补血汤更佳。

6. 桂枝加附子汤加干姜、黄芪治疗感冒后形寒

治验: 男性, 40余岁。感冒后热退, 而以多汗形寒来诊。头不痛, 不咳嗽, 四肢不酸痛, 大便向来不实, 舌苔薄白而滑, 脉象沉细无力。有医以参苏饮论治, 今患者无外感症状, 若与紫苏温散, 势必汗不止而恶寒加剧。以桂枝加附子汤加干姜、黄芪治之。

方药:桂枝 10 克,白芍 10 克,大枣 6 枚(擘),炙甘草 6 克,炮干姜 6 克,炮附子 6 克,黄芪 15 克。两剂见效。

来源:秦伯未.谦斋医学讲稿[M].上海:上海科学技术出版社,1964:140.

注释:桂枝汤加附子,显系为阳虚而营卫不和而设。若阳虚之人,感受风寒,可用之;若患风寒表证,误用汗法,致使汗出不止,恶寒增重,乃汗出伤阳也,亦可用之。此案本体虚弱,中气不足,若用参苏饮发汗,身更虚,寒更甚。以桂枝汤调和营卫,加炮附子温阳祛寒,黄芪健脾益肺,干姜温中散寒,标本并治,且温阳益气为主,乃固本之法矣。

约言:感冒后热退,仍多汗形寒,大便不实,舌苔白滑,予桂枝加附子汤,再加干姜、黄芪温养脾肺。

7. 桂枝去芍药汤治疗心肌炎

治验:女性,46 岁,因患心肌炎而住院。每当入夜则胸中憋闷难忍,气短不足以息,必须靠吸氧才能缓解。舌质淡苔白,脉弦而缓。辨为胸阳不振,阴气内阻之证,桂枝去芍药汤治之。

方药:桂枝 10 克,生姜 10 克,大枣 12 枚,炙甘草 6 克。服用 2 剂,症状减轻,原方加附子 6 克。再服 3 剂,症状消除。

来源:刘渡舟等.经方临证指南[M].天津:天津科学技术出版社,1993:5.

注释:《伤寒论》21 条云:"太阳病,下之后,脉促胸满者,桂枝去芍药汤主之。"本例症状显为胸阳不振,阳郁不展所致。用此方就是鼓舞阳气,使胸阳不郁,何患只有!不用芍药,防其收敛矣。

约言:心肌炎,气短不足以息,胸中闷憋,桂枝去芍药汤主之。

8. 桂枝加厚朴杏子汤治疗肺炎后咳喘恶风

治验:男性,33 岁。感冒并发肺炎,用抗生素后身热虽退,但干咳少痰,气促作喘,胸闷,伴头痛,汗出恶风,背部发凉,周身骨节酸痛,阴囊湿冷,舌苔薄白,脉象浮弦。证属太阳中风,寒气迫肺,气逆作喘。法当解肌祛风,温肺止咳,桂枝加厚朴杏子汤治之。

方药:桂枝 10 克,白芍 10 克,生姜 10 克,炙甘草 6 克,大枣 12 克,杏仁 10 克,厚朴 15 克。水煎服。服 7 剂,咳喘缓解,他症仍存。上方桂枝、白芍、生姜增至 12 克。又服 7 剂,咳喘得平,诸症悉除。复查:肺炎完全消除。

来源:陈明等.刘渡舟验案精选[M].北京:学苑出版社,2007:22.

注释:《伤寒论》18 条云:"喘家,作桂枝汤,加厚朴、杏子佳。"43 条又云:

"太阳病,下之微喘者,表未解故也,桂枝加厚朴杏子汤主之。"此两条一是新感引动宿疾,一是误下而肺气上逆,均以咳喘为主症。以方测证,当有发热、恶风、汗出、脉浮缓等表证,病发因素不同,但证候性质:即表证未除,引动肺气上逆却一致,属于"异病同治"范畴,故取桂枝加厚朴、杏子汤均可奏效。此例为表证未罢,营卫不和,肺气失肃,与桂枝加厚朴、杏子汤证符合,故用之辄效。

约言:风寒迫肺,肺气失肃,气逆作喘,桂枝加厚朴杏子汤主之。

9. 小建中汤治疗节段性小肠炎

治验:男性,11岁。腹痛年余,近寒热不已,腹痛便溏,有时便血,面色萎黄,形体消瘦,纳谷不香,舌淡无苔,脉虚软,西医诊为"节段性小肠炎"。此太阴虚寒,营卫失和,脾不统血,小建中汤主之。

方药:桂枝3克,白芍6克,煨姜3片,红枣5枚,炙甘草3克,饴糖30克,4剂。服药后,腹痛已和,低热不退,便中带血,原方增以补气,加党参6克,黄芪10克。服4剂后,便血已和,便下欠实,以小建中汤合附子理中汤温里扶阳,调治而安。

来源:张承烈.近代浙东名医学术经验集·董氏儿科(董廷瑶)[M].上海:上海科学技术出版社,2015:290.

注释:凡脾胃虚寒者,可以考虑用小建中汤治疗。本例从症状分析,乃化源不足,脾虚失职所致。小建中汤为桂枝汤之类方,具有温阳通脉、开启枢机的作用,这是董氏对桂枝汤的特殊用法。后与附子理中汤合用,目的在于温养脾胃,促使胃纳脾运的功能恢复。

约言:腹痛便溏,寒热无已,或有便血,面色萎黄,脉弱,此太阴虚寒也,小建中汤主之。

10. 桂枝新加汤加桑寄生、杜仲治疗产后身痛

治验:女性,31岁。产后一月,身痛腰痛,两脚发软如踩棉花,汗出恶风,气短懒言,带下多。曾用生化汤5剂,无效。舌体胖大,脉象沉缓无力。辨为产后气血亏虚,营卫不和证,拟桂枝新加汤加桑寄生、杜仲治之。

方药:桂枝10克,白芍16克,生姜12克,炙甘草6克,大枣12枚(擘),党参20克,桑寄生30克,杜仲10克。服用5剂,身痛止,汗出恶风愈,体力有增,微腰部酸痛,于上方加玉竹12克,再服3剂而愈。

来源:陈明等.刘渡舟验案精选[M].北京:学苑出版社,2007:168.

注释:《伤寒论》62条云:"发汗后,身疼痛,脉沉迟者,桂枝加芍药生姜各

一两人参三两新加汤主之。"此方简称为"桂枝新加汤"。与桂枝汤相比,加重养阴药白芍的剂量,另外加入人参三两,以增益气之力,是为营卫不和,加之气阴两虚而设。此例乃产后病人,较他人体质更虚,若取桂枝汤则犯虚虚之戒,而用桂枝新加汤补气养阴,调和营卫,又加用补益肝肾之杜仲、桑寄生,其疗效更捷。

据研究,张仲景所处的东汉时期,所用人参,即党参也,并非今日所用之人参。

约言:*产后多虚,身痛,腰痛,汗出者,桂枝新加汤加桑寄生、杜仲治之。*

11. 桂枝新加汤治疗身痛、纳差

治验:女性,35岁。2个月来,每日下午发热身痛,头痛,两臂及背部拘急酸痛,发热后汗出恶风明显,纳差,乏力,舌苔白润,脉沉迟。此属胃气沉衰,营卫不和,以致外邪久客不去,当建中益气以祛邪,予桂枝新加汤治之。

方药:桂枝10克,白芍12克,生姜12克,炙甘草6克,大枣4枚,党参10克。水煎服。服1剂后,发热向后延迟,时间缩短,3剂后诸症悉愈。

来源:冯世纶等.解读张仲景医学·经方六经类方证[M].北京:人民军医出版社,2011:107.

注释:此例身疼痛为外邪未解,脉沉迟为胃气虚寒,显系有表兼里证。故仍以桂枝汤调和营卫以解表,加重生姜温胃,增人参益气,更加芍药以养津血,当属太阳太阴合病证治。

约言:*身痛、恶风,纳差、脉沉迟者,太阳太阴合病也,桂枝新加汤主之。*

12. 桂枝甘草汤加酸枣仁治疗上感后心悸动

治验:女性,32岁。上感愈后,出汗过多,时有心悸动,忐忑不安,按之则舒,桂枝甘草汤加酸枣仁主之。

方药:桂枝15克,炙甘草15克,炒酸枣仁30克。水煎服。服用7剂,症状好转;近日仍有手足心出汗,于上方加浮小麦30克,霜桑叶30克,继服7剂,病去心安。

来源:《毛德西医案(一)》(内部资料)。

注释:桂枝甘草汤见于《伤寒论》65条,"发汗过多,其人叉手自冒心,心下悸,欲得按者,桂枝甘草汤主之。"此条因上感出汗过多,表邪去而心阳虚,故有心下悸动之感。冯世纶先生曾用桂枝甘草汤加茯苓治愈一例心慌、惊悸三四年者。而本例证候符合汗后伤及胸阳之说,故取用桂枝甘草汤加酸枣仁以收敛心气。在具体应用中,若气虚甚者,可加党参、黄芪;心神不安,可加龙齿、牡蛎、酸枣仁、柏子仁;心前区疼痛者,可加丹参、赤芍、川芎等。

约言:上感愈后,汗出多,心悸动,仍与桂枝甘草汤,加酸枣仁治之。

13. 桂枝麻黄各半汤治疗感冒一日数发

治验:男性,32岁。感冒5日未愈,始恶寒而后发热,一日数发,以下午为甚,伴有头痛身困,腰痛,偶有咳嗽,舌苔白滑,脉浮细,此风寒郁闭,不得宣泄所致,桂枝麻黄各半汤加味主之。

方药:桂枝10克,麻黄5克,炒白芍10克,炒杏仁5克,炙甘草5克,生姜5克,大枣3枚(擘)。身痛,加羌活、独活各6克;口渴,加天花粉15克。前后服药4剂而愈。

来源:毛德西等.毛德西方药心悟[M].北京:人民卫生出版社,2015:3.

注释:桂枝麻黄各半汤见于《伤寒论》23条,原文云:"太阳病,得之八九日,如疟状,发热恶寒,热多寒少,其人不呕,清便欲自可,一日二三度发。脉微缓者,为欲愈也;脉微而恶寒者,此阴阳俱虚,不可更发汗、更下、更吐也;面色反有热色者,未欲解也,以其不能得小汗出,身必痒,宜桂枝麻黄各半汤。"此条既是桂枝汤证,又不是桂枝汤证;既是麻黄汤证,又不是麻黄汤证。张仲景取中和之力,即两方的三分之一的剂量,旨在以桂枝汤调和营卫,麻黄汤开泄解寒,对于营卫之邪具有双解之义。本例寒热5日,但热度不高,有如疟状,正与"一日二三度发"吻合,故取桂枝麻黄各半汤治之。有一位老专家将桂枝麻黄各半汤临床指证总结为:八九天来脸发红,病邪仍在你身中;桂枝一半麻黄半,两样平分各见功。

约言:感冒数日未愈,面有赤色,时有寒热,无口苦、咽干及烦渴,病未离太阳,予桂枝麻黄各半汤治之。

14. 桂枝二麻黄一汤治疗外感发热

治验:男性,49岁。恶寒战栗,发热,热后汗出身凉,日发一次,连发三日。伴见头痛,肢楚,腰痛,咳嗽痰少,食欲不振,二便自调。舌苔白厚而滑,脉象浮紧。治宜辛温解表轻剂,予桂枝二麻黄一汤。

方药:桂枝9克,白芍9克,杏仁6克,炙甘草6克,生姜6克,麻黄4.5克,大枣3枚。水煎服。服药后寒热已除,诸症悉减。唯心悸少气,腹中微痛而喜按。此外邪初解,营血不和,气滞使然,遂与小建中汤,一剂而安。

来源:俞长荣.伤寒论汇要分析[M].福州:福建人民出版社,1964:71.

注释:《伤寒论》25 条云:"服桂枝汤,大汗出,洪大者,与桂枝汤,如前法,若形似疟,一日再发者,汗出必解,宜桂枝二麻黄一汤。"桂枝二麻黄一汤可谓辛温解表之轻剂,不若麻黄汤之峻剂发汗。此例恶寒发热,日发一次,二便自可,可知表邪不重,当以轻剂试之,果然有如期之效。后以小建中汤调和中焦,以安营卫生发之地,乃固本之举。

约言:风寒表证,恶寒发热,日发一次,桂枝二麻黄一汤主之。

15. 桂枝二越婢一汤治疗外感寒热

治验:女性,26 岁。每日恶寒发热,头痛骨楚,发时寒从四肢起,寒多热少,热退后口渴饮热,无汗出,如此日发二三次,并有咳嗽稀痰,不呕不苦,二便正常,脉数,左弦右弱。宜疏解表邪,兼清内郁热,治以桂枝二越婢一汤。

方药:桂枝 9 克,白芍 9 克,麻黄 3 克,生石膏 15 克,甘草 3 克,生姜 3 片,大枣 3 枚。2 剂而愈。

来源:胡天雄.临床中医家胡天雄[M].北京:中国中医药出版社,2001:85.

注释:《伤寒论》27 条云:"太阳病,发热恶寒,热多寒少,脉微弱者,此无阳也,不可发汗,宜桂枝二越婢一汤"。将两个方剂合于一起使用,这是经方的特点。这类方剂多数是《伤寒论》内方剂的组合,而桂枝二越婢一汤则是《伤寒论》与《金匮要略》方剂的组合。前者为辛温解表剂,后者为辛凉发越水气剂。辛温与辛凉组合,为相反相成之配伍,说明表有风寒,里有蕴热。辛温以解其表,辛凉以清其里,表散风寒,内清里热,各疏其道,各奏其功。此例虽表邪日久不解,渐以化热,但不呕不苦,二便自调,且寒多热少,口渴而喜热饮,此乃病邪尚未传入少阳、阳明也,表寒多而里热轻,故取桂枝二越婢一汤双解之,其效如期。

约言:表有风寒,里有蕴热,热多寒少,脉微弱,桂枝二越婢一汤主之。

16. 桂枝去桂加茯苓白术汤治疗太阳经腑不利

治验:男性,38 岁。患头项强直不利,俯仰困难,并见胃脘疼痛,医者或曰颈椎病,或曰胃溃疡,依次论治,均不效。脉沉弦,舌质红而苔水滑,问及小便,曰:白昼短少,夜间频多,总有排尿不尽之感,大便偏干。辨为太阳膀胱停水不化,腑气不利,旁及其经,桂枝去桂加茯苓白术汤主之。

方药:茯苓 30 克,白芍 15 克,白术 10 克,炙甘草 10 克,生姜 10 克,大枣 7 枚。服用 6 剂,诸症皆失。

来源:刘渡舟等.经方临证指南[M].天津:天津科学技术出版社,1993:
43.

注释:《伤寒论》28 条:"服桂枝汤,或下之,仍头项强痛,翕翕发热,无汗,心下满微痛,小便不利者,桂枝去桂加茯苓白术汤主之。"此条经文是言桂枝汤的变异证,头项强痛、翕翕发热、无汗,仍为表邪未解也;而心下满微痛、小便不利,为水气内结之证,且水饮内结影响了表邪之芟除,故不取桂枝解表,而用茯苓、白术健脾化饮,仍存芍药以收阴,生姜以行阳,甘草以和中,有太阳入里化饮行水之义。此例其脉舌表明邪已入里,加之有小便排不尽之症状,辨为太阳腑气不利,水气不化,最为合拍,故当选桂枝去桂加茯苓白术汤治之为宜。

约言:头项强直不利,俯仰困难,并见胃脘疼痛,颈椎病合并胃病,桂枝去桂加茯苓白术汤治之。

17. 桂枝去桂加茯苓白术汤加虫类药治疗癫痫

治验:女性,年五旬。患者经常跌倒抽搐,昏不知人,重时每月数发。经西医诊断为"癫痫",多方治疗无效。后求伤寒经方大家李克绍先生诊治。望其舌象,上有一层白砂苔,干而且厚。触其胃部,痞硬微痛,食欲不佳,口干欲饮。此系水饮结于中脘。但病人迫切要求治疗癫痫,并不以胃病为重。本患心下有宿痰水饮,可能是癫痫发作之触媒。仿桂枝去桂加茯苓白术汤意,加减治之。

方药:茯苓、白术、白芍、炙甘草、枳实、僵蚕、蜈蚣、全蝎。患者一年后来医院看病,她说:上方连服数剂后,癫痫未再发作,当时胃病也好了。现今胃病又发,予健脾理气化痰方而去。

来源:李克绍.伤寒解惑论[M].济南:山东科学技术出版社,1978:145.

注释:用此方治疗癫痫,实属罕见。当时李老思忖到:癫痫属于脑病,脑部这一兴奋灶,必有引起的因素。中医学认为,这种因素是多种多样的,可以是痰阻,可以是血瘀,可以是气滞,可以是惊吓。所以用中药治疗癫痫,可以针对性地用祛痰、活血、解郁、理气、镇痉等法,这种方法可以减轻症状,甚至基本痊愈。依据以上设想,本例选用桂枝去桂加茯苓白术汤,因本证不发热,把桂枝、姜、枣去掉,加入枳实消痞,僵蚕、蜈蚣、全蝎搜风、祛痰、镇痉。这一加减,既保留了原方健脾和中、解痉祛痰之功效,又增强了镇痉、搜风之力。所以病人后来说,当时胃病也好了。

约言:癫痫,胃部痞满微痛,食欲不振,口干欲饮,水饮结于中焦也,桂枝去桂加茯苓白术汤治之。

18. 桂枝甘草龙骨牡蛎汤加茯苓治疗惊吓症

治验:男性,30岁。某地一条疯狗,到处咬人。患者看到疯狗虽未被咬,但被惊吓而致病。出现心慌、惊悸、恐惧等。于当地治疗无效,特赴京求治。舌苔白腻,脉象弦数。脉证合参,系阳虚水逆而致心阳不振,予桂枝甘草龙骨牡蛎汤加茯苓治之。

方药:桂枝12克,炙甘草6克,茯苓15克,生龙骨30克,生牡蛎30克。上方服用6剂,诸症消失,随回原籍。一年余来信告知未复发。

来源:冯世纶等.经方传真——胡希恕经方理论与实践[M].北京:中国中医药出版社,2008:25.

注释:《伤寒论》118条云:"火逆下之,因烧针烦躁者,桂枝甘草龙骨牡蛎汤主之。"此条文字简单,后人解释颇多。但总的含义是:因误治而致心阳浮越,神不守舍,故用桂枝、甘草扶心阳,龙骨、牡蛎敛心神。本例因惊恐而致心阳浮越,与本方证符合,故取之有效。所加茯苓,乃健脾安神之用。

约言:惊吓致病,心慌,惊悸,恐惧,桂枝甘草龙骨牡蛎汤加茯苓主之。

19. 桂枝甘草龙骨牡蛎汤加水陆二仙丹治疗滑精

治验:男性,32岁。患梦遗,甚则滑精,精神恍惚,自汗出,少腹拘急,面色㿠白,舌质淡红,苔薄白,脉象虚芤。用锁阳固精类方药无效,此肾虚劳也,取桂枝甘草龙骨牡蛎汤加水陆二仙丹治之。

方药:桂枝10克,白芍10克,生姜10克,大枣10枚,生甘草6克,生龙骨15克,生牡蛎15克,炒芡实15克,金樱子15克。水煎服。服用14剂明显见效,后以左归丸巩固之。

来源:《毛德西医案(一)》(内部资料)。

注释:此方见于《金匮要略·血痹虚劳病脉证并治》篇,原文云:"夫失精家,少腹弦急,阴头寒,目眩,发落,脉极虚芤迟,为清谷,亡血,失精。脉得诸芤动微紧,男子失精,女子梦交,桂枝龙骨牡蛎汤主之。"此条本治男子遗精之方,但医者每偏于用肾气丸治之,而不知此方立竿见影者甚多。曹颖甫先生用此方治疗遗精,"一二剂即已"。其弟子"依师法而行之,其效依然。"笔者用此方治疗遗精,常加入水陆二仙丹,即芡实与金樱子二味。曹氏还将此方用于盗汗症,认为盗汗亦属"卫不与营和,故用桂枝汤本方,以和营卫二气,加龙骨牡蛎以收外浮之阳,故盗汗可止。"

约言:遗精,甚则滑精,常自汗出,肾虚劳也,桂枝甘草龙骨牡蛎汤主之。

20. 桂枝加葛根汤治疗项背强急而恶风

治验:男性,41 岁。项背强紧,顾盼仰俯不能自如,自汗出而恶风,大便溏薄,一日二三次,伴有脱肛与后重,舌苔白滑润,脉浮,桂枝加葛根汤主之。

方药:桂枝 15 克,白芍 15 克,葛根 15 克,生姜 12 克,炙甘草 10 克,大枣 12 枚。服药后,不须啜粥,连服 7 剂,诸症爽然而愈。

来源:陈明等. 刘渡舟验案精选[M].北京:学苑出版社,2007:137-138.

注释:《伤寒论》12 条云:"太阳病,项背强几几,反汗出恶风者,桂枝加葛根汤主之。"本条为营卫不和兼清气下陷证,刘渡舟先生认为:脉浮、汗出恶风为桂枝汤证;项背强紧为太阳经输不利;大便溏薄为阳明升清不利之象。加入葛根,能走上彻下,疏解"二阳",一物两用,表里兼顾,切为病症之所宜。

约言:项背强急,汗出恶风者,太阳经输不利也,桂枝加葛根汤主之。

21. 桂枝加葛根汤加威灵仙、鸡血藤治疗颈椎病

治验:颈椎病,包括肩关节周围炎、落枕、颈项不舒,其他无异常者,桂枝加葛根汤加威灵仙、鸡血藤治之。

方药:桂枝 10 克,白芍 15~30 克,葛根 30~90 克,炙甘草 10 克,生姜 10 克,大枣 10 枚,威灵仙 30 克,鸡血藤 15 克。水煎服。

来源:邢斌. 方剂学新思维[M].北京:人民卫生出版社,2009:124.

注释:桂枝加葛根汤,被后世医家广泛用于颈椎病、肩关节周围炎、落枕,还有用于腰椎间盘突出症、骨关节炎等。其作用机制与桂枝汤的药物配伍有关。桂枝与芍药,一刚一柔,一动一静;刚则祛风,柔则舒筋;动则入动脉,柔则入静脉;动静脉循环无端,何患之有!有人用桂枝汤加菝葜、皂角刺、全蝎、蜈蚣为基本方,治疗腰椎间盘突出症;用桂枝汤加补骨脂、骨碎补为基本方,治疗骨关节炎,均有良好效果。

约言:颈椎病、落枕、肩关节周围炎,无他疾者,可与桂枝加葛根汤,再加威灵仙、鸡血藤治之。

22. 桂枝加芍药汤治疗急性肠炎

治验:男性,46 岁。腹泻一周,伴有腹满、里急后重,每隔 20 分钟腹泻一次,有大量白色黏液样便,食不知味,口微渴,口臭,无舌苔,左脉浮大,右脉沉小弱。取桂枝加芍药汤治之。

方药：桂枝4克，芍药6克，大枣4克，生姜4克，甘草2克。服药6剂，病愈。

来源：大塚敬节．汉方诊疗三十年［M］．北京：华夏出版社，2011：43.

注释：《伤寒论》279条云："本太阳病，医反下之，因尔腹满时痛者，属太阴也，桂枝加芍药汤主之……"。桂枝加芍药汤虽然只是将方中芍药的用量增大，但其用途却与桂枝汤大相径庭。有人认为，方内凡有桂枝汤者就可以解表祛邪，这是不正确的。陈亦人先生说："如果说桂枝汤发汗作用主要指桂枝，那么，不与芍药姜枣相伍的桂枝甘草汤，岂不成了发汗剂……如果说桂枝加芍药汤能够解表，那么，小建中汤较该方仅多一味饴糖，也应兼有解表发汗作用了。证之临床，用桂枝加芍药汤治腹满时痛，很少见到表证。"（陈亦人《〈伤寒论〉求是》）。就六经病而言，桂枝汤是治疗太阳病的方剂，而桂枝加芍药汤则是太阴病的专用方剂，它由调和营卫变为益脾调中。原文"因尔腹满时痛者，属太阴也"，这是肯定语，即凡"腹满时痛"，在治疗时当以太阴病对待。此例为急性肠炎，以腹满、腹泻为主症，加之大便有大量白色黏液，为脾虚失于约束证，所以取用桂枝加芍药汤内调脾胃、活络止痛是理所应当的事。

约言：急性肠炎，白色黏液大便，日数十次，桂枝加芍药汤主之。

23. 桂枝加芍药汤治疗胃脘痛

治验：男性，30岁。患胃脘痛近5年，伴见汗出恶风，左臂疼痛，胸胁满闷，脉弦滑，左浮细。此表虚夹腹肌失和，取桂枝加芍药汤治之。

方药：桂枝10克，白芍18克，生姜10克，大枣4枚，炙甘草10克。服用5剂，胃脘痛减，仍感胸闷或灼热，与栀子豉枳实汤而解。

来源：冯世纶．解读张仲景医学·经方六经类方证［M］．北京：人民军医出版社，2011：177.

注释：同样是桂枝汤，加重了芍药的用量，就变成了桂枝加芍药汤，而且出现在太阴篇，远不是太阳篇桂枝汤的表证了。这就是经方在用量上的特点，加一味，或减一味，方证就有所变化。后人说"汉方之秘在于量"，指的就是这个规律。

此例患胃脘痛5年未愈，其痛性隐隐，说明非急迫之疾。从其伴有症状来看，身痛虚弱，不耐风寒，左臂疼痛，又加左脉浮细，系风寒所袭，故取桂枝汤调和营卫以祛风寒，加重芍药用量，意在解痉止痛；又芍药与甘草相配，甘酸化阴，为芍药甘草汤；而甘草与桂枝化合，辛甘化阳，为桂枝甘草汤；可以说是两张小方之合剂。这种巧妙的组合，为经方中的基本方元。对经方这种分而合、合而分的组方结构，了解得越多，对经方的理解就越深刻，应用得就越娴熟。

约言：恶风身痛，仍以桂枝汤治之；若伤及中焦，胃痛隐隐，芍药加量，名桂枝加芍药汤。

24. 桂枝加大黄汤治疗肠结核

治验：女性，50 岁。患肠结核 6 年，病情虽有缓解，但腹痛时作，排便困难，多二至四日一次，便干成球状，难以排出，常服通便药维持。手足欠温，纳差乏力，苔薄白，中心淡黄，脉象沉缓。此属太阴脾经气血不和，转输失职所致。以桂枝加大黄汤加味治之。

方药：桂枝 10 克，赤白芍各 15 克，炙甘草 5 克，大枣 5 枚，熟大黄 6 克，生姜 3 片，延胡索 10 克。水煎服。进 7 剂大便通畅，每日排便一次，余症皆减，守方进服月余，症状消除。

来源：聂惠民．聂氏伤寒学［M］．北京：学苑出版社，2002：457.

注释：《伤寒论》279 条云："本太阴病，医反下之，因尔腹满时痛者，属太阴也，桂枝加芍药汤主之；大实痛者，桂枝加大黄汤主之。"腹满而痛，属太阴也，但有虚实之分。兼见吐利而喜按者，为虚也；不大便数日而腹痛者，为实也，此证即是。但本例有手足欠温之症，乃脾经不和所为。故取桂枝汤外调营卫，内和气血；加大黄以通腑气，延胡索以行气活血止痛。经方变通，也在"随证治之"。

约言：肠结核，腹痛时作，排便困难，便干成球状，手足欠温，苔薄白，中心淡黄，脉象沉缓，以桂枝加大黄汤加味治之。

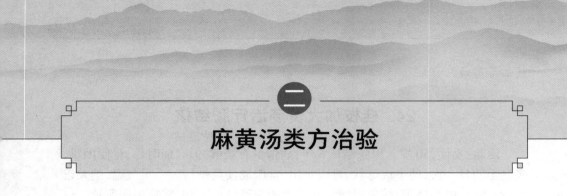

二

麻黄汤类方治验

1. 麻黄汤治疗太阳表实证

治验：男性，50岁。隆冬季节，外出途中不慎冒受风寒，当晚即发高热，体温39.8℃，恶寒甚重，覆盖两双棉被，仍渐渐恶寒，发抖，周身关节疼痛，皮肤滚烫，咳嗽不止，舌苔薄白，脉象浮紧有力，此太阳伤寒表实证也，麻黄汤主之。

方药：麻黄9克，桂枝6克，杏仁12克，炙甘草3克。服药后，温覆衣被，须臾汗出而解。

来源：陈明．刘渡舟验案精选［M］．北京：学苑出版社，2007：1．

注释：《伤寒论》35条云："太阳病，头痛发热，身疼腰痛，骨节疼痛，恶风无汗而喘者，麻黄汤主之。"后人将此条视为麻黄汤的"八大症"，即头痛、发热、身疼、腰痛、骨节疼痛、恶风、无汗、喘息（包括咳嗽），为风寒郁闭卫阳所致，治疗当以辛温发汗为法，麻黄汤为首选方药。发热恶寒（包括恶风）无汗，为必备症状，这是正邪交争、卫阳不得宣通的表现。故取麻黄辛温发汗，以解卫阳郁闭之危；桂枝辛甘温，以助麻黄发汗之力；杏仁苦温通肺气，肺气肃降咳喘平；甘草调和诸药之性，不使胃气有伤。四味相合，寒随汗解，热随汗退，卫气和谐，郁闭自开。柯韵伯对麻黄汤的解读有药象学的理念，他说："古人用药，用法象之义，麻黄中空外直，宛如毛窍骨节，故能去骨节之风寒，从毛窍而出，为卫分发散风寒之品；桂枝之条纵横，宛如经脉系络，能入心化液，通经络而出汗，为营分散解风寒之品；杏仁为心果，温能助心散寒，苦能清肺下气，为上焦逐邪定喘之品；甘草甘平，外拒风寒，内和气血，为中宫安内攘外之品。"此例见发热、恶寒、周身关节疼痛，脉紧，咳嗽，虽未言"无汗"二字，但从"覆盖厚被、渐渐恶寒、脉紧"可知，必"无汗"无疑。其治疗正与《内经》"体若燔炭，汗出而散"合意，故取之一汗而解。

桂枝汤与麻黄汤为《伤寒论》中最具代表性的两首方剂。从大的方面讲，同为辛温解表剂；而从细的方面讲，桂枝汤为调和营卫剂，麻黄汤为辛温发汗剂；后人将它们分为风寒表虚解表剂与风寒表实解表剂；当今医家常常将桂枝汤列为解表剂中的补益剂，麻黄汤为解表剂中发汗剂。既然是补益剂，就可以用于虚人感冒；既然是发汗剂，其使用范围就比较狭窄。曹颖甫说道："桂枝汤为治虚，故余曰桂枝汤为补方；麻黄汤为治实，故余曰麻黄汤为攻方。为其为补方，故桂枝汤可以常服；为其为攻方，故麻黄汤未可妄试。"对于虚人之外感，包括过敏性鼻炎、咽炎、咽喉炎、支气管炎等，我们常常会用到桂枝汤（加减），而很少用到麻黄汤。正如《伤寒论》中所说，桂枝汤可以用于"脏无他病"者，"救表，宜桂枝汤"，这里所说的表证，不单单是"身疼痛"，还包括除上述病症外的妇科、儿科、皮肤、五官等科疾病。据经西医诊断且应用桂枝汤治疗的206例病案统计，包括内、外、妇、儿、五官、皮肤等科疾患，如上呼吸道感染、功能性低热、妊娠呕吐、更年期综合征、产后病、荨麻疹、过敏性皮炎、多形性红斑、自主神经功能紊乱等（见关庆增等《伤寒论方证证治准绳》北京：中国中医药出版社，2012：8）。而麻黄汤除用于外感及呼吸道咳喘疾患外，不可能用于上述那么多疾病。所以柯韵伯说桂枝汤为"仲景群方之冠"，是颇有见地的。

约言：发热，恶寒，无汗，身痛者，麻黄汤主之。

2. 麻黄汤治疗误治后之风湿感冒

治验：女性。恶寒甚，覆以重衾，温覆已久，汗仍不出，亦不温，腹中和。口角生疮，目红，又似热证，身却无热。脉息浮紧有力。正值炎暑，但予麻黄汤治之。

方药：麻黄6克，桂枝6克，杏仁10克，甘草3克。服后，温覆一时，毫无动静。再进一剂，麻桂改为各10克，仍不效。更进一剂，如是续作续投，计天明至中午，连进四剂，了无反应。计无所出，乃请章次公先生。章按脉并察症曰："先生（指曹颖甫）胆量何其小也？"曹曰："如之何？"曰："当予麻桂各15克，甘杏如前。"服后，果不满半小时，热作，汗大出，臭气及于屋外，房东来视，掩鼻而立。人立房外内望，见病者被上腾出热气。于是太阳病罢，随转属阳明，口干渴，脉洪大而烦躁。乃以调胃承气汤下之，调理月余而愈。

来源：曹颖甫.经方实验录［M］.北京：中国医药科技出版社，2014：16-17.

注释：在我国南方省市，有的地方将麻黄类方列为峻剂，视麻黄如蝎毒，有"麻不过三（分），桂不过五（分）"之说，就是每剂用量不超过1克和1.5克，用到二钱（6克）、三钱（10克）就是大剂量了。但临证还要视病者体质之强弱，劳心者或劳力者。确认为麻黄汤证者，请放胆用之。书中记有一例好游泳者，季夏六月，壮暑酷热，赤日悬空，入水游泳凡七个小时，归途大雨淋身，脉浮而紧，头痛恶寒，大热如焚，昏不知人，全身干燥无汗，口不渴。甲医投桑菊饮加栀子，二剂热退，他症如故。乙医以杏苏饮、新加香薷饮治之，病如故，后投清络饮，二剂弗效，并出现胸满气喘等。三周后，就诊于当地名医刘某。刘以清暑利湿剂,加麻黄三钱半(合12克许),水煎服之,服后半小时,出汗三次,量不甚多,微透衣襟而已,小便量亦增多。翌日复诊,脉之紧张已去其太半,后进他剂而安。姜佐景道,"我愿天下医士遇麻黄汤重证,能大胆用麻黄汤!"此例为暑湿感冒,医者用清暑利湿剂,虽未写药名,估计不外乎辛凉透表、芳香化湿类,如金银花、连翘、薄荷、芦根、藿香、薏苡仁、茯苓皮、冬瓜皮等。但这些药物绝少开窍发汗之力,加入麻黄,犹如一潭死水搅活了,毛窍一开,暑湿之邪就会从腠理与小便排出,所以很快康复。

约言:太阳病,恶寒甚,温覆亦无汗,脉有力,麻黄汤主之。

3. 麻杏甘石汤加桑白皮(亦名五虎汤)治疗婴幼儿喘息性咳嗽

治验:婴幼儿喘息性咳嗽,肺热者,麻黄杏仁甘草石膏汤加桑白皮主之。

方药:炙麻黄5克,炒杏仁6克,生石膏15克(或用鲜芦根代之),生甘草10克,桑白皮10克。水煎服。

来源:大塚敬节.汉方诊疗三十年[M].北京:华夏出版社,2011:93.

注释:《伤寒论》63条云:"发汗后,不可更行桂枝汤。汗出而喘,无大热者,可与麻黄杏仁甘草石膏汤。"麻杏石甘汤加桑白皮,名五虎汤,常用于婴幼儿的热感冒与热性支气管炎。五虎汤方名来于《仁斋直指》,由麻杏石甘汤加细茶而成,主治风热咳嗽。后人将细茶易为桑白皮,清肺止咳作用更强。麻杏甘石汤为治疗热性咳喘之要方,喘而汗出,无大热,为本方应用之主症。所谓"无大热",非无热也,是说不似阳明热胜于里的身大热。由于里热熏蒸,才有了发热、汗出、咳喘等热象。这类病人口有烘热的秽浊之气,一经接触,就会闻及,不难认证。

约言:婴幼儿咳嗽,发热(非高热),肺热也,麻杏石甘汤加桑白皮(即五虎汤)治之。

4. 麻杏甘石汤加黑附子、苏子等治疗支气管炎

治验:男性,成年。自幼患支气管炎。近日曾发寒热,汗出,咳喘大作,几于不耐行动,脉极迟。取麻杏石甘汤加黑附子、苏子治之。

方药:生麻黄(连根节)2.1克,杏仁9克,生石膏20克(打,先煎),黑附块9克,炙甘草3克,苏子9克(炒),没食子4.5克(打)。二诊,加入太子参9克,五味子3克,谷麦芽各9克,陈皮6克。三诊,喘咳悉平,以调补除后患。脉迟弱,舌润。以滋阴温阳、健脾化痰剂调之。

来源：陈沛沛等．陆渊雷医案［M］．上海：上海科学技术出版社，2010：60-61.

注释：麻杏甘石汤证悉俱，唯脉极迟，视为阳虚之候，医者加入附子温阳解表。且麻黄根节同用，这与上海名医陈苏生治疗哮喘以炙麻黄与麻黄根合用，有异功同曲之妙。陈苏生云："麻黄根与麻黄作用相反，不但能固表止汗，并且还能扩张血管，使血压下降，呼吸幅度增大。所以两者合用，一开一合，开合相济，既调整肺气，又不致使肺气开泄太过，既能加强肺的活动功能，又无升高血压、助长兴奋之流弊。"苏子意在降气平喘止咳，没食子收敛正气。二诊咳喘大减，增入益气健脾等药，可使脾土旺而生肺金，乃固本之法。三诊已无麻杏石甘汤证象，改为何首乌、仙灵脾、熟附子、炒白术、川象贝、陈皮等调补之，健运之，以图正复，不再复发。方中所用没食子，为没食子蜂科昆虫没食子蜂的幼虫，常于8~9月间，采集尚未穿孔的虫瘿，晒干入药。味涩而苦，性温，无毒，具有固气、涩精、敛肺、止血的作用。常用于慢性支气管炎，痰多，咳嗽，咯血等；外用于刀伤出血，慢性皮肤病等。

约言：麻杏石甘汤证悉俱，脉不浮而极迟，麻杏石甘汤加附子、苏子等治之。

5. 麻杏甘石汤加前胡、桔梗等治疗病毒性肺炎

治验：男童，3个月，因高热无汗而烦住院5天，经查诊为"病毒性肺炎"。曾用冬眠、冰袋、吸氧等治疗效不明显，邀蒲辅周老师会诊。刻诊：患儿高热不退，灼热无汗，喘急气促，胸高膈煽，昏迷抽风，唇干面赤，舌红苔白，脉象浮数。诊为风温犯肺，卫气郁闭，急宜解表、开闭，结合毛地黄、补充血浆、输液、吸氧等。以麻杏石甘汤加味治之。

方药：麻黄1.5克，杏仁3克，生石膏10克，甘草1.5克，前胡1.5克，桔梗1.5克，僵蚕3克，牛蒡子3克，竹叶3克，葱白二寸。速服2剂。药后见效不明显，于上方减葱白、桔梗，加钩藤3克以息风，莱菔子3克，炒苏子2.4克，以降气，进1剂。热渐平，喘渐减，已不抽风，但痰尚盛，继以泄热降气化痰，方取桑白皮5克，杏仁3克，炒苏子2.4克，前胡2.4克，莱菔子3克，厚朴1.5克，化橘红1.5克，茯苓3克，甘草1克，苇根10克。服用2剂，渐安。

来源：高辉远．蒲辅周医案［M］．北京：人民卫生出版社，1981：77.

注释：本例属于危症，肺热郁闭太重，须中西医结合论治。蒲老从"火郁发之"着眼，立法为宣肺清热，开散郁结，畅通气血，使邪有出路，选用麻杏甘石汤宣肺开闭，邪热速散，病自缓解。

约言：病毒性肺炎，高热，无汗，喘急气促，舌红脉数，麻杏甘石汤加味治之。

6. 麻杏甘石汤加桔梗、贝母等治疗
儿童小便频数、遗尿

治验:男童,9岁。家长代诉:1年前因感冒发热而用抗生素及止咳化痰药,感冒愈后出现小便频数,咳嗽等,一昼夜多达20余次。曾在本地多家医院治疗无效。刻诊见每日小便20余次,偶有夜间遗尿,无尿道刺激征,小溲微黄,大便略干燥,舌质红、苔薄黄略燥,右脉浮数明显。此邪热迫肺,肃降失常,上实不能控下也。治以麻杏甘石汤加桔梗、贝母治之。

方药:炙麻黄6克,生石膏15克,杏仁10克,炙甘草3克,桔梗9克,浙贝母10克,霜桑叶10克,款冬花10克。水煎服。日服1剂,服3剂后,小便次数明显减少,上方减石膏为10克,继服12剂,小便频数及咳嗽等症消失。

来源:高季鸿.麻杏石甘汤临床治验3则[J].江苏中医药,2007,39(8):49-50.

注释:小便频数,虽为小恙,但亦有虚实之分。考《金匮要略·肺痿肺痈咳嗽上气病脉证并治》篇,曾有这样条文,"肺痿吐涎沫而不咳者,其人不渴,必遗尿,小便数,所以然者,以上虚不能制下故也。此为肺中冷,必眩,多涎唾,甘草干姜汤以温之。"这里所说的"遗尿,小便数"是虚证,乃肺虚不能通调水道也,故用甘草干姜汤以温之、养之。而本例的小便频数为实证,乃肺热上壅,肺失于宣降所致,故其治疗以清之、泄之,麻杏甘石汤乃是这类经方的最佳代表。所加药物,桔梗以开肺气,浙贝母以清化热痰,霜桑叶清宣肺气,款冬花乃止咳要药。就药性而言,霜桑叶与浙贝母均为凉性,桔梗为平性,唯款冬花为温性,大队凉性药物中,有一味温性药,既不影响主药作用,又有制约凉性药伤阴之弊。

约言:小儿尿频,苔黄,脉数,肺热失肃也,麻杏甘石汤主之,若咳嗽者,加桔梗、浙贝母治之。

7. 大青龙汤治疗汗腺闭塞症

治验:男性,50岁。自述因一次冷水浴而再未出汗,即是盛夏或剧烈活动后,仍无汗出。伴心中烦躁,头昏身热,汗孔突起,西医诊为"汗腺闭塞症"。服用中西药无效。近日因天气炎热,诸症加重。舌质红赤、苔薄黄,脉浮紧。以大青龙汤开泄汗孔。

方药:麻黄15克,杏仁15克,桂枝15克,生石膏30克(先煎30分钟),党参10克,甘草10克,生姜10克,大枣4枚。水煎20分钟后,取汁分两次服,避风寒。服药 1 剂,未汗,但感身热灼手,烦躁益甚,过 3 小时后,又服余药,服药 20 分钟后开始出汗,逐渐增多,全身皆汗,自觉异常舒适,唯觉无力。改用桂枝汤加味,服 2 剂,汗出较多。停药观察,随访月余,汗出正常。

来源:李秉法. 一药而愈 25 年汗闭[J]. 中医杂志,1988(5):68.

注释:大青龙汤本为发热无汗而烦躁者设。正如万全在《伤寒摘锦》中所说,"识证之妙,在不汗出烦躁五字,若无烦躁,乃麻黄汤证也。"此例病人虽无发热之表证,但其无汗与大青龙汤卫气郁闭同,故取之,以冀腠理开而汗出。此例病症时有所见,有用桂枝汤者,有用麻黄汤者,有用黄芪赤风汤者,或可有效,但比起大青龙汤的疗效,他方略有逊色。

约言:无汗,心烦,别无他疾,大青龙汤治之。

8. 大青龙汤加郁金、香附治疗更年期综合征

治验:女性更年期,两手郁胀,难以紧握,不能下垂,否则郁胀更甚,舌苔淡白,脉象弦细,初诊为"肝郁",拟逍遥散加郁金、香附治之,不效。再问之病症,答曰:若不汗出,烦躁胸闷,而汗出则舒畅,此风寒郁于表也,当用大青龙汤加郁金、香附治之。

方药:麻黄 6 克,桂枝 10 克,杏仁 10 克,生石膏 15 克,甘草 3 克,生姜 3 克,大枣 3 克,郁金 15 克,香附 15 克。水煎服。

来源:陈明. 伤寒论讲堂实录(上册)[M]. 北京:人民卫生出版社,2014:173.

注释:郁胀是更年期综合征常见的痛苦,多以活血化瘀方药治之,偶或有效,此条为临床实际案例,病已两年。初起以常规方法治疗,曾用过激素,均效不明显。后由北京中医药大学教授诊治,初诊为"肝郁",用逍遥散加郁金、香附治疗,后问之,"爱不爱出汗?"答,"特别不爱出汗,而且烦躁胸闷,如果能出点小汗,身上就感到很疏松。"由此考虑,此乃湿郁于表或寒郁于表,当用大青龙汤开泄腠理,发汗解郁。遂之用大青龙汤加郁金、香附治之;因眼睑浮肿,又加苏叶 6 克,浮萍 15 克,以助发汗解表。3 剂见效,继服 7 剂,周身小汗出,两手郁胀与烦躁大减,面部浮肿消失。这叫"方证相对,疗效立见"。

约言:女性更年期,两手郁胀明显,以"肝郁"治之无效,参之不汗出则烦躁,而汗出则舒,此风寒郁于表也,大青龙汤主之。

9. 小青龙汤加附片、磁石等治疗咳喘病

治验:伊朗人杜某,夙患哮喘病。每遇天气变化老病复发,痛苦不堪。此

次发作电招老友美国医学博士梅卓生诊治,梅氏说:"余有至友祝味菊医生,学贯中西,善用中国古来经方疗奇疾,远近闻名,可以试之。"杜曰:"余虽不是中国人,却是一个老上海:从来没有听说西医介绍病人给中医医治的,何况余又是一个外国人,适宜于中国古法医治否?"梅氏一再推荐,杜才答应。由梅氏汇报病情,祝先生按脉查舌,诊断为"肺有痰饮,肾阳不足"。乃以张仲景小青龙汤加参附汤治之。

方药:桂枝9克,麻黄6克,白芍9克,炙细辛3克,姜半夏9克,淡干姜6克,五味子6克(二味同捣),附片12克(先煎),人参9克(先煎),活磁石30克(先煎),白芥子9克,炙紫菀9克,炙苏子9克。服药2剂,感觉舒服汗多,咳嗽大爽,气急渐平。隔日即能平卧,主动向祝先生道谢,称赞"中医是了不起的医学"。祝先生将原方麻黄减为3克,另加黑锡丹9克(分吞),破故纸12克。嘱服5剂而愈。

来源:招萼华等.祝味菊医案经验集[M].上海:上海科学技术出版社,2007:126-127.

注释:这是一例用中医中药治疗外国人疑难杂病的真实故事。祝先生以善用附子声誉杏林,故有"祝附子"之称。此例虽无具体脉症,但从病史及所用方药分析,当为阳虚寒饮证,故取小青龙汤治疗。所加附片与人参,为温阳益气而设,习称"参附汤";白芥子、紫菀、苏子三味并用,有肃肺降逆、祛痰止咳作用;附片与磁石配伍,是祝先生的发明,称"温潜法",即附子与磁石(多加龙骨、牡蛎)相伍,具有温阳降逆、潜镇浮阳之效。多用于下虚上浮而致的失眠、头昏、耳鸣、咳喘、惊风、烦躁、奔豚等疾患。翻阅祝先生的医案,许多疑难杂病都有"温潜法"的应用,细细品味,颇受启迪。方中黑锡丹,也是祝先生所喜用的。考黑锡丹为传统常用中成药,具有温壮下元、镇纳浮阳的功效,是治疗阳虚肾不纳气、气喘吁吁的良药。但这种传统中成药现在知道和使用的人越来越少了,在传承中医精华的今天,有必要将此类中成药推广使用,使其发挥更大的保健作用。

约言:夙患哮喘病,每遇天气变化而发,小青龙汤加参附汤主之。

10. 小青龙汤加炮附子治疗喘息性支气管炎

治验:女性,66岁,咳嗽10年,喘2年。常用抗生素与止咳化痰药物治疗,近月下肢浮肿,尿量减少,不能行动,动则心慌气短,痰多呈稀泡沫状。舌润质黯,口唇发紫,脉滑而数。诊为"慢性喘息性支气管炎、肺源性心脏病、心衰"。以小青龙汤加炮附子治之。

方药:麻黄 10 克,五味子 10 克,半夏 10 克,桂枝 10 克,白芍 10 克,赤芍 12 克,细辛 3 克,炮干姜 6 克,甘草 6 克,当归 10 克,制附片 10 克。每日 1 剂,服 9 剂后,咳喘浮肿明显减轻。又服 18 剂,下肢浮肿消退。后用原方配制成蜜丸,每丸重 10 克,早晚各服 1 丸以巩固疗效。

来源:王占玺.伤寒论临床研究[M].北京:科学技术文献出版社,1983:71-72.

注释:本例咳喘,痰为稀泡状,系寒水射肺所致,故取小青龙汤治之。"下肢浮肿,尿量减少",为脾肾阳气不足,水液失于温化使热,所以加入附子以温阳化饮。另,"血不利则为水"(《金匮要略》),故于温散中酌加当归、赤芍养血活血,血活则水利。

约言:*咳喘,咳稀泡沫痰,下肢水肿,心悸,动则喘甚,寒水射肺也,小青龙汤加附子治之。*

11. 麻黄细辛附子汤治疗暴盲

治验:女性,38 岁,因两眼视力突然丧失 10 天就诊。自述 10 天前不慎落水,衣裤尽湿,归家后拥被而卧,但始终寒冷浸骨,彻夜不眠,次日醒来,两眼昏黑,渺无所见,仅存光感,伴身痛恶寒,心甚骇异。经各项检查,未见异常。西医给予观察治疗 1 周无效,特请中医诊治。其人面青神疲,唇黯,舌胖苔白。全身强痛不适,两眼昏黯,不辨人物,终日困顿欲寐,六脉沉细如丝。辨证属寒中少阴,取麻黄细辛附子汤治之。

方药:麻黄 15 克,细辛 10 克,附子 30 克。服 1 剂,汗微出,身痛减,光感增强;2 剂尽,汗出较多,身痛已,两眼可辨人物;服至 4 剂视力恢复,诸症痊愈。

来源:宋兴.麻黄细辛附子汤治疗暴盲暴聋暴哑心得[J].中医杂志,1994,35(8):504-505.

注释:麻黄细辛附子汤所以能治疗暴盲症,可能与细辛的功效有直接关系。《神农本草经》将细辛列为上品,言其"久服明目,利九窍,轻身长年"。前人认为,细辛以气取胜,走窜性极强,是辛温通络之药品,非一般通络药物所能比。陈修园云:"其所以能治之者,以气取胜之也。久服明目利九窍者,水精之气濡于空窍也,九窍利则轻身而延年矣。"本例由于寒气浸入,络脉不通,使水精之气不能上濡,故而暴盲也。今取麻黄细辛附子汤三味,均辛温之品,且均有极强的通络作用,尤以细辛为甚。络脉通畅,水精上濡,故而数剂而愈。可见经方所治,不能仅限于经文,更可以药对证,以药治证。

约言:*突然失明,但欲寐,脉微细,麻黄细辛附子汤与之。*

12. 麻黄细辛附子汤加当归、丹参等治疗病态窦房结综合征

治验：男性，30 岁。患病态窦房结综合征 1 年，常用阿托品、沙丁胺醇等缓解之。近来病情加重，有时心率 35~40 次 / 分，医院建议安装起搏器，因经济不允而求中医诊治。刻诊：头晕眼花，疲乏无力，心悸动，不能工作，面色苍黯，神疲懒言，四肢欠温，舌质淡、苔白润，脉象迟涩结代尚有力，脉率 45 次 / 分。脉证合参，诊为寒凝血瘀、阳气失于温煦，方以麻黄细辛附子汤加味治之。

方药：麻黄 10 克，制附子 25 克，细辛 5 克，当归 20 克，丹参 20 克，黄芪 40 克。上方服用 5 剂，脉率提高到 50~55 次 / 分，头晕、心悸、乏力和心前区隐痛消失，但出现口咽干燥，口苦，舌苔白少津等症状，是方中麻、附、辛辛燥伤阴之象，原方加入麦冬、玉竹，服 15 剂，脉率达 60 次 / 分左右，偶有结代，症状缓解，可半日工作。20 天后，改用右归丸加黄芪、丹参，温补心肾之阳以治本。两个月后，恢复全日工作。

来源：郭子光 . 心律失常的凭脉辨治[J]. 成都中医药大学学报，1996，19（1）：9.

注释：本例以脉迟结代与四肢不温、舌苔白润为指征，放胆用大辛大热之麻黄细辛附子汤，可谓有胆有识。但麻黄细辛附子汤的辛温燥烈之性是明显的，其伤阴之弊，视其用量大小。本例所用附子剂量是较大的，又配以麻黄、细辛，所以有明显的伤阴现象，加入滋阴润燥的麦冬、玉竹后，阴津未见耗伤，疾患进一步得到好转。如此，若能在开始用麻黄细辛附子汤时，加入滋阴润燥药，可能就不会有耗伤阴津之弊。

约言：心悸动，脉沉迟，一呼一吸三至者，可与麻黄细辛附子汤治之。

13. 麻黄细辛附子汤合苓桂术甘汤治疗肺心病

治验：女性，53 岁。素有慢性咳嗽史，半月前因感冒发热致使咳嗽加重，痰多不能平卧，经门诊治疗，发热略退，而咳喘加重。住院诊为"肺心病、肺部感染、下肢浮肿"。经用抗生素、呋塞米等，疗效欠佳，邀中医会诊。除上述症状外，患者平卧于床，问之少气懒言，声低欲寐，时时咳嗽。体温 37.8℃，两寸脉沉细无力。此少阴病也，予麻黄细辛附子汤加味治之。

方药：熟附子 20 克，炙麻黄 6 克，细辛 4 克，茯苓 30 克，白术 10 克，桂枝 12 克，党参 30 克，泽泻 20 克。3 剂，每日 1 剂。服后尿量明显增加，咳喘大减；又 4 剂，诸症大减，体力增加，语言有力，精神好转，进食增多。后改为陈夏六

君子加黄芪 30 克,薏苡仁 30 克,白扁豆 30 克。调理半月而愈。

来源:李赛美等.经方临床应用[M].北京:中国中医药出版社,2007:70.

注释:肺心病合并肺部感染,一般采用强心、利尿、抗感染,以及对症治疗,多能见效。即是无效,中医看到肺部感染,会用清热解毒药物,如板蓝根、黄芩、鱼腥草、金银花、蒲公英等,很少会想到用大辛大热药物,而本例所用之方正是经方中大辛大热的代表方之一。其中附子用到 20 克,加之方中还有麻黄、细辛、桂枝,一定会有耗伤肺脏气阴之弊。但巧妙的是医者并未用滋阴养肺药,而是加用了苓桂术甘汤(未用甘草),剂量也比较大。这样的组合,既保证了麻黄细辛附子汤温阳强心的功效,又有明显的利尿作用,使麻黄细辛附子汤温阳而不发燥。医者为什么不用补气的黄芪、人参,养阴的麦冬、沙参呢?医者的思路是:脉象的细而无力与声低欲寐,符合《伤寒论》少阴病的"脉微细,但欲寐"之病机,故选用麻黄细辛附子汤,加治疗痰饮主方的苓桂术甘汤。可见对疑难病的辨证思路是否正确,对选用方药至关重要。

约言:宿疾肺心病,今又肺部感染,低热,咳嗽,欲寐,两寸脉沉细无力,此少阴病也,予麻黄细辛附子汤合苓桂术甘汤治之。

14. 麻黄附子甘草汤加黑豆、车前子等治疗浮肿

治验:女性,25 岁。患全身浮肿 4 个月,腰以下浮肿尤甚,按之凹陷不起。腰疼酸重,小便短少,大便闭结,四肢厥冷,面色灰黯,舌体胖而质淡、苔白,脉象沉细尺弱。此肾阳虚衰,水气泛滥,流于四肢,遵仲景法,宜温阳利水,麻黄附子甘草汤加黑豆、车前子治之。

方药:麻黄 4.5 克,附子 9 克,甘草 5 克,黑豆 30 克,车前子 12 克。服 5 剂后,大便溏泄,小便清长,头面浮肿消退,腰以下浮肿亦有退势,面色红润。药已中病,守方小其制,麻黄减为 3 克,附子减为 6 克,继服 3 剂。服后浮肿尽除,食纳转佳。后予金匮肾气丸缓图善后。

来源:曹郎庭.阴水[J].浙江中医杂志,1979(5):162.

注释:麻黄附子甘草汤见于《伤寒论》302 条,原文云:"少阴病,得之二三日,麻黄附子甘草汤微发汗,以二三日无证,故微发汗也。"(先煮麻黄去其沫,后纳诸药)后人认为,此条为太少两感证,但无麻黄细辛附子汤表寒之重,虽少阴阳虚,又无厥逆、下利等里证,故不用四逆汤。仲景反复讲"微发汗",也说明表寒郁闭不重。但此例以浮肿为主症,既然是浮肿,何不用真武汤而用麻黄附子甘草汤呢?治疗水肿,《内经》有"开鬼门""洁净府"之说。真武汤温阳利水,属"洁净府"法;而麻黄附子甘草汤微发汗,属"开鬼门"法。《金匮要略·水气病脉证并治》篇曾云:"水之为病,其脉沉小,属少阴……脉沉者,宜麻

黄附子汤。"这里的麻黄附子汤就是麻黄附子甘草汤。可见麻黄附子甘草汤是可以治疗水肿病的。由于此例腰以下浮肿重，所以医者加入黑豆、车前子，以增强补肾利水作用。后又以金匮肾气丸善后，乃是固本之法。

约言：腰以下浮肿，按之凹陷不起，四肢厥冷，脉沉细，此肾阳虚也，麻黄附子甘草汤加车前子、黑豆治之。

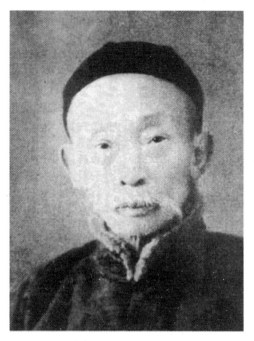

曹颖甫（1866-1938）

　　名家达,字颖甫,一字尹孚,号鹏南,晚署拙巢老人,江苏江阴人,清末民初名医,著名经方学家。著有《经方实验录》《伤寒发微》《金匮发微》《曹颖甫医案》等。其中《经方实验录》为纯粹经方医学医案集,是不可替代的学习《伤寒论》入门指南,其可读性、实用性极高。

葛根汤类方治验

1. 葛根汤治疗夏日空调感冒

治验：男性，50岁。2日前始觉周身拘紧，无汗，喷嚏，流清涕，曾服复方氨酚烷胺胶囊、氨咖黄敏胶囊等药，仍不汗出，且恶风，头晕，恶心呕吐，颈项强几几，脉略紧，舌淡红、苔淡白。自述与夜间开空调受凉有关。诊为"夏日空调感冒"，予葛根汤治之。

方药：葛根40克，麻黄30克，桂枝20克，白芍20克，生姜30克，大枣10枚，炙甘草15克。水煎取400毫升，分4次少量频服，约2小时服一次。若汗出病退则停服。当晚开始服药，翌日晨起症状基本缓解。休养一日，身体康复。

来源：吕志杰.经方新论[M].北京：人民卫生出版社，2012：158.

注释：夏日空调感冒，与蔬菜大棚感冒，近年来屡见不鲜。在这种反常环境内的感冒，虽与常温下的感冒症状不一，但仍然可以用经方之方证学去辨证治疗。本例有明显的风寒袭表的症状，如身体拘紧、无汗、流清涕、喷嚏等，如是可以用桂枝汤治疗；但颈项强几几症，示人为风寒侵袭阳明经，非太阳经，故取葛根汤治疗，一剂而愈。

约言：风寒袭表，似桂枝汤证，却多颈项强几几一症，阳明经病也，葛根汤主之。

2. 葛根汤、桂枝加葛根汤治疗痉病

治验：屠宰伙友三人，一日同病，求曹颖甫诊之。三人均患头痛、恶寒、项背强痛，脉浮数；二人无汗，一人有汗。无汗者予葛根汤，有汗者予桂枝加葛根汤，服后皆愈。后问三人何以同病？答曰：三人夜半同起宰猪，深宵感寒所致也。

方药：葛根汤，桂枝加葛根汤（即葛根汤去麻黄），原文无剂量。

来源：曹颖甫.经方实验录[M].北京：中国医药科技出版社，2014：30-31.

注释：对于外受风寒，有项背强几几症，无汗者为刚痉，葛根汤主之；有汗

者为柔痉,桂枝加葛根汤主之。曹氏的弟子姜佐景云:"宰猪者俯首从事,项背
紧张最甚,更易受邪风之侵袭,故发为项背强几几。或有汗,或无汗,不过微有
不同耳。其无汗者,即是刚痉之初步……其有汗者,亦即柔痉之先声。"两方仅
差一味麻黄,葛根汤内有麻黄,功在发汗解痉;桂枝加葛根汤无麻黄,意在柔筋
解痉。一味之差,方各有向,不可混同耳。

约言:痉病有柔痉刚痉之分。无汗为刚痉,葛根汤主之;有汗为柔痉,桂枝
加葛根汤主之。

3. 葛根黄芩黄连汤治疗伤食腹泻

治验:女性,30 岁。两天前中午吃葡萄,晚上受凉,今早腿酸口渴,喝了四
杯热茶,即身热恶寒,下午心烦汗出,腹痛腹泻 3 次,急来就诊。舌苔白腻,脉
滑数寸浮。此太阳阳明合病也,葛根黄芩黄连汤治之。

方药:葛根 24 克,黄芩 10 克,黄连 6 克,炙甘草 6 克。服用 1 剂,腹痛腹
泻减,3 剂后病愈。

来源:冯世纶等.经方传真——胡希恕经方理论与实践[M].北京:中国
中医药出版社,2008:79.

注释:《伤寒论》34 条云:"太阳病桂枝证,医反下之,利遂不止。脉促者,
表未解也;汗出而喘者,葛根黄芩黄连汤主之。"本方证为误治所设,但在临床
上葛根芩连汤使用率很高。太阳病桂枝证,当用桂枝汤,医者却用下法,这在
古代可能是常有的,今天是否也有这样的事呢?答案是肯定的。今天不是用
下法,而是用苦寒的西药,或者一味地用苦寒中成药。蒲辅周先生曾说过,苦
寒药太过,就等于用了下法。今天用抗生素治疗感冒的比比皆是,或者用板蓝
根冲剂、清热解毒颗粒等,其实这就是用了下法。如此治疗,多数是表邪不祛,
反而入里,这个里就是阳明经,或太阴肺经,太阴脾经,自然就会出现下利与喘
咳等变证。此处脉促,非"数而时止名为促",乃寸脉浮也。经方大家胡希恕
云:"本条之脉促,是指关尺皆沉,寸脉独浮的脉象,与《脉经》的概念不同。"由
此理解,脉浮为表未解也;利遂不止,为内迫阳明也;汗出而喘,为热迫肺也,仲
景以葛根黄芩黄连汤两解表里,既解太阳之邪,又清阳明之热,热不迫肺,喘汗
亦除。

此例阳明先伤,后太阳受寒,虽饮热茶欲解,但热茶难以解阳明之积热。
而葛根可解热于外,芩连清热于内,甘草和诸药以缓急迫,四味协同,清解二
阳,为清热止利之良方。后人称为"协热下利"之对证方药,此言委实矣。

约言:伤食又着凉,发热,腹泻,此太阳阳明合病也,葛根黄芩黄连汤治之。

4. 葛根黄芩黄连汤加赤芍、天竺黄治疗高血压

治验：男性,49岁。患高血压2年,头晕,颈项不舒,口干黏苦,曾用复方罗布麻、卡托普利等药物治疗,血压稳定于正常值内,但症状不减,舌质黯红、苔薄黄,脉象沉弦细紧,脉证合参,乃系痰火上扰,经脉失柔,拟葛根黄芩黄连汤加味治之。

方药：葛根15克,黄芩10克,黄连10克,赤芍30克,天竺黄10克,生甘草5克。水煎服。服用7剂,头晕减轻,但颈项不舒未减。于上方葛根加至30克,并加用芦根30克,服5剂,头晕已祛大半,颈项舒展自如。继服7剂,症状如失。

来源：毛德西等.毛德西方药心悟[M].北京:人民卫生出版社,2015:4.

注释：葛根黄芩黄连汤本来是治疗"协热下利"的,为什么用来治疗高血压呢?这要再回头阅读一下前边的31条,"太阳病,颈项强几几,无汗恶风者,葛根汤主之。"近人根据葛根汤治疗"颈项强几几"的记述,将单味葛根用于治疗高血压病的头晕、项强、颈部不舒等,如此研究出新的中成药"愈风宁心片",用于心脑血管疾病,反应普遍良好。笔者曾跟随国医大师陈可冀侍诊抄方,见到他曾用葛根黄芩黄连汤治疗高血压,获得满意疗效。葛根是一味善于疏通经脉的药,《神农本草经》言其主治"诸痹",今日之颈肩腰腿痛,为诸痹也。施今墨先生有言:"葛根改善脑血循环及外周血液循环,而治高血压病之头痛、头晕、项强、耳鸣、肢体麻木,以及胸闷不舒,心前区发作性疼痛等,如冠心病、心绞痛诸症"(《施今墨对药临床经验集》)。而黄芩、黄连清热解毒,具有降血压作用,加赤芍以活血化瘀,加天竺黄以清化热痰。全方组合,对于痰火上攻,头项经脉不和,而有拘紧不舒之高血压病者,可收舒展经脉、清脑降压的作用。

约言：高血压,颈项强几几,可与葛根黄芩黄连汤加味治之。

5. 葛根黄芩黄连汤加赤芍、密蒙花治疗目赤

治验：姜佐景自身治验。微伤于风,风去而目赤,晨起多眵,封目不易张,张则梗梗然若有物触犯之,遂拟葛根黄芩黄连汤加赤芍、密蒙花治之。

方药：葛根12克,黄芩6克,黄连3克,甘草10克,赤芍10克,密蒙花5克。1剂而愈,不必忌口。

来源：曹颖甫.经方实验录[M].北京:中国医药科技出版社,2014:49.

注释：此例为曹颖甫先生的真传弟子姜佐景自身的治验。在姜患病时,其友惠甫来访,得知姜用葛根黄芩黄连汤治愈了自身的"眼膜炎"(即结膜炎),暗

记在心。后到姨母家,适见表弟目赤不能张,身大热,神昏谵语,不下利,头中剧痛,曾经医治,不愈反剧。惠甫予葛根黄芩黄连汤,不加他药,次日往视,神昏、谵语、头痛、目痛悉愈,唯结膜炎未退。嘱服原方,又越二日往视,结膜炎已退半,仍服原方而愈。在曹颖甫书中,还有用葛根黄芩黄连汤治愈口疮案、鼻痛案。由治疗协热下利,转而治疗结膜炎、口疮、鼻痛、目赤等,演而伸之,还可以治疗他病。一方之用何其广也?姜氏在书中有一段文字说明,其意是中医是整体观念,是对证用药。打个比方,中医是找"病所",西医是找"病灶","病所"者广,"病灶"者窄。中医是辨证论治,西医是辨病论治,这就是中医与西医的不同点,也是葛根黄芩黄连汤所以能治疗几种病症的关键点。

约言: *凡风热上攻,目赤多眵者,可与葛根黄芩黄连汤治之。*

6. 葛根黄芩黄连汤治疗乙型脑炎

治验: 男性,3岁。于1958年8月20日以"乙脑"入院。高热40℃,有汗,面赤、口渴,唇干,呕吐,舌苔黄而润,大便一日2次,微溏。脉数,右大于左。开始以暑温而治,予以白虎汤加味。翌日再诊,体温反至40.5℃,病势未减;石膏由45克增至60克,午后体温升至40.9℃,加入人参服之,热势如故。前后服大剂白虎汤2天,高热不但不退,而且溏便增至4次。闻声惊惕,气粗呕恶,病势趋向恶化。患儿汗出、口渴、高热、舌黄、脉大而数,合乎白虎汤证,何以病势不减反增呢?苦思良久,当为阳明协热下利证,改为葛根黄芩黄连汤治之。

方药: 葛根12克,黄芩9克,黄连1.5克,甘草3克。1剂服下,热势减为39.4℃;2剂减为38.8℃,大便转佳,呕恶亦止,很快痊愈出院。

来源: 中国中医研究院.岳美中医案[M].北京:人民卫生出版社,1978:123.

注释: 这是一例岳美中先生的治验。一般认为,用白虎汤治疗"乙脑",是方证合一,顺理成章的事,为何用了反而加剧呢?岳老从实践中悟到,患儿脉数、面赤、高热、汗出、微喘,是表有邪;舌黄不燥,呕恶上逆,大便溏泄多次,是脾胃蕴有暑热,是为协热下利证。前用白虎汤,既犯不顾表有邪之误,又犯石膏、知母凉润助湿之忌,无怪乎服药后高热与溏泄反而加剧。随着医学的发展,"乙脑"病例越来越少,用中医药治疗的病例更少。但此例的辨证思路,特别是在治疗不顺利的情况下,如何改变自己的思路,使治疗方法步入坦途,对我们是一种很有价值的启迪。

约言: *小儿脑炎,协热下利,可予葛根黄芩黄连汤治之。*

7. 葛根黄芩黄连汤加红曲、苍术等治疗糖尿病

治验：女性，49 岁，血糖升高 3 年。平时空腹血糖在 8mmol/L 左右，糖化血红蛋白 7.7%，一直未服药，仅从饮食、运动控制。形体偏胖，大便黏腻，舌红、苔黄腻，脉弦滑数。拟方葛根黄芩黄连汤加红曲、苍术治之。

方药：葛根 120 克，黄连 45 克，黄芩 45 克，炙甘草 18 克，干姜 7.5 克，红曲 15 克，苍术 15 克。服用 3 个月后，大便已经正常，腻苔已化，体重下降 3kg，糖化血红蛋白 6.7%。血糖控制后，改为丸剂：干姜 9 克，黄连 30 克，黄芩 45 克，知母 45 克，天花粉 45 克，三七 9 克（分冲），西洋参 9 克，葛根 45 克。每次服用 9 克。服用半年，糖化血红蛋白 6.0%。

来源：李赛美.名师经方讲录［M］.北京：中国中医药出版社，2014：146.

注释：用葛根黄芩黄连汤治疗糖尿病，是仝小林教授的临床经验。他主张大剂量用药，他的理论依据是："汤者，荡也，去大病用之；丸者，缓也，舒缓而治之。"他的研究表明，用煮散剂要比常规煎剂节省 1/2 药源，煎煮时间也比汤剂节省一半以上。此例用葛根 120 克，黄芩、黄连各 45 克，可谓大剂量用药了。

糖尿病是非常难以治疗的疑难病，许多中医同仁对其进行了多年临床研究，笔者也对其探讨多年，但其疗效常常不尽人意。这里边有主观和客观因素，就主观因素而言，与认证、选方、用药等有直接关系。仝小林所用经方是大家所熟悉的，而其用量却是不同一般的。从此例中可以看出，剂量的研究也是中医药发展、创新的重要题目。选用此例，希望同仁受其启迪，共同开发中医药治疗糖尿病的优势。

约言：糖尿病，热证凸显，大剂量葛根黄芩黄连汤加味治之。

8. 葛根加半夏汤治疗外感风寒夹食

治验：男性，22 岁。病因缘于暴食西瓜及酒菜，食后乘凉，夜即泄泻水样便，直射而下，一夜竟达六次，兼有呕吐。迄今两日吐泻未止。就诊时发热 39℃，恶寒，头痛腰疼，项背强急，口渴喜饮，无汗，舌苔薄黄微燥，脉浮数，腹硬满拒按，虽有里证，当先解表，葛根加半夏汤治之。

方药：葛根 15 克，麻黄 10 克，桂枝 6 克，芍药 10 克，炙甘草 10 克，生姜 10 克，大枣 12 枚，法半夏 10 克。上午服药 2 次，下午体温降为 37.5℃，泄泻已止。仅腰疼存，他症皆除。前方去半夏，剂量减半，服一剂而愈。

来源：张志民.伤寒论方运用法［M］.杭州：浙江科学技术出版社，1984：63.

注释： 葛根加半夏汤出自《伤寒论》33条，原文云："太阳与阳明合病，不下利但呕者，葛根加半夏汤主之。"此例有表证，有里证，表证为太阳表实证，里证为食积阳明腑证。太阳病治疗大法为"实人伤寒发其汗，虚人伤寒建其中"，遵此当先解其表，兼调胃肠升降之序。葛根加半夏汤正合此法之意，葛根汤可解表散寒，加半夏和胃降逆。组方简练，有的放矢，两剂而愈。

约言： 风寒感冒夹食，既有表证，又有里证，葛根加半夏汤加味治之。

柴胡汤类方治验

1. 小柴胡汤加大黄治疗经期高热

治验:女性,34 岁。经期因被雨淋,当晚突然高热,体温 40.0℃,即服复方磺胺甲噁唑片、复方阿司匹林、羚翘解毒丸、藿香正气水等,均无效。汗多,汗出后仍然恶寒发热,多半为先寒后热,发热仍可达 40.0℃,伴有恶心、口苦、头晕、食欲不振、头顶部疼痛。大便二日未排,尿深黄,时值经期来临 5 天,舌质红、苔薄黄稍腻,脉象弦滑而数。拟小柴胡汤加味。

方药:柴胡 20 克,黄芩 10 克,半夏 12 克,甘草 3 克,生姜 10 克,大枣 4 枚(去核),白芍 12 克,香橼 10 克,酒大黄 5 克。每日煎 1 剂,分 2 次服用。服第一煎后,体温下降至正常,翌晨排大便一次,连服 3 剂后,除感乏力外,余无不适。

来源:王占玺等.伤寒论临床研究[M].北京:人民卫生出版社,2009:150-151.

注释:《伤寒论》144 条云:"妇人中风八九日,续得寒热,发作有时,经水适断者,此为热入血室。其血必结,故使如疟状,发作有时,小柴胡汤主之。"他症如恶心、口苦、食欲不振、头顶痛,乃为邪热客于少阳经脉,气机不畅所致。故以小柴胡汤治之。所加香橼为之理气,所加大黄为之泄热,热邪无郁结之地,症状自然逃遁。

约言:经期高热,大便数日不解,苔黄,脉数者,小柴胡汤加大黄治之。

2. 小柴胡汤治疗变态反应性亚败血症

治验:女性,36 岁。住院前,曾患过慢性特发性黄疸、风湿性关节炎。入院时:慢性病容,皮肤巩膜黄染,发热达 41℃,每次发热持续 4~6 小时,退热后体温降至正常,四肢关节疼痛,活动受限,全身反复出现一过性皮疹,奇痒,舌质淡,苔厚腻、少津,脉缓无力。查体:心肺无异常,肝肋下可触及,脾不大,浅表淋巴结不大。化验:白细胞 14.4×10^9/L,嗜中性粒细胞 66%,淋巴细胞 32%,嗜酸性粒细胞 2%,血培养阴性。布氏杆菌凝集试验 1:40。红斑狼疮细胞阴性。类风湿因子阴性。肝功正常。骨质及关节间隙无明显变化。经用清瘟败毒散、清骨散、清开灵等治疗无效。病至3月,正值经期,又发高热41℃,寒热往来,神昏谵语,全身满布猩红热样皮疹,四肢关节肿痛不可屈伸,舌红、苔黄厚,脉细数。诊为热入血室,投小柴胡汤治之。

方药:小柴胡汤原方,柴胡、黄芩、半夏、太子参、甘草、生姜、大枣(原文未写分量)。一日服2剂,每4小时服一次。患者上午10时服药,1小时后体温降至37.2℃,2小时后降至35.6℃,继服6剂,体温未再升高。改用橘皮竹茹汤调理,后又用当归芍药散加牛膝调治,后两次月经来潮,均未发热,病情稳定,予以出院。

来源:房定亚等.应用小柴胡汤退疑难发烧的点滴体会[J].辽宁中医杂志,1980(1):8.

注释:此例是经用西药又经用中医名方治疗无效的情况下,改用小柴胡汤而治愈的,所以显得平静中有神奇,轻灵中有精义。房定亚先生原是北京中医研究院西苑医院院长,精通经方,思路敏捷,善于用经方治疗疑难杂病,此例可谓佐证。病人所表现的不定时寒热往来,特别是就诊时的经期高热,符合"热入血室"证,仅据此就可以放胆用小柴胡汤治疗。《金匮要略·妇人杂病脉证并治》篇云:"妇人中风,七八日续来寒热,发作有时,经水适来,此为热入血室,其血必结,故使如疟状,发作有时,小柴胡汤主之。"本篇还有两条言及热入血室证,均以少阳经邪热不解而拟法,小柴胡汤为首先之方。笔者每遇经期前后的寒热证,必用小柴胡汤治疗,疗效是肯定的。从此例可以悟道,小柴胡汤虽仅七味,但其功效却是非凡的。

约言:持续发热,退热后四肢关节疼痛,全身反复出现皮疹,奇痒,舌质淡,苔厚腻、少津,脉缓无力。诊为变态反应性亚败血症,小柴胡汤主之。

3. 小柴胡汤合四物汤治疗肝郁不孕

治验:23岁,婚后曾孕一胎,稍劳而流产。而后断续四年,月经延期量少、色黑,经行腹痛,心烦易怒,胸胁满闷,舌尖红、苔薄白,脉沉弦细。证属肝郁不孕,治以解郁调经益肾法,取小柴胡汤合四物汤加减治之。

方药:柴胡10克,党参10克,黄芩10克,炙甘草6克,半夏10克,当归12克,川芎10克,白芍10克,生熟地各10克,淫羊藿10克,制香附6克,姜、枣引。调治两个月受孕,足月娩一女婴,母子健康。

来源:聂惠民.名医经方验案[M].北京:人民卫生出版社,2009:156.

注释:小柴胡汤本为少阳经病而设,但经方的深邃就在于"异病同治"和"同病异治"。少阳经脉与厥阴经脉相表里,小柴胡汤在外可以和解少阳,在内可以疏肝解郁。此例因流产后心情失畅,久之肝郁不舒,气郁日久形成血瘀,影响冲任二脉之功能，故四年未孕。今用小柴胡汤舒达肝郁，加之四物汤补血调经，又配以香附理气解郁，淫羊藿益肾温宫。全方合力疏肝解郁，补血调经，涵养冲任，故调理两月，喜庆受孕。

约言: *继发不孕，月经延期，经量不多，胸胁苦满，此肝郁所发，小柴胡汤合四物汤治之。*

4. 小柴胡汤合当归芍药散治疗视力减退

治验: 女性，51 岁，右眼视力下降伴视物变形 5 个月。眼科检查:右眼视力 0.6，黄斑中心凹反光不见。OCT 提示:右眼黄斑区局限性神经上皮脱离。纳食可，二便调。脉细，苔薄质黯。诊为视直如曲之气滞水停证。治以舒畅三焦，行气利水。予小柴胡汤合当归芍药散加减。

方药: 柴胡 8 克，黄芩 15 克，党参 10 克，姜半夏 10 克，炙甘草 10 克，赤芍 10 克，当归 10 块，茯苓 12 克，泽泻 10 克，生白术 10 克，防风 10 克，连翘 15 克。服用 30 剂，右眼视力略有提高，视物变形减轻，查右眼视力 0.8。在原方基础上酌情加减，再服 60 剂，右眼视物变形消失。眼科检查:右眼视力 0.8。黄斑区散在黄灰色斑点，中心凹反光可见。复查:右眼黄斑区神经上皮脱离消失。

来源: 张伯礼等 . 中国中医科学院名医名家学术传薪集·验方集粹[M]. 北京:人民卫生出版社,2015:198.

注释: 老年性黄斑变性，亦属眼科疑难杂病。本例以小柴胡汤舒畅气机，当归芍药散养血活瘀，其中白术、茯苓、泽泻健脾渗湿利水。两方合用，能扶正祛邪，平调寒热，升清降浊，津气与膜络并调，可使三焦津气通利而目明，对治疗色素上皮功能障碍所致浆液性脱离病症很有针对性。

约言: *视力减退，诊为老年性黄斑变性，辨证为气滞水停证，小柴胡汤合当归芍药散治之。*

5. 小柴胡汤治疗定性肌无力

治验: 女性，12 岁。患定性肌无力 1 年，经中西医治疗罔效。症状:每天上午 11 时许出现全身肌无力，不能行走，但欲寐，约 2 小时后自行缓解，后如常人。现已休学一年。舌苔薄白，脉弦细。此午时发病，乃阴阳交接失序所致。治当调和阴阳法，小柴胡汤主之。

方药: 柴胡 25 克，党参 10 克，半夏 10 克，黄芩 10 克，炙甘草 6 克，生姜 10 克，大枣 4 枚。3 剂，水煎服。服药后症状减去大半，继服 3 剂，症状消失。后随访 20 年，身体健康，病未复发。

来源:陈慎吾.陈慎吾伤寒方证药证指要[M].北京:人民军医出版社, 2011:224.

注释:如此不多见的怪症,而用方药平淡的小柴胡汤治愈,使人惊叹。惊叹之余,也悟出一个道理,那就是只要辨证准确,选对主方,什么怪症中医都是可以治疗的。此症在午时发作,午时当一阴生,若一阴不生,与阳气不能顺接,便会生病。而小柴胡汤正是宣通内外,疏利三焦,调和阴阳之方,凡定时发作之疾,均可考虑用此方治之。

约言:每日上午巳时,定性肌无力,缓解后如常人,小柴胡汤主之。

6. 小柴胡汤合小陷胸汤治疗感冒结胸

治验:男性,泥工。感受外邪,往来寒热,胸胁苦满,不思饮食,前医以人参败毒散治之,身热咳嗽略减,旋即寒热往来,心下胀闷,又改柴胡桂枝汤治之,数剂仍不解。求诊之曰:"口苦咽干,胸胁苦满,往来寒热,心烦不思食",俨然小柴胡汤证,但用之不效。试以手按心下,则觉甚痛,脉滑,苔腻,此少阳结胸证也,小柴胡汤合小陷胸汤治之。

方药:柴胡21克,清半夏10克,黄芩6克,党参6克,全瓜蒌15克,黄连2.4克,生甘草3克。水煎服。谓之3剂可愈。数日来云:"药后病如失,果如先生言,现唯口乏味身委顿而已。"按脉平和,属病后虚弱,疏予归芪异功散加神曲、山药,益气血,补脾胃,以培元气。

来源:赵守真.治验回忆录[M].北京:学苑出版社,2009:30-31.

注释:小柴胡汤与小陷胸汤合用,前人谓"柴陷汤"。临床用之甚多。赵守真先生在《治验回忆录》中有一治验,其症状如小柴胡汤证,服之不效,先生以手按其心下,病者言痛甚,查舌苔白滑,先生云:此乃"柴胡小陷胸汤之合病也"。并引用《伤寒论》138条,"心下痞,按之痛者,小陷胸汤主之"加以佐证。此例一般医者很容易取小柴胡汤治疗,因为他的主诉基本与小柴胡汤证吻合,而赵守真先生以举手之劳,就辨明了它的性质不单单属于小柴胡汤证,而是小柴胡汤合小陷胸汤证,即柴陷汤证。足见抓主症,是非常重要的辨证方法,否则就会被标症所迷惑。

约言:柴胡证,心下痞,按之痛者,小柴胡汤合小陷胸汤治之。

7. 小柴胡汤合温胆汤治疗精神痴呆

治验:女性,16岁。精神呆滞,眼神不宁,少言寡语,时而烦躁,甚则夜间出走,纳谷少,舌苔黄腻,脉象弦实略数,小柴胡汤合温胆汤加减治之。

方药：柴胡 10 克,太子参 15 克,黄芩 10 克,黄连 3 克,法半夏 10 克,郁金 10 克,茯苓 15 克,枳壳 10 克,竹茹 15 克,陈皮 10 克,石菖蒲 6 克,炙远志 6 克,虎杖 15 克,胆南星 6 克。每日 1 剂,分两次水煎,稍凉服。随症加减,治疗半年余,病愈复学。

来源：陈瑞春. 陈瑞春论伤寒［M］. 长沙:湖南科学技术出版社,2003:187.

注释：此例为女性学生,16 岁,学习成绩优良,因家庭经济困顿而苦恼,渐之形成抑郁症。陈瑞春诊为胆胃湿热、肝郁化火证,拟上方治之。10 剂即明显见效,后随症加入绿萼梅、合欢皮、夜交藤,或合甘麦大枣汤。治疗半年后复学,随访半年,未复发。此方名为柴胡温胆汤,即小柴胡汤去姜、枣合温胆汤(或黄连温胆汤)而成。是方可以治疗由肝胆湿热、肝郁化火所致的烦躁、失眠、耳鸣、惊悸、期前收缩、精神抑郁等疾患。

约言：肝胆湿热不解,郁而伤神,精神呆滞,少言寡语,苔腻脉弦者,小柴胡汤合温胆汤治之。

8. 大柴胡汤加郁金、栀子等治疗肝胃燥热证

治验：女性。每不如意,即性情急躁,胸胁胀痛,心下痞硬,按之即痛,口苦舌燥,尿黄便结,此肝燥胃热也,宜大柴胡汤加调气药治之。

方药：柴胡 12 克,炒白芍 12 克,炒枳实 10 克,黄芩 10 克,清半夏 10 克,生大黄 10 克(后下),生姜 10 克,大枣 5 枚(擘),炒香附 10 克,青皮 10 克,郁金 10 克,栀子 10 克,生甘草 10 克。水煎服。服后顿觉心胸朗爽,须臾大便数行,呕痛顿失。

来源：赵守真. 治验回忆录［M］. 北京:学苑出版社,2009:29.

注释：《伤寒论》103 条云:"太阳病,过经十余日,反二三下之。后四五日,柴胡证仍在者,先与小柴胡。呕不止,心下急,郁郁微烦者,为未解也,与大柴胡汤,下之即愈。"此条为少阳病兼里实之证。当和解少阳并通里实治之。赵守真先生认为,若是杂病,当用解郁疏肝、清热调胃法,并在其《治验回忆录》中有案例佐证。对于方中是否应用大黄,笔者认为,既是通腑泻实,就应当有大黄,且大黄为解除热邪之要药,不可偏废。

约言：胸胁胀痛,心下痞硬,溲黄便结,此肝燥胃热也,大柴胡汤加调气药治之。

9. 大柴胡汤加金钱草、滑石等治疗胆囊炎

治验：女性,李某。右季肋部有自发痛与压痛感,常有微热,并出现恶心,

食欲不振,腹部胀满,鼓肠嗳气,脉象弦大。西医诊为"胆囊炎",要求用中药治疗。脉证合参,系胆府不通、阳明壅热所致,大柴胡汤加金钱草、滑石治之。

方药:柴胡 12 克,白芍 9 克,枳实 6 克,生川大黄 6 克,黄芩 9 克,半夏 9 克,生姜 15 克,大枣 4 枚(擘),金钱草 24 克,滑石 12 克,鸡内金 12 克。服 7 剂,食欲好转,鼓肠、嗳气大减。再进 4 剂,胁痛亦轻,微热未退,改用小柴胡汤加鳖甲、青蒿、秦艽、郁金治之。

来源:中医研究院.岳美中医案集[M].北京:人民卫生出版社,1978:52.

注释:大柴胡汤本为少阳热邪未解,阳明热势壅盛而设。岳美中先生以此方和解少阳,泻下热结。是方重用生姜以制呕恶,加金钱草以利胆清热,滑石利尿泄热,鸡内金化食消积。用治胆结石乃属对证之举。

岳美中先生可谓善用经方之大家,在《岳美中医案集》中,有 88 篇医案,以经方为题者 26 篇,占全书篇目的 30.79%。他认为经方在方药组织上"法度严谨,十分精当";后人对《伤寒论》的方子,要"精读熟记,至少要背诵有证有方的条文,对于其方药、分量、煎法也要下一番功夫。"笔者认为,对于经方的学习与应用,真正要做到活到老,学到老,用到老,方会有所心悟。浅尝辄止,特别是学而不用,是无法掌握经方真谛的。

约言:右季肋部有痛感,常有微热,恶心,食欲不振,腹部胀满,脉象弦大,大柴胡汤主之。

10. 大柴胡汤合小陷胸汤治疗慢性肝炎

治验:男性,33 岁。患慢性肝炎,经治疗年余,仍有轻度黄疸不退,谷丙转氨酶 1570U/L,于 1971 年会诊。脉左关浮弦,右脉滑数,舌中部有干黄苔。自诉胁微痛,心下痞满。综合分析,为少阳阳明并病而阳明病重。取大柴胡汤合小陷胸汤治之。

方药:柴胡 9 克,枳实 6 克,白芍 9 克,川大黄 6 克,清半夏 9 克,黄芩 9 克,生姜 12 克,大枣 4 枚(擘),瓜蒌 30 块,川黄连 3 克。水煎服,7 剂。复诊时,谷丙转氨酶降至 428U/L。方药对证,续进 10 剂,谷丙转氨酶正常,出院。

来源:中国中医研究院.岳美中医案[M].北京:人民卫生出版社,1978:69.

注释:大柴胡汤证为"少阳证少,阳明证多",是方能消除心下、胸胁郁窒感,舌苔黄燥,容易便秘,腹肌紧张等。而小陷胸汤的应用指证为:心下痞满,按之略有疼痛感。若将两个方子合起来,就具有解热、消痞、泻实、除烦、缓痛等作用。岳美中先生说:"左脉浮弦为柴胡汤证,右脉滑大为陷胸汤证,因之取大柴胡汤、小陷胸汤合剂治之。"左脉浮弦者,肝胆疾也;右脉滑大者,胃中郁滞也。大柴胡汤可以清解肝胆之郁滞,而小陷胸汤可以清除胃脘处之郁滞,两者结合,可谓强强联合,应用于肝胆、脾胃之实证(包括实热、湿热、气滞血瘀等),必中的无误。

约言:慢性肝炎,肝功异常,右胁痛,心下痞满,脉弦数,此湿热寓于肝经也,大柴胡汤合小陷胸汤治之。

11. 大柴胡汤合茵陈蒿汤治疗阳黄

治验:中年女性,行胆囊切除术后,寒热交作,右上腹持续性疼痛,阵发性加剧,并出现黄疸。邀中医会诊:恶寒发热,右上腹疼痛,胸胁苦满,干呕,尿黄,大便日行四次且灼热不舒,舌质红赤、苔白,脉象弦数。诊为少阳阳明同病,大柴胡汤与茵陈蒿汤加味治之。

方药:柴胡 6 克,黄芩 6 克,法半夏 6 克,枳壳 9 克,白芍 9 克,大黄 9 克,茵陈 15 克,栀子 6 克,金钱草 12 克。3 剂症状大减,6 剂而愈。

来源:朱炳林.困学斋中医随笔[M].北京:中国中医药出版社,2012:117.

注释:寒热交作、胸胁苦满,显系少阳病;而尿黄、干呕、大便灼热,乃阳明热结也,故取大柴胡汤清解少阳,茵陈蒿汤清泄阳明。朱氏指出,大黄为必用之品,否则热滞难解。日人汤本求真说:"本方(指大柴胡汤)非主疏通大便,以驱除病毒为目的。迄至其减尽为止,不拘便通之多少也。亦可持长用之,至病毒完全消失为止。假令泻下用本方,亦自能止泻者也"(摘自:汤本求真.《皇汉医学》[M].北京:中国中医药出版社,2007:182)。大黄之泄热解毒,为历代医家所公认。有人识大黄为"虎狼"辈药,这是不正确的。"纸上得来终觉浅",只有自己反复应用,才会对药物的性能有所了解。

约言:胆囊切除后,右上腹部仍疼痛不息,寒热交作,并有黄染,湿热未尽也,以大柴胡汤合茵陈蒿汤治之。

12. 大柴胡汤加地黄治疗伴有高血压的糖尿病

治验:男性,56 岁,形体肥胖。主诉为左肩强凝和全身的麻木感,有时手指肌肉发生轻微痉挛。血压为 174/108mmHg。腹部膨胀,但软弱无力。脉沉小,尿糖 1.0%,尿蛋白阴性。开始给予肾气丸治疗,服药二周,病情无变化。继服二周,亦无变化。患者委婉地要求调换药方。虽然没有明显的胸胁苦满,但还是试验性地用大柴胡汤治之。

方药:柴胡 6 克,半夏 4 克,生姜 4 克,黄芩、芍药、大枣各 3 克,枳实 2 克,大黄 3 克,地黄 8 克。服药二周后肩强凝和麻木感消失。尿糖降至 0.5%,血压 152/84mmHg。继服四周后,尿糖 0.2%,血压 146/86mmHg。

三个月后,尿糖转为阴性。血压保持在 130/80mmHg。

来源:大塚敬节.汉方诊疗三十年[M].北京:华夏出版社,2011:121-122.

注释:大柴胡汤诊疗高血压并发糖尿病,并非少见,但如此小剂量的应用,且又是用于高血压这样的实证,值得借鉴。

约言:形体肥胖,腹部膨胀,糖尿病伴有高血压者,大柴胡汤加味主之。

13. 大柴胡汤加金钱草、郁金等治疗胆结石

治验:女性,56 岁。患胆结石准备手术,因患有严重心脏病、心衰等,医院不敢开刀,病情日渐加剧。院方请求中医会诊,由印会河教授应诊。刻诊:依据病人状态,贸然用攻,心有不释,住院病人,应严密观察,纵有虚脱危症,可及时抢救,不致偾事。投以峻剂,大柴胡汤加金钱草、郁金治之。

方药:柴胡 15 克,枳壳 9 克,半夏 9 克,黄芩 15 克,赤芍 15 克,大黄 9 克(后下),茵陈 30 克,郁金 9 克,川金钱草 60 克,蒲公英 30 克,瓜蒌 30 克。此为基本方,另加鸡内金 9 克,芒硝 9 克(后下)。服 1 剂,大便狂泻十余次,痛减十之七八,再服 1 剂,痛已解除,所有胆道症状均已消失。病人家属在倒便盆时,发现盆底有砂砾状物,倾动有声。后经化验,此物为胆石,泥沙型。后减轻用量,服 10 余剂而出院。

来源:侯振民等.印会河抓主症经验方解读[M].北京:中国中医药出版社,2012:54.

注释:印会河生前系中日友好医院副院长、著名中医学家,所主编的《中医学概论》作为全国高等医药院校第一本中医教材,不仅填补了中医学的空白,也奠定了印会河在中医学界的地位。印会河临床经验丰富,倡导"抓主症"的辨证思路,在中医界影响很大。此例患有严重心脏病,显系虚极危候;但又患胆石症,与心衰相比,从虚从实? 西医已放弃手术治疗,不敢承担风险,对此病情,多数医者会畏缩不前,印先生用大柴胡汤加大剂量金钱草、茵陈、蒲公英等治之,仅服 1 剂便获显效。后从便盆中查出砂砾样结石,这样的治验委实罕见。

约言:胆石症,痛剧,虽有虚证,攻邪为上,大柴胡汤加金钱草、茵陈、蒲公英、鸡内金、芒硝治之。

14. 大柴胡汤合栀子厚朴汤治疗老年肺部感染

治验:女性,95 岁,身无大病,常有便秘与舌痛,服用三黄片多年。不慎倒

地骨折,在家休养。一天早晨,电话告知黄煌教授,言老人高热,神志不太清楚,暂不能住院,请求用中药治疗。黄煌考虑为肺部感染,予方为大柴胡汤合栀子厚朴汤治之。

方药:柴胡 30 克,黄芩 10 克,姜半夏 15 克,枳壳 30 克,白芍 20 克,制大黄 10 克,厚朴 15 克,栀子 15 克,连翘 60 克,干姜 3 克,红枣 15 克。嘱咐 2 剂,每剂煎取 600 毫升,一天内分 3~4 次服用。翌日早晨,电话告知:服药之后,夜半大汗,体温下降,尚有几分低热,稍有咳嗽,但痰不多,嘱咐继服原方。此后连续服用 3 天,体温接近正常,大便通畅。神志清楚,食欲恢复。后去看望老人,精神很好,午饭还吃几块红烧肉。

来源:黄煌.经方的魅力[M].北京:人民卫生出版社,2006:176.

注释:黄煌用大柴胡汤合栀子厚朴汤治疗老年性肺部感染,是他几年积累的经验。他说:张仲景用大柴胡汤治疗"按之心下满痛"的宿食病,也治疗"伤寒十余日,热结在里,复往来寒热者"以及"呕不止,心下急,郁郁微烦者"。而栀子厚朴汤治疗"心烦腹满,卧起不安"。其中"按之心下满痛"不但是消化道疾患的症状,亦是呼吸道感染的症状。笔者也见到一部分呼吸道疾病的患者,本是呼吸道感染的发热、咳嗽、胸闷痛,而入院时的主诉是"心口满,胃痛,恶心,不能吃饭"等消化道的症状。如果按中医学脏腑相关论分析,这是"子盗母气""金实土郁"之证候。而大柴胡汤与栀子厚朴汤的合用,既对肺部感染有控制作用,又对消化道的炎症有清化功效,可以说是"清金安土"之策。而本例所加连翘,是温病常用药。张锡纯的经验是,外感热病用连翘一两,其透解散热之力极强,且解毒之力大于金银花。

约言:肺部感染,发热,咳嗽,心下满痛,舌苔微黄,脉数,大便微干,大柴胡汤合栀子厚朴汤治之。

15. 大柴胡汤合大黄牡丹皮汤治疗急性阑尾炎

治验:青年男性,复员军人。腹痛,发热 2 天,在同仁医院诊为"急性阑尾炎",嘱其住院手术治疗,因战伤多次手术治疗,深感手术痛苦而拒绝之。患者卧床不起,腹痛呻吟,多次找中医治疗,来者均不开方而归。后请胡希恕先生会诊,刻诊见:腹痛,呻吟叫喊不休,高热 40℃,身烫,皮肤灼手而无汗,少腹剧痛,腹拒按,舌苔黄、舌质红,脉滑数。予大柴胡汤合大黄牡丹皮汤治之。

方药:柴胡 24 克,黄芩 10 克,白芍 10 克,半夏 10 克,枳实 12 克,大黄 6 克,牡丹皮 12 克,桃仁 10 克,冬瓜子 12 克,芒硝 12 克,生姜 12 克,大枣 4 枚。服药 1 剂,热退,腹痛减。患者自乘车前往胡老诊所复诊,原方继服 6 剂后痊愈。

来源:冯世纶.中国百年百名中医临床家丛书·胡希恕[M].北京:中国中

医药出版社,2001:136-137.

注释:大柴胡汤与大黄牡丹皮汤都是治疗急腹症的主要方剂。大柴胡汤所治疗范围更广,除外感发热外,呼吸系统、消化系统、泌尿系统、神经系统,以及脑血管病的发热感染,均应将大柴胡汤考虑在内。而大黄牡丹皮汤主要用于急腹症,对应症应为急性阑尾炎,或其他急腹症。大柴胡汤走气分的药多一些,大黄牡丹皮汤走血分的药多一些。两方结合起来,其清热解毒之力更强。我国中医与中西医结合专家对这两张方子的应用,经验丰富,疗效确切,经过几十年的临床使用,基本上掌握了应用指征,大柴胡汤应用指征为:便秘、胸胁苦满、呕吐、发热、腹痛、口苦干、食欲不振等,尤以发热、呕吐为主要应用指标。大黄牡丹皮汤应用指征为:腹痛拒按、腹皮拘急、倦卧、足屈不伸、发热、舌苔黄腻、脉数等,尤以腹痛拒按、发热、腹皮拘急为主要应用指标。若将两者方证混合,其腹痛、发热、便秘三症,则是主要应用指征。

约言:腹痛拒按,发热,便秘,舌苔黄腻,大柴胡汤合大黄牡丹皮汤治之。

16. 大柴胡汤合桂枝茯苓丸治疗哮喘

治验:男性,36岁。3年前因食青辣椒而发哮喘,在东北久治不效而赴京求治。冬夏皆作,始终未离氨茶碱。半年来多服补肺益肾剂,症状反增无减。近日哮喘发作,昼轻夜重,倚息不得卧,大汗淋漓。伴胸闷腹满、口干、便秘、心悸、眠差,苔薄白,脉沉缓。证属少阳阳明合病,兼夹瘀血,取大柴胡汤合桂枝茯苓丸加生石膏治之。

方药:柴胡12克,黄芩10克,生姜10克,枳实10克,炙甘草6克,白芍10克,大枣4枚,大黄6克,桂枝10克,桃仁10克,茯苓10克,牡丹皮10克,生石膏45克。服药2剂,症状减轻。3剂后大便通畅,哮喘未作,停用氨茶碱等药。继服3剂遂愈。

来源:冯世纶等.经方传真——胡希恕经方理论与实践[M].北京:中国中医药出版社,2008:112.

注释:用大柴胡汤治疗哮喘,颇为少见。医者所以选用大柴胡汤合桂枝茯苓丸,自有他的道理。医者认为此人的就诊症状有少阳与阳明之候,尤以阳明经症状为多,如大汗出、腹满、便秘等,又有少阳经之口干、眠差等,故选用大柴胡汤加生石膏泻热通腑;因有瘀血,故取桂枝茯苓丸通瘀活血。腑气通,瘀血化,肺气肃降,哮喘自无发作。

约言:哮喘病,时有发热,腹满,便秘,汗出,兼有瘀血之证,取大柴胡汤合桂枝茯苓丸治之。

17. 柴胡剂治疗神经性耳聋

治验:女性,13岁。主诉:耳鸣、耳聋2年,伴有头晕、恶心,时发时止1年,加重半个月。曾就诊于某西医院,MRI提示:头颅扫描无异常。诊断为"神经性耳聋"。近半个月病情加重,经常性耳鸣、耳聋,头晕,恶心,甚则呕吐。经西医诊治,印象为"梅尼埃病"。治疗无效,由父陪同前来请求中医诊治。舌质黯红、苔中间薄黄微腻,脉沉弦略滑。详问病史,乃知两年前感冒后出现耳鸣、耳聋。此"少阳中风,两耳无所闻"也。以小柴胡汤加味治之。

方药:柴胡24克,黄芩10克,姜半夏10克,党参10克,炙甘草10克,生姜10克,大枣6枚,赤白芍各10克,生石膏20克。7剂。水煎两遍合汁,分3次温服。7剂后耳聋如前。自觉头晕减轻,胸口发闷,欲吐,但饮食、夜眠尚可,大便日1次。改为大柴胡汤加味,方药:柴胡24克,酒大黄5克,枳实10克,黄芩10克,清半夏10克,赤白芍各15克,生姜10克,大枣6枚,桑叶10克,菊花20克,蝉蜕5克。服3剂后,右耳听力增强,左耳已无堵。守前方服7剂,耳鸣、耳聋等诸症状,均消失,恢复如常。父女皆大欢喜。

来源:吕志杰.经方新论[M].北京:人民卫生出版社,2012:162.

注释:耳鸣、耳聋,是比较难治的疾患。笔者在临床上用滋阴补肾、理气通窍、清热祛风等方药,获效甚微。遇到此疾,常常感到棘手。本例以"少阳中风,两耳无所闻"(《伤寒论》264条)为思路,依小柴胡汤为治,症状有所缓解;后引用《伤寒论》103条:"柴胡证仍在者,先与小柴胡汤;呕不止,心下急,郁郁微烦者,为未解也,与大柴胡汤下之则愈。"这个思路可能是由于服用小柴胡汤疗效不显而考虑的,因为文中在服小柴胡汤7剂后,云:耳聋如前。大柴胡汤有大黄、枳实,其清热解毒作用远大于小柴胡汤,服10剂后,果然而愈。耳鸣、耳聋的原因比较复杂,不可一概而论。笔者选录此例,只是提示遇到此疾,经方是不可忽视的,方虽平淡,疗效不能小觑。

约言:耳鸣,耳聋,少阳中风也,小柴胡汤主之;大柴胡汤亦主之。

18. 柴胡桂枝汤加藿香、香薷治疗"发热微恶寒"

治验:女性,17岁,于1995年6月就诊。患者于3天前不慎淋雨,出现恶寒发热,腰背困疼,鼻塞声重,当时体温37.8℃,自服复方阿司匹林片与氯芬黄敏片,略有好转,但寒热仍未去。刻诊:苦闷病容,身困肢疼,时值夏月,却着夹层衣服,口苦不欲咽,咽干不欲饮,体温37.8℃,舌苔薄白而润,脉象浮弦。此系太阳少阳合并证,治以和解太少二经之邪,方取柴胡桂枝汤加藿香、香薷治之。

方药:柴胡 15 克,桂枝 6 克,炒白芍 6 克,黄芩 6 克,太子参 6 克,清半夏 6 克,生姜 6 克,大枣 10 枚,炙甘草 5 克;另加藿香 10 克,香薷 10 克(此二味后下)。二诊:上方服用 1 剂,似有汗出,3 剂后,身徐徐汗出,顿感身体轻快,食欲略增,鼻塞已通,欲饮水润咽,唯体温仍在 37.3℃左右,身困肢疼未去。上方加入羌活、独活各 5 克,服用 3 剂,体温 36.8℃,余症悉除。

来源:毛德西等.毛德西临证经验集粹[M].上海:上海中医药大学出版社,2009:8-9.

注释:《伤寒论》146 条云:"伤寒六七日,发热,微恶寒,支节烦痛,微呕,心下支结,外证未去者,柴胡桂枝汤主之。"太阳少阳两经合并证在临床上并不少见,其机制为"表证虽不去而已轻,里证虽已见而不甚"(柯琴语),故仲景取桂枝之半,以解太阳未尽之邪;取柴胡之半,以解少阳之微结。但病邪已有趋里之势,故以柴胡冠桂枝之前,以扩展人们的视野,含有"既病防变"之义。论中所说的"发热微恶寒",不若太阳经的"发热恶寒",亦不若少阳经之"寒热往来",以示太阳证已轻,少阳证未甚。支节即四肢百节,所以会出现"烦痛",与少阳经气不利有关,少阳经气得到疏解,"支节烦痛"自然会消失。病在夏月,笔者加入藿香、香薷,以冀祛除暑热;后加入少量辛温利窍的羌、独活,有利于表邪的疏散。柴胡桂枝汤还可用以治疗癫痫、胃痛、冠心病、胆囊炎、急性胰腺炎等疾患,其机制在于此方能疏解表里、上下、内外等邪气,正如清代卢之颐所说,"小柴胡复桂枝汤各半,凭枢叶开,并力回旋,外入者内出,上下者下上矣。"

约言:有桂枝证,亦有柴胡证,发热微恶寒,支节烦痛,枢机开合不利也,柴胡桂枝汤主之。

19. 柴胡桂枝汤治疗反应性淋巴细胞增多症

治验:初病时寒热体痛,未足介意,继而热升,持续 39℃以上,午后尤甚,虽时有汗,但热不为汗解;热甚且不思饮,左耳后有核累累,按之不甚痛。两年前曾有此病症,诊为"反应性淋巴细胞增多症",曾予抗生素、激素,热退出院。今又复作,高热逾月,屡用清解之药未效。伴有发热必微恶寒,胸胁苦满,心中时烦,不思饮食。病属"伤寒",以柴胡桂枝汤治之。

方药:柴胡 9 克,半夏 9 克,黄芩 9 克,党参 30 克,生姜 2 片,大枣 5 枚(擘),桂枝 6 克,白芍 9 克。6 剂后,得微汗,高热顿衰,午后热度 37.1℃,汗已减少,耳后核亦渐退胃纳有加,表里疏通,长达三月余之高热告愈。

来源:魏龙骧.续医话四则[J].新医药学杂志,1978(12):15.

注释: 初病按"发热待查"论治,多用清解药与激素、抗生素等,伤其正气,而邪气稽留,故多日热势不减。后按"伤寒"辨证,寒束于表,失于温散,表证不解,而里热未实,邪气盘踞于半表半里之间,故取柴胡桂枝汤治之,此法属纠偏之治。

约言: 寒热体痛,午后尤甚,虽时有汗,但热不为汗解;耳后有核累累,诊为"反应性淋巴细胞增多症",柴胡桂枝汤主之。

20. 柴胡桂枝汤改变小儿性格异常

治验: 男性,11 岁。3 年前两侧肩部和颈项根部出现酸懒疼痛,身体弯曲,非常痛苦。一天中尤以晨起最为不适。入眠不佳,每晚着床竟有两个小时不能入眠。平时情绪不稳定,一刻也不能平静。一坐在桌旁便频频欠伸,身体骚动,不能安静读书,易怒,常与兄弟朋友打架,学校亦无办法。脑电图、心电图均无异常。其父言:入夜则脉迟,不出现不整脉。右胁下有抵抗及轻微压痛,但腹直肌却不甚紧张,无舌苔,二便正常。血压 150/70mmHg。投以柴胡桂枝汤治之。

方药: 柴胡桂枝汤散剂 1.5 克,日服 2 次。两周后,其父母吃惊地发现,患儿已不再打呵欠了。肩颈之痛大为减轻。更令人吃惊的是竟能自觉地坐下来学习。继续治疗,各种症状均有好转,双目顾盼有神,完全判若两人。反常行动一变为常态,实为幸事。

来源: 矢数道明. 汉方治疗百话摘编[M]. 重庆:科学技术文献出版社,1981:205.

注释: 矢数道明指出,"柴胡桂枝汤的应用指征为:胸胁苦满,时发心腹卒中痛,有头痛及汗出之表证;患者多怒,不寐,性急,痫症样神经兴奋显著"。当然这些症状不是同时出现,但此患儿肢体症状与神经症状都比较明显,符合柴胡桂枝汤证。原方散剂配制量为:柴胡 6 克,半夏 4 克,黄芩、人参、大枣、桂枝、芍药各 3 克,甘草、生姜各 1.5 克。研为散剂,共计 28 克。日本汉方医家方药用量都比较小,此方用量一次仅用 1.5 克,如此小的用量能否治病? 这种怀疑是基于我们用量往往比较大而引起的。我们看看日本汉方医家,如丹波元简、汤本求真、大塚敬节、矢数道明等医学著作,其处方用量都比较小,而疗效是无可置疑的。回过头来再看看现在的处方,大方多了,价格贵重的方多了,而经方却越来越少。所以说,要学到"药味少,药效好,价格廉"的本领,只有从经方入手,才能有所作为。

约言: 小儿性格怪异,形体易动,性情易躁,枢机不利也,柴胡桂枝汤主之。

21. 柴胡桂枝汤加龙牡及甘麦大枣汤治疗癫痫

治验:男性,38 岁。因患血吸虫病用锑剂疑中毒,半年来癫痫病多次发作,每次约二三分钟,痉挛咬牙,口吐白沫,胸胁苦满,腹肌痉挛悸动,头痛甚剧,舌苔白腻,脉沉细。曾到多家精神病医院检查,确诊为"癫痫"。最近一个月发作4 次,发病前头痛甚剧,症状同前述。就诊时患者焦急恐怖,精神紧张貌。先以甘麦大枣汤"甘以缓之",后采用柴胡桂枝汤加龙牡合方治之。

方药:柴胡、白芍各 10 克,黄芩、半夏各 5 克,党参 8 克,桂枝、炙甘草各 6克,龙骨、牡蛎、钩藤各 9 克,怀小麦 30 克,大枣 6 枚,鲜生姜 3 片。7 剂。再诊时,患者喜形于色,诉服药后即见大效。继服 14 剂,头痛大减,癫痫未发,腹肌痉挛稍减,胸胁苦满亦减,夜梦纷纭。仍以原方,再服 14 剂。服药后癫痫未发其他症状均消失,精神恢复如常。追访 4 年,未闻复发。

来源:叶橘泉.叶橘泉方证药证医话[M].北京:中国中医药出版社,2014:140-141.

注释:用柴胡剂治疗癫痫,国内外屡有报道。日本医师相见三郎首先发现癫痫病发作时有"胸胁苦满""腹肌痉挛"等症,用小柴胡汤合桂枝加芍药汤有特殊效果。经报道后,在医学界引起轰动。凡癫痫有腹症者(胸胁苦满、腹肌痉挛),88% 有效。还有医师说,即是没有腹症,用柴胡桂枝汤治疗,亦有效果。据资料统计,用经方治疗 433 例癫痫患者,125 例完全治愈,79 例显著减轻。在治愈病例中,症状消失而脑电图同时恢复正常者,占 64%;症状消失而脑电图未恢复者,占 38%。叶橘泉先生用柴胡桂枝汤治疗成人与小儿癫痫 20 余例,多数病人有腹症,疗效满意。

约言:癫痫发作,有腹症,如胸胁苦满,腹肌痉挛,柴胡桂枝汤加龙骨、牡蛎治之。

22. 柴胡加龙骨牡蛎汤加灯心草、 莲子心等治疗烦躁不眠

治验:女性,59 岁。彻夜不眠,已半年余,服用中草药及氯硝西泮,未改善。就诊时烦躁不安,声高语急,昼夜不困,胡思乱想,胸胁胀满,大便干燥,舌质红而苔薄黄,脉象弦数。证属阴阳不和,肝胃内热,当通阳和表,泄热清里,镇静安神,取柴胡加龙骨牡蛎汤加灯心草、莲子心治之。

方药:柴胡 10 克,生牡蛎 15 克,生龙骨 15 克,黄芩 10 克,茯苓 15 克,大黄 5 克,桂枝 10 克,半夏 10 克,灯心草 5 克,莲子心 5 克,大枣 6 枚(擘),党参

10克。服用10剂,其心烦胸闷明显减轻,睡眠得到改善。又加小麦30克,炒酸枣仁30克,连服1月,睡眠及症状转为正常。

来源:毛德西等.毛德西方药心悟[M].北京:人民卫生出版社,2015:17-18.

注释:《伤寒论》107条云:"伤寒八九日,下之,胸满烦惊,小便不利,谵语,一身尽重,不可转侧,柴胡加龙骨牡蛎汤主之。"此证候为少阳经输不利,一身气血周流不畅,并影响到阴阳的交泰,故治疗当以疏通少阳经输为主,佐以镇静除烦之龙骨、牡蛎;并有助于气化之桂枝、茯苓;清解里热之大黄;而此例又加入莲子心、灯心草清心热,除烦躁。标本并治,故短期而愈。

约言:烦躁不安,声高语急,彻夜不寐,胡思乱想,大便干燥,舌红脉数,此肝胆郁热也,柴胡加龙骨牡蛎汤主之。

23. 柴胡加龙骨牡蛎汤治疗癫痫大发作

治验:男性,46岁,既往因脑外伤而致癫痫大发作30年,每次发作均意识丧失,抽搐,小便失禁,经用西药大发作已能控制。近年来每月发作3~4次,发作时呆滞不动,意识丧失,数秒或数十秒意识恢复。但大脑一片空白,有失忆的感觉。无抽搐,过一段时间方能恢复。纳可,二便调,舌质红赤、苔厚腻,脉弦。辨证为少阳郁热,痰浊内蕴,法当和解少阳,清热祛痰,佐以镇静安神,柴胡加龙骨牡蛎汤治之。

方药:柴胡12克,桂枝10克,黄芩10克,党参10克,清半夏10克,茯苓30克,生龙骨30克,生牡蛎30克,大黄6克,炙甘草6克,生姜3片,大枣5枚。水煎服,7剂。服药后发作意识丧失一次。症状同前,苔黄厚腻,脉弦,上方加郁金10克,川芎10克,石菖蒲10克,以化痰开窍,7剂。后随症加入磁石30克,病情好转稳定。

来源:张广中.全国经方论坛[M].北京:中国中医药出版社,2011:116.

注释:同是一张方子,柴胡加龙骨牡蛎汤既可以治疗失眠,又可以治疗精神障碍性疾患,此例即是。徐灵胎在《伤寒类方》中说:"本方下肝胆之惊痰,治癫痫必效。"后人在原条文中抓住"胸满烦惊"四字,加之苔黄、脉弦,凡诊断为肝胆瘀热、痰浊扰心者,皆可选用此方和解之,清解之。有学者将此方看成是健脑方、开心方,用于心脑血管疾病,不是没有道理的。

对于柴胡加龙骨牡蛎汤方证形成的原因,有人对其158例病例进行了病因分析。有病因记载的57例,发现由精神刺激所致者47例,占有病因记载的82.5%,说明精神刺激是临床使用本方所致疾病的主要病因(见关庆增等.《伤寒论方证证治准绳》)。由此提示我们,在诊治这类疾病的时候,不可忽视心理因素的影响,循证求因,心悦则病退,这是许多本病治疗过程所证明了的事实。

约言:癫痫,频发不止,苔腻,脉弦,柴胡加龙骨牡蛎汤主之,随证可加镇静药,如磁石、石决明、珍珠母,或豁痰开窍药,如石菖蒲、胆南星、郁金等。

24. 柴胡加龙骨牡蛎汤去铅丹治疗每至夏季发热

治验:女性,63 岁。34 年前,产后受寒,遂致寒热往来,恶露不止,经中医治疗恶露止。但此后每年入夏必发病一次,初起如感冒发热恶寒,头项强痛,右胁下隐痛,肠鸣腹泻,日 2~3 次。数日后,每至晚上 9 时左右,先觉体表发烫,继则灼如燔炭,需用冷水擦身方觉舒适。且隔数分钟惊悸抽搐一次,神昏谵语,有欲死而后快之状,每日发作,求治多人无效。遂投以柴胡加龙骨牡蛎汤去铅丹治之。

方药:柴胡 12 克,半夏 5 克,黄芩 5 克,制大黄 6 克,龙骨 30 克,牡蛎 30 克,生姜 4 片,大枣 6 枚,桂枝 10 克,茯苓 10 克。3 剂而愈。

来源:葛天华.柴胡加龙骨牡蛎汤治验一例[J].上海中医药杂志,1981(2):47.

注释:葛天华所治此例,可谓"怪症",也没有明显的病因,也没有明显的器质性疾患,而所呈现的症状又非常罕见,如似感冒,如似胃肠炎,如似神经官能症,但又都不是。发作起来,神昏谵语,惊悸抽搐,有欲死而后快之感,多次治疗罔效。病例中没有脉象,没有舌象,也没有检查,不知从何处下手。葛氏想到了柴胡加龙骨牡蛎汤,我想这个方在他脑子里已占有一定位置,不然不会很快想到这个方子。这个方子的特长就是治疗疑难症、怪症。特别是条文里那句"胸满烦惊""谵语""一身尽重,不可自转侧"等,包含了许多疑难杂病与怪症。烦惊、谵语,是神志状态的改变;一身尽重,则是形体状态的改变。这个病人既有形体的症状,又有神志的症状,莫可名状,正是这种莫可名状的痛苦,使人想到了柴胡加龙骨牡蛎汤。前人分析这条方证,说法比较纷乱。总的要旨是:本证三阳经病证均见,而以少阳经病证突出,所见症状以少阳经输不利使然。故其治疗仍以小柴胡汤为基本方,随证加减,和解少阳,通泻阳明,镇惊安神。《伤寒指掌》作者邵先根说得好,他说"夫合表里上下而为病者,必兼阴阳补泻之剂以施治,俾得表里虚实,泛应曲当,而错杂之邪,庶可尽解耳。"

又据资料统计,对古今使用柴胡加龙骨牡蛎汤医案 158 例分析,有明显病因记载者 57 例,在这 57 例病例中,发现由精神因素所致者 47 例,占其 82.5%。说明精神刺激是临床使用本方所依据的主要病因。这与原文所说"伤寒八九日,下之"是有很大差异的。究其本例的病因,很可能与产后寒热往来,加之恶露不止,精神受到刺激有关。需要指出的是,对于柴胡加龙骨牡蛎汤证的研究还远没有停止,特别是临床研究,更为复杂。特举一例说明之。男性,4岁。患脑炎后全身瘫痪1年,面色苍白,印堂、目下、鼻头均青黯之色;卧不能动,犹如死人,时时呃逆,不会吞咽食物。医者依据"一身尽重,不能自转侧"句,投以柴胡加龙骨牡蛎汤,经治1月,竟恢复健康。所以我们对这个方子还要多研究,多实践。这个方子,应当看成是中医的一块瑰宝,不可小觑。

约言: 寒热往来,时发时止,有神志症状,多谵语,说胡话,急取柴胡龙骨牡蛎汤治之。

25. 柴胡桂枝干姜汤加党参、茯苓等治疗感冒夹湿证

治验: 男性,47岁。感冒十余天,恶寒发热,体温波动在38~39℃之间,口干喜饮,咳嗽,痰黄,有结核病史,此次连用抗生素与抗结核药无效。舌苔腻而微黄,脉象弦细。放射透视:结核尚无明显进展迹象。以太阳少阳合病夹湿论治,柴胡桂枝干姜汤加减治之。

方药: 银柴胡30克,桂枝10克,干姜9克,瓜蒌根12克,黄芩10克,甘草10克,牡蛎30克,党参10克,茯苓12克,大枣4枚(去核)。每日煎服1剂,服用2剂后发热明显减退,4剂后热退身爽而愈。

来源: 王占玺.伤寒论临床研究[M].北京:北京科学技术出版社,1983:209.

注释: 考《伤寒论》147条云:"伤寒五六日,已发汗而复下之,胸胁满微结,小便不利,渴而不呕,但头汗出,往来寒热,心烦者,此为未解也,柴胡桂枝干姜汤主之。"此方并非临床常用之方,刘渡舟先生受陈慎吾之启发,认为此方用治胆热脾寒证最佳。

王占玺对经方应用颇多,此例有恶寒发热之太阳证,有口干喜饮之少阳证,更有咳嗽痰黄之夹湿证,故选用柴胡桂枝干姜汤和解太少二经,加入党参、茯苓健脾渗湿,其效如期。方证合拍,故4剂而愈。

约言: 外感十余日不解,仍恶寒发热,口干喜饮,咳嗽痰黄,苔腻脉弦,此胆热脾寒也,宜柴胡桂枝干姜汤治之。

26. 柴胡桂枝干姜汤加当归、白芍等治疗红斑狼疮

治验: 女性,40岁。面部起红斑半年,怀疑为"红斑狼疮",后查到狼疮细胞,建议中医治疗。刻诊:鼻上及眉间生两块红紫斑,上覆加白霜,偶有少量溢液,痒不明显,但见阳光后加重,全身乏力,食欲差时而恶心呕吐,头痛头晕,口干,时感身热而体温不高,二便可,舌苔白少津,脉沉细。证属血虚水盛,邪郁

少阳。与柴胡桂枝干姜汤合当归芍药散治之。

方药：柴胡 12 克，黄芩 10 克，天花粉 12 克，生牡蛎 15 克，桂枝 10 克，干姜 6 克，当归 10 克，川芎 10 克，泽泻 15 克，茯苓 10 克，苍术 10 克，白芍 10 克，炙甘草 6 克。水煎服。服用上方半年余，狼疮红斑逐渐消失，其他情况均改善。继服一年余，全身症状明显好转，红斑仅在鼻尖上可以看到一小块。

来源：冯世纶.中国百年百名中医临床家丛书·胡希恕[M].北京：中国中医药出版社，2001：109.

注释：目前，红斑狼疮是难以治疗的。此案具有少阳证，即身热、食欲不振、口干等；又有津液不布、水饮内停证，即头痛头晕、恶心呕吐，故取柴胡桂枝干姜汤治之。又因病在血分，有血瘀湿胜证，乃取当归芍药散养血活血渗湿。经过两年的中药治疗，其红斑明显消退，这是中医辨证论治的奇迹。

约言：红斑狼疮，有少阳证，夹水饮内停，头痛头晕，口干，纳差，恶心，可与柴胡桂枝干姜汤加味治之。

27. 柴胡桂枝干姜汤治疗乙肝

治验：男性，54 岁。患乙型肝炎无所苦，最近突发腹胀，午后与夜晚必定发作，发作时坐卧不安，痛苦万分。会诊时，只言腹胀，言憋人欲死。用中西药无数，皆无效可言。其大便溏薄不成形，每日二三行。凡大便频数，则夜晚腹胀必加剧。小便短少，右胁作痛，痛引肩背酸楚不堪。脉弦而缓，舌质淡嫩、苔白滑。刘渡舟审证后曰：柴胡桂枝干姜汤治之。

方药：柴胡 16 克，桂枝 10 克，干姜 12 克，牡蛎 30 克（先煎），天花粉 10 克，黄芩 4 克，炙甘草 10 克。仅服 1 剂，夜间腹胀减半，3 剂后腹胀全消，而下利亦止。

来源：陈明等.刘渡舟验案精选[M].北京：学苑出版社，2007：76-77.

注释：刘老认为此案符合《伤寒论》273 条所言："太阴之为病，腹满而吐，食不下，自利益甚，时腹自痛。"故凡下利腹满不渴者，属太阴病也。阴寒胜于夜晚，故夜晚发作。脉缓属太阴，脉弦为肝胆。胆脉行于两侧，故见胁痛控肩背也。然太阴之腹满，如此之重，不多见矣。非疏泄肝胆之气机，六腑升降之气机何能恢复？刘老审证缜密，考虑全面，决用肝脾并治法，疏泄肝脾之经方，非柴胡桂枝干姜汤莫属。

本方证基本病机为少阳枢机不利，脾胃虚寒，寒热错杂，气化失调。而柴胡桂枝干姜汤的作用为疏泄中下焦肝脾之气机，所治之病集中在消化系统，其他还有外感热病，神经系统、泌尿系统，以及妇科疾病等。凡见寒热往来、胸胁苦满、食欲不振、胁痛口渴，脉弦而有舌苔者，皆可考虑此方之选用。

约言：肝脾不舒，病在阴经，腹胀，下利，脉弦，苔白，柴胡桂枝干姜汤主之。

五

承气汤类方治验

1. 大承气汤加全瓜蒌治疗便闭并阙上痛

治验：方氏。病延二候，阙上痛，渴饮，大便八日不行，脉实，虽见心痛彻背，要以大承气汤加全瓜蒌治之。

方药：生大黄 12 克（后入），枳实 12 克，厚朴 3 克，芒硝 6 克（后入），全瓜蒌 15 克。服 1 剂，胸膈顿宽，唯余邪未尽，头尚晕，乃去芒硝、大黄，再投一剂，即愈。

来源：曹颖甫.经方实验录[M].北京：中国医药科技出版社 2014：53-54.

注释：《伤寒论》180 条云："阳明之为病，胃家实是也。"这是阳明病之总纲，包括阳明经证与阳明腑证。姜佐景在曹氏医案中说道，"若求大承气汤之全部症状，当为：一大便不行，腹痛拒按，此以胃中有燥屎故也；二阙上痛；三右髀有筋牵掣，右膝外旁痛；四脉洪大而实；五日晡潮热。它若舌苔黄燥厚腻，大渴饮冷，当在应有之列。"文中所述的"阙上痛"，阙者，眉间也；阙上，即印堂之上，《灵枢·五色》云："阙上者，咽喉也。"是说阙上可以作为望肺部疾患的参考，这是阳明燥气上冲所致，为曹氏之经验。关于右髀有筋牵掣，亦是曹氏独验所得。

曹氏擅长用承气汤治疗阳明腑证。世人见曹氏喜用承气类方，乃有"曹一帖"之称，复有"曹承气"之雅号。曹氏用药，麻桂膏黄，柴芩姜附，悉随其证而用之，绝不会随波逐流，一时偏于凉，一时偏于热。《伤寒论》中阳明病条文占全书篇幅四分之一，于承气汤尤反复推论，其详细在三阴篇之上。本例具备大便八日不行、阙上痛、脉实等特点，故医者放胆用承气汤去治疗，果然数剂而愈。

约言：阙上痛，渴饮，大便八日不行，脉实，大承气汤治之。

2. 大承气汤加减治疗急性腹痛

治验：缘由过食油荤，入夜上腹部剧烈疼痛，拒按，并向腰部放射，恶心欲吐,口干便秘,翌日发热 38℃,脉小弦,苔薄黄腻。白细胞与中性粒细胞增高,血淀粉酶 1600 单位,此乃湿热积滞中焦,延及胰腺,急以清热解毒通腑法,方以大承气汤加减治之。

方药:生大黄 9 克(后下),元明粉 9 克(冲),枳实 12 克,生山楂 15 克。红藤 30 克,败酱草 30 克,两味煎汤代水煎上药。服用 1 剂腹痛减,2 剂痛除、热退,化验检查均正常。

来源:严世芸等.张伯臾医案[M].上海:上海科学技术出版社,1979:51-52.

注释:此例属急腹症,疑似急性胰腺炎。"腑以通降为顺",急症急办,故取大承气汤通腑解热、活血止痛。所加生山楂,是为消除食积而用;红藤与败酱草有解热活瘀作用。研究认为:红藤具有清热解毒、活血通络、祛风杀虫的功效,常用来治疗急慢性阑尾炎、风湿痹痛等。败酱草可解毒排脓、活血消痈,是治疗急腹症之要药,如《金匮要略》薏苡附子败酱散即是。

约言:急性腹痛,大便数日不解,有热象者,大承气汤主之。

3. 大承气汤加全瓜蒌、生白术、生白芍治疗面颊刺痛

治验:女性,57 岁,以右侧面颊连及齿痛 3 天就诊。头痛发作时,用止痛片、双氯芬酸钠肠溶片也难以奏效。用针刺法,虽能缓解,但起针后,仍疼痛不止。大便干燥难排,小便短赤,舌苔薄黄干燥,脉两关滑大,诊为胃燥伤津,肝火上犯证。拟清泄胃燥、养阴平肝法,取大承气汤加味治之。

方药:生大黄 6 克,炒枳实 10 克,厚朴 10 克,玄明粉 6 克(后下),生白术 30 克,全瓜蒌 30 克,生白芍 15 克,炙甘草 10 克。服药 3 剂,泻下黑色干燥粪块数枚,右侧面颊疼痛顿减。减去玄明粉,继服 6 剂,疼痛消失。后嘱服防风通圣丸调理之。

来源:毛德西等.毛德西用药心悟[M].北京:人民卫生出版社,2015:17-18.

注释:本例指证有二:一是大便干燥难下,舌苔缺津,反映出阳明火热伤及胃肠,形成燥热内结证。二是关脉滑大,乃肝经郁火上越,犯及阳明与少阳经脉,故面颊连齿疼痛不止。治疗此证,非泻下燥热不除,而大承气汤正是清泄阳明热结之良剂。加生白术以增大肠之传导功能,加全瓜蒌以增润燥通便之力,加芍药甘草汤,其缓急止痛功效更著。

约言:面颊刺痛,大便秘结,阳明热结也,大承气汤加生白术、全瓜蒌、生白芍治之。

4. 大承气汤加山楂、蝉衣等治疗食积发热

治验:女性,7 岁。素体壮实,善食肉食,饭量较大,易反复患扁桃体炎而引起发热。昨晚夜半发热,口服退热西药一次,发热减退。就诊时患儿无不适之语,见其体壮、面红、唇红、舌质红,舌苔薄腻黄白,脉数有力。证属食积化热,治以通腑法,取大承气汤加山楂、蝉衣治之。

方药:生大黄(后下)9 克,芒硝(分冲)6 克,枳实 6 克,厚朴 6 克,焦山楂 15 克,蝉衣 6 克。2 剂,水煎服。当日分 3 次服完 1 剂半,泻下 3 次,发热未再。

来源:高建忠.读方思考与用方体会[M].北京:中国中医药出版社,2012:173-174.

注释:本例并未符合《伤寒论》大承气汤证,但在《金匮要略·腹满寒疝宿食病脉证并治》篇有大承气汤治食积之记载。从患儿喜食肉食,并有发热、扁桃体炎病史,以及就诊时的阳性症状分析,诊为阳明热证、实证、阳证,是符合病情的。加入消食之山楂,解热之蝉衣,颇为恰当。

约言:食积发热,大承气汤加山楂治之。

5. 小承气汤治疗乙脑"热结旁流"

治验:男性,28 岁。住院诊为"流行性乙型脑炎"。病已六日,曾服中药清热、解毒、养阴之剂,病势有增无减。请蒲辅周先生会诊。刻诊见:体温 40.3℃,脉象沉数有力,腹满微硬,哕声连连,目赤不闭,无汗,手足妄动,烦躁不宁,有欲狂之势,神昏谵语,四肢微厥。昨日下利纯青黑水,此热踞阳明、热结旁流证。舌苔秽腻,色不老黄,予小承气汤微和之。服药后,哕止便通,汗出厥回,神清热退,诸症豁然,再以养阴和胃剂调理而愈。

来源:中国中医研究院.蒲辅周医案[M].北京:人民卫生出版社,2005:75-76.

注释:热结旁流,是中医证候学中的专有名词。见于吴又可《瘟疫论》,其文说:"热结旁流者,以胃家实,内热壅闭,先大便闭结,续得下利纯臭水,全然无粪,日三四度,或十数度,宜大承气汤,得结粪而利立止。服汤不得结粪,仍下利臭水及所进汤药,因大肠邪盛,失其传送之职,知邪犹在也,病必不减,宜更下之。"其义为阳明腑实证,肠内有燥屎内结,而又见下利臭水,宜用大、小承气汤泻其实热,除其燥结,方能除恙。

热结旁流证主要见于《伤寒论》阳明病篇,但在少阴病篇亦有叙述。如 321 条云:"少阴病,自利清水,色纯青,心下必痛,宜大承气汤。"后世医家认

为,此条为阳明腑实证,应在阳明病篇,只是少阴被燥热所劫,趋于亡阴,其下利清水远比阳明腑实证严重,故放于少阴病篇,以示亡阴耗液之重。

本例有腹满微硬,谵语欲狂,目赤肢厥,身热无汗,下利青黑水,此热邪内闭、表邪不解之象。医用清热、解毒、养阴而不愈,非攻下不可,里不通表愈闭。当下不下,会导致内闭外脱。有人认为,脑炎不可用下法,这不是绝对的,此时若犹豫不决,下而不下,会致热邪内陷,贻误抢救之机。蒲老指出:这是一个很明显的"辨证论治"的实际例证。

约言:脑炎,高热,腹满,谵语,下利清水,此热结旁流证也,宜大、小承气汤治之。

6. 桃核承气汤治疗惊吓发狂

治验:女性,年未二十,体质羸瘦。一日外出购物,因遽然惊吓,随而发狂,逢人乱殴,力大无穷,月事二月未行,脉象沉紧,少腹似胀,此蓄血也,疏以桃核承气汤与之。

方药:桃仁30克,生大黄15克,芒硝6克,炙甘草6克,桂枝6克,枳实10克。水煎服。服后下黑血甚多,狂止,体亦不疲,见人羞避不出,不复再诊。

来源:曹颖甫.经方实验录[M].北京:中国医药科技出版社,2014:118-119.

注释:《伤寒论》106条云:"太阳病不解,热结膀胱,其人如狂,血自下,下者愈。其外不解者,尚未可攻,当先解其外。外解已,但少腹急结者,乃可攻之,宜桃核承气汤。"此条为外邪虽解,而邪热内陷膀胱,形成瘀血证候。这里瘀血证的指征,即"少腹急结"与"如狂",尤以"如狂"为甚。这里的"如狂",并非狂躁不安,打人骂人,而是指神志不太清楚,时而胡言乱语,时而喃喃失语。此证由惊吓而得,病愈之后,心理疏导至关重要,否则容易再次发作。

约言:无论肥瘦,因外因而发狂者,可与桃核承气汤治之。女子月事不来,烦躁不安者,有瘀血也,桃核承气汤亦治之。

7. 桃核承气汤加龙骨、牡蛎等治疗精神分裂症

治验:1972年秋季,某五七干校师傅忧愁地说:其儿旧病复发,日夜不睡,白天在外面乱跑乱说,骂人打人,曾因此到精神病医院治疗,诊为"精神分裂症",服了不少西药,病情未得控制。一个月来,两眼发赤,大便多日不解。余参脉证,用桃核承气汤加味治之。

方药:生大黄9克,芒硝12克,桃仁12克,桂枝9克,生甘草4.5克,龙骨

9克,牡蛎15克,柴胡9克,朱砂拌灯心草3克。服后大便多次,熟睡一夜,醒来病情大减。后将原方略为加减,减少泻下药之量,嘱再服2剂,之后患者痊愈,恢复工作。

来源:叶橘泉.叶橘泉方证药证医话[M].北京:中国中医药出版社,2014:139.

注释:桃核承气汤见于《伤寒论》106条,原方名为"桃核承气汤",原条文云:"太阳病不解,热结膀胱,其人如狂,血自下,下者愈。其外不解,尚未可攻,当先解外。外界已,但少腹急结者,乃可攻之,宜桃核承气汤。"方药由调胃承气汤加桃仁、桂枝而成。调胃承气汤为除热积之剂,而桃仁、桂枝为逐血瘀之剂,其方药相合,为解热破瘀剂。本汤文所说症状,正是热郁于阳明之经,阳明者多气多血,传化糟粕之道,若数日不大便,糟粕积于下焦,必然使少腹急结,蓄血不化,影响神明,而发为狂躁。故当清肠胃,化瘀血,二者必借桃核承气汤方能起效。医者依据"头痛目赤,不大便",诊为阳明病也。而烦躁、呓语、不得眠、打人骂人,此为阳盛则狂,调胃承气汤正可以除热解郁,加用桃仁、桂枝,此张仲景活血化瘀之良剂也。医者还用逍遥散加味、柴胡龙骨牡蛎汤加味,分别治疗一例神经分裂症,调理数日或数月而愈。

约言:肝郁不解,神志不安,时骂人打人,行动无矩,瘀血所致也,桃核承气汤主之。

8. 桃核承气汤治疗经前哮喘

治验:女性,30岁。5年前行人工流产术后发生哮喘,此后每月经水来临前发作,经后自行缓解。月经量多色黯,并夹血块。多次住院或门诊治疗,其效不显。昨起哮喘发作,喘息气粗,喉中痰鸣,呼吸急促,鼻张喘息,咳痰不爽,少腹急结,口渴不欲饮,舌尖红、边有瘀斑,苔薄黄,脉沉实。证属湿热互结下焦,上迫于肺,当活血化瘀,导热下行,桃核承气汤治之。

方药:桃仁12克,大黄12克,当归10克,芒硝6克,桂枝6克,生甘草6克。2剂后哮喘减轻,继服6剂,哮喘缓解。其后每次经前服用8剂,经后服用复方丹七片,每次5片,日3次。坚持半年,症状消失,随访一年未复发。

来源:邓晶明.古方新用四则[J].新中医,1993,25(8):44.

注释:经前哮喘,是一种不明原因的痛苦病症。桃核承气汤与此证毫不相及,但桃核承气汤可以化瘀清热,这是不争的事实。考桃核承气汤由调胃承气汤加桂枝、桃仁而成,主治"热结膀胱",方中除甘草外,其活血化瘀、泻热散结的作用比较凸显。而经前哮喘,正是气滞血瘀、热邪迫肺所致。医者取桃核承气汤,一是可以活血化瘀,使肺之郁阻得到缓解;二是可以导热下行,使肺气清肃有序。所加当归,以增强养血、活血为目的。这是"异病同治"的范例。

约言:月经色黯,并夹血块,每临经发生哮喘,经过则停,核桃承气汤主之。

9. 抵当汤治疗高血压(眩晕、狂证)

治验:男性,53 岁。患头痛眩晕已 10 年余,血压经常波动在 250~180/150~110mmHg,头痛发热,得凉则减。久服清热祛风、滋阴潜阳剂,病情时轻时重。近因感受暑热,加之情志不遂,出现晕倒,昏不知人。曾住院治疗无效。此瘀热内结也,抵当汤治之。

方药:酒大黄 15 克(后下),水蛭 12 克,虻虫 4.5 克,桃仁 15 克,白芍 15 克。水煎服。服药后,泻下硬而黑晦如煤之便,腹痛减轻,神志清醒。继服 2 剂,又泻下 4 次。血压降至 180/98mmHg。诸症好转,继以他药调治而愈。症见形体肥胖,面色晦黯,昏不知人,骂詈不休。舌黄少津,质有瘀斑,少腹硬满,疼痛拒按,大便不通,脉象沉弦。此暑热内侵,热与血结,瘀血攻心,当泻热通便,通瘀破结,取抵当汤加味治之。

来源:唐祖宣.抵当汤的临床辨证新用[J].上海中医药杂志,1981(5):26-28.

注释:抵当汤出自《伤寒论》,有三条言及。均有瘀血指征,如"脉沉结,少腹硬""大便其色必黑";均有发狂症或喜忘等,所用抵当汤均言"主之",说明非抵当汤不能治其本病。是方取水蛭咸寒之性,入血破结;虻虫苦寒散结,以助水蛭之力;桃仁散血缓急,大黄逐热通便。四味药合成破瘀之剂,其清热破瘀之力,在《伤寒论》中是比较突出的,加之水蛭、虻虫均有一定毒性,所以一般医者很少用到此方。此例素患高血压,有瘀血内蕴,加之暑热内侵,导致昏不知人并发狂,骂詈不休,此阳证、热证、实证也,非用重剂难以奏效。

约言:形体肥胖,面色晦黯,昏不知人,骂詈不休。舌黄少津,质有瘀斑,少腹硬满,疼痛拒按,大便不通,脉象沉弦。抵当汤加味治之。

10. 十枣汤治疗渗出性胸膜炎

治验:女性,成年,住院病人。因咳嗽、胸痛、呼吸困难、发冷发热 6 天入院。经检查为:渗出性胸膜炎。舌苔厚腻,脉弦滑。治以逐饮祛邪,用十枣汤治之。

方药:大戟、芫花、甘遂各 3 分(各 0.9 克),研成极细末,肥大红枣 10 个,破后煎汤,上午十时空腹吞服。服后一小时腹中雷鸣,约两小时,即排稀水便 5 次。依次隔日一次,投 3 剂后体温正常,胸痛减半。继服原方 4 剂,体征消失。

住院 26 天痊愈出院。

来源：张志雄等.中药十枣汤治疗渗出性胸膜炎 51 例疗效较满意［J］.解放军医学杂志,1965（2）:150.

注释：十枣汤见于《伤寒论》152 条,亦见于《金匮要略·痰饮咳嗽病脉证并治》篇,以攻逐水饮著称。大戟、芫花、甘遂三味,均为刺激性泻下药,具有强烈的泻下作用。此方对于渗出性胸膜炎胸水、肝硬化腹水、肾病综合征水肿等,却有良效。但用量和用法都要十分谨慎。一般用法还是遵循仲景原方,将药捣为末,用枣汤送服。亦可变为十枣丸服之,即将每日用量研为细末,用熟枣肉和匀,为丸,一次服下。现在有用胶囊装之服用者。医者对服用十枣汤或十枣丸的病人,要密切观察,不可有须臾之马虎。

约言：渗出性胸膜炎,咳嗽,胸痛,舌苔厚腻,脉弦,痰饮壅肺也,可与十枣汤治之。

11. 大陷胸汤治疗脑膜炎

治验：男性,3 岁。病发热气急,呕吐频频,迷睡昏沉,咬牙面青,角弓反张,手足抽搐,胃脘坚硬如石,病情险恶,其父母惊恐万状,急抱至医院急诊,经化验检查,诊为“脑膜炎”。必须住院治疗,因费用巨大,一时无法筹措,故求中医诊治。乃予大陷胸汤治之。

方药：制甘遂 0.9 克,大黄 4.5 克,芒硝 4.5 克（冲）。前后进 3 剂（制甘遂加至 1.5 克,大黄、芒硝各加至 6 克）,排下粪水及痰涎甚多,抽搐止,呼吸平,病机转,续予甘寒生津剂告愈。

来源：冯世纶等.解读张仲景医学·经方六经类方证［M］.北京:人民军医出版社,2011:208.

注释：此例系 20 世纪 30 年代张挚甫医案。大陷胸汤证的特点为“脉沉而紧,心下痛,按之石硬者”,这里所说的“心下痛”,非胃脘而言,乃指心下至少腹硬满而痛不可近；其形成原因为“结胸热实”,即水热结于胸胁所致。其证候的形成与症状在《伤寒论》中叙述的比较详细。此患儿有发热病史,呕吐频频,加之胃脘坚硬如石,颇为凶险,与大陷胸汤之证吻合,用后所下粪水等物,与阳明热结证同。反证脑膜炎亦有阳明热结证,见是证用是方,乃中医之优势也。

约言：凡阳明热结于心下,硬满而痛不可近,数日不大便者,大陷胸汤与之。

12. 小陷胸汤合桂枝去芍药汤治疗胸痹（冠心病）

治验：女性,54 岁。主诉:右肩胛内侧疼痛 1 年余,加重半年多。疼痛往往在深呼吸时尤为明显,偶尔放射右胸疼痛,甚至不能右侧卧位睡眠,常伴有胸闷、心悸、怕冷、易感冒,咳黄稠痰,时有潮热,口干,大便不畅通,右手指尖轻微发麻。曾用西药消炎、中药活血化瘀等药物治疗,均效果不明显。检查发现,其右肩胛内侧的肺俞、膏肓、厥阴俞、心俞等处有明显的压痛。脉象弦滑,并偶有停顿象。舌红黯,舌右边有明显瘀斑,苔薄黄略腻。辨证为痰热内结,胸阳不振。拟小陷胸汤合桂枝去芍药汤治之。

方药:桂枝20克,瓜蒌36克,法半夏15克,生姜3片,黄连5克,大枣12枚,炙甘草15克,茯苓30克。水煎服。每剂煎1~2次,每次煎30分钟以上,取药汁500毫升左右,分3次饭前服用。令其在服药期间忌食腊肉香肠及辛辣厚味。服药3剂,右背疼痛减轻,其余症状也有缓解,上方有效,加重分量再服。桂枝用至30克,瓜蒌用至45克,黄连用至6克,并去大枣。另加炒枳壳12克,桔梗6克。3剂后,诸多症状缓解或消失。于上方加重消痰之品,服4剂后,缠绵4年多的右肩胛内侧顽固性疼痛等症终告痊愈。

来源:张蕴慧等.林慧娟应用小陷胸汤经验[J].山东中医药大学学报,1998,22(3):199-200.

注释:本方证既有痰热互结之证,如胸背闷痛,咳黄痰;又有胸阳不振之候,如怕冷畏寒,容易感冒等。病灶主要在背部,且疼痛剧烈,放射前胸与右肩,背为胸中之府,心肺之阳气居此,加之似有结代脉象,心阳不振之证更为突出,故后加大桂枝用量,以振奋阳气。治疗中所加之药,意在通调肺气,以利消痰。

约言:痰热内结,胸阳不振,胸痛,苔黄,脉滑,小陷胸汤合桂枝去芍药汤治之。

13. 麻子仁丸治疗蛔虫性肠梗阻

治验:男性,6岁。因阵发性腹痛3天,伴呕吐、腹胀、大便不通2天而住院。过去有排虫史,一年来未驱虫。刻诊:精神萎靡,腹痛表情,重度脱水,肠鸣音亢进,无金属音,腹肌软,无压痛,脐下两侧有条索状块物,略可移动,压痛不著。诊断为"蛔虫性肠梗阻",给予输液、灌肠等处理后,排虫2条,未排便,腹痛、腹胀未减。第二天予麻仁丸加味治之。

方药:火麻仁9克,杏仁9克,白芍6克,厚朴4.5克,枳壳6克,大黄9克,乌梅9克,槟榔9克,陈皮4.5克。服药2小时后,腹痛明显减轻,下午6时排虫团3个,约100余条,临床症状与体征随之消失。住院2天,痊愈出院。

来源:黄钟玉.加味麻子仁丸治疗蛔虫性肠梗阻47例报告[J].中草药通讯,1973(4):266.

注释：麻子仁丸出自《伤寒论》247条，原文云："趺阳脉浮而涩，浮则胃气强，涩则小便数。浮涩相搏，大便则鞕，其脾为约。麻子仁丸主之。"原方有麻子仁、芍药、枳实、大黄、厚朴、杏仁，以蜜为丸。这里所说的"趺阳脉"，乃指足阳明胃经之脉也，位于足背，系足背之动脉，可候胃气之强弱与津液之亏盈。浮则胃气亢盛，涩则脾津不布，浮涩相搏，必然"气有余而血不足"（周扬俊语），津液被约束，故而大便坚而难出。是方由小承气汤加麻子仁、杏仁、芍药而成。小承气汤为通腑泄热剂，而麻子仁、杏仁为润物也，"润可去枯"，可润干燥之坚；取芍药之滋阴敛液，以利肠道之润滑。本例为蛔虫性肠梗阻，属于急腹症，但腹痛、不排便，说明肠道有物阻结，非用通腑泻下法，难于奏效。是例经西医常规处理后，体质有所改善，但痛苦未减，所致病痛之因蛔虫未尽除，故取麻子仁丸（改为汤剂）以通腑润肠，加入乌梅，意在驱蛔；槟榔、陈皮二味，旨在加强理气通腑作用，不出所料，一剂而安。

约言：宿有虫疾，近发腹痛，呕吐，数日不大便，通腑驱虫为法，麻子仁丸加乌梅、槟榔治之。

泻心汤类方治验

1. 生姜泻心汤治疗慢性胃炎"干噫食臭"证

治验：男性，胡某。患慢性胃炎，心下痞满感明显，饱食后嗳生食气，所谓"干噫食臭"，腹中有雷鸣声，形体消瘦，面少光泽，符合生姜泻心汤证，故疏方予之。

方药：生姜12克，炙甘草9克，党参9克，干姜3克，黄芩9克，黄连3克，半夏9克，大枣4枚（擘）。以水8盅，煎至4盅，去渣再煎，取2盅，分两次温服。

来源：中医研究院．岳美中医案集［M］．北京：人民卫生出版社，1978：43.

注释：生姜泻心汤主治"胃中不和，心下痞硬，干噫食臭，胁下有水气，腹中有雷鸣，下利者"。此条经文有症状，有病机。症状为心下痞硬、干噫食臭、腹中雷鸣、下利；病机为胃中不和、胁下有水气。此证由水气内结所致，治疗以补中气，散水气。以临床所见，本证必有"干噫食臭"之症，故以生姜为君，用量大于半夏，意在消除水气，加有半夏之苦温，更利于水气之消散。

约言：胃中不和，心下痞硬，干噫食臭，腹中雷鸣，生姜泻心汤主之。

2. 半夏泻心汤加"三芽"治疗胃痞

治验：胃脘痞满，或隐隐作痛，欲呕，呃逆，不欲饮食，舌苔腻，脉象弦细，此湿热盘踞中焦，升降失序，半夏泻心汤加三芽主之。

方药：姜半夏10克，黄连3克，黄芩6克，干姜6克，人参6克，炙甘草6克，麦芽15克，谷芽10克，稻芽10克，大枣5枚（擘）。水煎服。

来源：毛峥嵘等．毛德西用药十讲［M］．北京：人民军医出版社，2016：8-11.

注释：半夏泻心汤见于《伤寒论》149条："伤寒五六日，呕而发热者，柴胡汤证俱……但满而不痛者，此为痞，柴胡不中与之，宜半夏泻心汤。"依据条文，结合诊治实践，余总结出半夏泻心汤应用指征十六言：胸脘痞满、纳呆气逆、苔腻舌红、脉象弦滑。其作用机制在于：寒热互用以除湿热，辛开苦降以序升降，补泻同施以扶正祛邪。简言之：升清降浊，平调阴阳。常用于慢性胃炎、食管炎、胆汁反流性胃炎、慢性胆囊炎、慢性消化性溃疡、慢性结肠炎等。对于半夏泻心汤的应用,笔者是原方药味不变,一般不去其中任何一味药。这首方剂融合了辛温之半夏、干姜,与苦寒之黄连、黄芩,可谓苦与辛结合,寒与热结合,人参、甘草、大枣是扶正补虚的。从方义上看,本方是对虚实夹杂、寒热互结而设的,所谓"泻心",就是心下之痞,即胃中之痞,就是胃气虚而夹杂湿热,所以仲景用了补虚药、清热药、温里祛寒药,看似庞杂,但组方结构严谨,可谓经方中相反相成配伍之典范,"辛开苦降"法,就是从此而来。笔者加入"三芽",增强了疏肝健脾作用。对于肝郁克脾之证,如见胃脘及两胁胀满,进食后胃脘不舒,呃逆频作,舌苔偏腻者,每有良效。余曾总结出"半夏泻心汤应用十八法"一文,发表于中国中医药报,受到读者好评。

约言:胃脘痞满,或隐隐作痛,欲呕,不欲饮食,苔腻,脉弦,此湿热盘踞中焦,升降失序,半夏泻心汤加三芽治之。

3. 半夏泻心汤加紫菀、款冬花等 治疗咳嗽变异性哮喘

治验:女性,54 岁。反复发作咳嗽 3 个月余。以夜间咳嗽为甚,甚至彻夜不能入睡。多次到各大医院检查诊治,均记载肺呼吸音清,未闻及干湿啰音,胸片及 CT 检查正常,血象正常,肺通气功能正常。服用甘草片、复方甲氧那明胶囊、孟鲁司特钠片、头孢类抗生素,并静点甲磺酸左氧氟沙星,均不能缓解。后在中国中医研究院检查气道激发试验阳性,诊断为"咳嗽变异性哮喘",予吸入沙美特罗替卡松粉吸入剂、口服孟鲁司特钠片等。症状有所缓解,但咳嗽连连不解。就诊时夜间时有咳醒,影响睡眠,白天头昏,周身乏力,干咳少痰,咽干痒,自汗,畏寒,二便正常,舌体胖大有齿痕,苔腻微黄,脉弦滑。体格检查:双肺呼吸音清,未闻及干湿啰音。辅助检查:胸片及 CT 检查正常,血象正常,肺通气功能正常,气道激发试验阳性。中医诊断:久咳。证属脾胃失调,肺失宣降。治疗以辛开苦降。予半夏泻心汤加紫菀、款冬花治之。

方药:南沙参 30 克,生黄芪 30 克,姜半夏 15 克,干姜 10 克,黄芩 15 克,黄连 10 克,陈皮 10 克,厚朴 15 克,甘草 10 克,甘草 10 克,款冬花 15 克,紫菀 15 克,苏子、苏叶各 10 克,杏仁 10 克,枇杷叶 15 克,穿山龙 30 克,地龙 20 克,前胡 15 克。7 剂水煎服,每日 2 次。二诊:咳嗽较前明显减轻,夜间可以入睡,咽痒与咽干减轻,心下痞满消失。苔白略腻,脉弦滑。上方去厚朴、黄连,加石韦 30 克,车前子 30 克。再服 7 剂。三诊:服药后咳嗽大减,自行停服沙美特罗替卡松粉吸入剂。仍以上方加减,继服 7 剂。

来源:张伯礼等 . 中国中医科学院名医名家学术传薪集·验方集粹［M］.

北京：人民卫生出版社，2015：44.

注释：本方名为王氏半夏泻心汤，即中国中医研究院王书臣先生经验方。组成为：南沙参 30 克，姜半夏 10 克，黄芩 15 克，黄连 10 克。王氏治疗咳嗽变异性哮喘，重视肺与脾胃的关系。善于从调理中焦气机升降角度，以辛开苦降为法，并重视培土生金，取得满意效果。若慢性咳嗽加苏叶、穿山龙、地龙等；鼻后滴流综合征引起的慢性咳嗽加辛夷、白芷、露蜂房；脾虚加党参、白术、黄芪等；咳嗽重者加前胡、杏仁、浙贝母、紫菀、款冬花、炙枇杷叶等；痰湿重者加苍术、橘红等；腑气不通加厚朴、枳实、大黄等；久咳伤及肺阴加五味子等。

约言：咳嗽变异性哮喘主要症状为干咳，白天轻，晚上重，伴有咽喉发痒，喘气，王氏半夏泻心汤治之。

4. 半夏泻心汤加竹茹、牡丹皮治疗龄齿

治验：男性，55 岁。自述一个月来上下牙齿相互磨切，格格有声，不由自主，终日不止。曾用针刺、中药和西药镇静，效果不显，遂求中医治疗。见其龄齿声高清脆，连连不断，前牙已磨掉三分之一，口有浊气。伴有心中烦闷，心下痞满，时有干呕，小便色黄，舌质红、苔中心黄，脉弦数。诊为湿热内蕴，阻于中焦，气机升降不利所致。治以苦寒清热，辛热宣通，少佐甘温之品，方取半夏泻心汤加竹茹、牡丹皮治之。

方药：半夏 9 克，黄连 9 克，黄芩 7 克，干姜 4 克，党参 6 克，竹茹 9 克，牡丹皮 7.5 克，生姜 6 克，大枣 4 枚。水煎服。服 2 剂后，心烦、痞满等症消失，磨牙间隔时间延长，且能控制。药已中病，仍守原方，继服 3 剂，一月之苦痊愈。

来源：张东明.半夏泻心汤治疗顽固性龄齿一例[J].山西中医，1987(4)：33.

注释：龄齿之症虽非大病，但患上之后，非常痛苦，亦不文雅，影响工作与生活。此例虽无明显诱因，但从舌脉分析，当属阳明经湿热所致。手阳明经入下齿中，足阳明经入上齿中，两经的"是动病"都会涉及牙齿而发病。本例综合脉舌症之特点，为阳明经湿热而致。湿热之邪可以使相应的经脉发生拘急或痉挛，故而出现上下磨牙之症。半夏泻心汤为清热燥湿、升清降浊、斡旋气机之主方，所加牡丹皮、竹茹，应是为清降胃热而设。从本例可知，不明脏腑经络，许多病就会无所适从。

约言：龄齿，格格有声，终日不止，苔黄，脉数者，阳明湿热也，半夏泻心汤与之。

5. 半夏泻心汤加厚朴、陈皮等治疗顽固性呕吐

治验:女性,50 岁。因继发性青光眼行右眼球摘除术。术前患高血压,头晕而泛呕。术后恶心呕吐频作已 3 天,吐出黄绿水,饮食不能入,食则吐之,呃逆不已,脘腹闷胀,以手捶胸苦楚难以名状,心烦口干苦,大便秘结,小便短黄,虽服降压药,血压仍为 160/120mmHg,舌苔淡黄厚腻,脉弦滑。诊为中气虚,当用辛开苦降、平调寒热法,半夏泻心汤加厚朴、陈皮治之。

方药:法半夏 15 克,黄芩 10 克,干姜 10 克,党参 20 克,炙甘草 4 克,黄连 6 克,大枣 5 枚,厚朴 12 克,陈皮 6 克,竹茹 10 克,生姜 3 片。水煎服。服药后呕吐已止,能进流汁,但食后胃胀痛,大便 7 日未行,口苦,上方加石菖蒲 6 克,枳实 10 克,二剂。服药后未再呕吐,食后胃微胀痛,口苦乏味,大便未行,小便频数,头昏少眠,脉舌同前。痞结已开,胃气已和,痰热未尽,肝阳未潜,宜清化痰热,养肝安神,以酸枣仁汤合温胆汤加味治之,二剂后大便通畅,血压平稳,痊愈出院。

来源:廖浚泉等.半夏泻心汤治疗顽固性呕吐[J].新医药学杂志,1979(6):14.

注释:半夏泻心汤治疗呕吐,是此方正常治疗范围,但治疗术后呕吐并伴有高血压病者,并不多见。虽然半夏泻心汤为寒热平调之剂,方中有黄芩、黄连之苦寒药,但也有半夏、干姜、人参、大枣之苦温、辛温、甘温之品,这些药物对高血压看似不利,而正是这种寒热并用之力,既清热燥湿,又辛温开结、苦温降逆,还有人参补益,使得该方通降之力甚强;既可以使胃气顺而下行,又可以使湿热分离,有利于血压之下降。其应用指征以舌苔厚腻为着眼点,若无舌苔者,非本方所宜。

约言:呕吐频作,舌苔白腻,或上浮黄苔,半夏泻心汤主之。

6. 半夏泻心汤加味治疗复发性口舌生疮

治验:男性,32 岁。反复口舌生疮 2 年余。患者平素嗜酒,近两年来口舌生疮,口腔黏膜、牙龈、舌面等处出现 1 个或数个溃疡面,灼热疼痛,经服维生素 B₂、谷维素等,溃疡面消失,症状可缓解。但过 10 天或半月后,又会发作。甚为痛苦,乃求中医治疗。症见口腔黏膜、牙龈、舌面等处散在多个溃疡面,大小约 0.5cm×0.5cm,周围色红,上覆黄白色分泌物,灼热疼痛,舌质淡胖、边有齿痕,苔薄黄腻,脉濡数。辨为湿热内蕴,脾虚不运,以半夏泻心汤加味治之。

方药:法半夏 10 克,党参 15 克,黄芩 10 克,黄连 10 克,干姜 6 克,大枣 5

枚,炙甘草 6 克,葛根 15 克,枳壳 10 克,牡丹皮 10 克。5 剂后,诸溃疡面消失,无不适感,嘱戒烟、酒,继服上方 10 剂,随访 1 年未发。

来源: 李赛美.经方临床运用(第一辑)[M].北京:中国中医药出版社,2010:218.

注释: 口舌生疮,与心脾经湿热有关。《圣济总录》云:"口舌生疮者,心脾经蕴热所致也。"患者嗜酒,内生湿热,熏蒸上炎,心脾之口舌,必生疮疡,方取半夏泻心汤辛开苦降、寒温并用,既清热又除湿;方内又有党参、甘草、大枣益气健脾,有扶正祛邪之功;葛根入脾,升清除热;枳壳行气祛湿,气化则湿化;牡丹皮清热兼有凉血之功;诸药合用,共奏清热、除湿、健脾、益气之功,对心脾湿热之口疮,屡用屡效。

约言: *心脾湿热,口舌生疮,痛苦难堪,半夏泻心汤加味治之。*

7. 半夏泻心汤加小承气汤治疗面部痤疮

治验: 女性,23 岁。面部痤疮五年,伴有严重便秘,四五天一行。辨证为半夏泻心汤证,随证加小承气汤治之。

方药: 开始用大剂量黄连、黄芩治之,因大便秘结很重,又用酒大黄 15 克。服用四五剂后,大便每天一次,而且痤疮明显减轻。这时应将黄连、黄芩用量减下来。处方为:清半夏 15 克,黄连 6 克,黄芩 9 克,党参 15 克,厚朴 30 克,枳实 30 克,酒大黄 15 克,炙甘草 15 克,生姜 5 大片。共服 14 剂,面部痤疮减轻 80%,便秘明显好转,大便每日一次,精神好转,睡眠改善。

来源: 李赛美.名师经方讲录(第四辑)[M].北京:中国中医药出版社,2014:137.

注释: 本例开始用半夏泻心汤加小承气汤,只是说用大剂量黄连、黄芩,至于用了多少剂量,文中没有注明。但从其他医案中可以知道,黄连、黄芩大剂量应是:每味 30 克以上。如治疗糖尿病用黄连、黄芩各 45 克;葛根黄芩黄连汤用黄连 45 克;治疗糖尿病酸中毒,黄连用到 120 克,还可以举出一些。他所用量较大,依据是汉代剂量与今日剂量的换算不同;另外是对疾病的性质与人的体质用量不一,有时他也用一般剂量治疗。大剂量与小剂量都是对人而言,不可以随意改量,特别是大剂量,用过了自然会伤正。

约言: *面部痤疮,大便秘结,有湿热明证,可与半夏泻心汤加小承气汤治之。*

8. 大黄黄连泻心汤治疗频频咯血

治验: 男性,48 岁,有长期与肺结核接触史。去年春季咳嗽,咯少量血。今春咳吐脓血痰,经 X 光透视,诊断为"空洞型肺结核"。诊见面色苍黄,两颧微赤,舌苔粗白微黄,溺白便秘,痰白而腻,且带腥臭,发音微嘶,脉弦滑数,右手特大,甚则滑动搏指。入院五小时大量出血约 500 毫升,即灌服热童便与十灰散,继以肃肺保金豁痰止血剂。血止后,胸中热痛,用咸寒降火宁心方 5 剂,无效。且较第一次出血更剧。经急救止血后,仍频频咳痰带血,脉洪数滑动,后以大黄黄连泻心汤加味治愈。

方药:大黄 15 克,黄芩 9 克,黄连 12 克,生栀子 12 克。连服 12 剂,血止,咳逆平,胸痛息,脉缓和,饭量增。4 个月后透视,肺部病灶愈合。

来源:黄耀人. 两例肺结核大出血的辨证施治[J]. 福建中医药,1964(6):24.

注释:大黄黄连泻心汤出自《金匮要略·惊悸吐衄下血胸满瘀血病脉证治》云"心气不足,吐血,衄血,泻心汤主之。"泻心汤由大黄、黄连、黄芩三味组成。三味药均为苦寒剂,以清泄三焦之火为见长。肺结核虽为虚劳病,但当咯血出现,特别是呈现弦滑数脉时,应以泻火保肺,这是当务之急。《伤寒论》辨脉法说道:凡脉大、浮、数、动、滑,此名阳也。也就是说,出现这样脉相,就是阳证、热证,当急清之。所以医者选用泻心汤为治,另加生栀子,加重清心火的作用。这样不使"火克金",肺金就不受戕伐,自然肃降如常。

约言:频频咯血,有热象者,火克金也,大黄黄连泻心汤主之。

9. 附子泻心汤治疗阳虚心下痞

治验:女性,48 岁。心下痞,不欲食,手足麻木,大便略干不爽,善忘,无故哭泣,胃中冷,阵发性心中热气冲巅顶,渐出汗,汗后心神稍爽,复而如故,苔黄腻、舌质黯,有齿痕,脉沉弱。此阳虚湿热痞证,予附子泻心汤治之。

方药:黄连 3 克,黄芩 6 克,大黄 6 克,上三味开水泡 15 分钟;熟附子 7.5 克,煎 20 分钟。两汤混合,日服两次。服 2 剂后,痞满大减,食欲见增,阵热、汗出亦减,大便见爽。原方继进 2 剂。三诊时,诸症基本消失。后以藿朴夏苓汤 4 剂,调理而愈。

来源:路志正. 路志正医林集腋[M]. 北京:人民卫生出版社,2009:174.

注释:《伤寒论》155 条云:"心下痞,而复恶寒汗出者,附子泻心汤主之。"该方主治痞而复恶寒汗出之阳虚痞证。本例患者素体阳虚,兼湿热困阻中焦,气机不畅,升降失序,治宜扶阳治痞。黄芩、黄连、大黄,苦寒清热以泻痞,附子辛热温经回阳,为寒热并用之名方。《伤寒论》只有一条记载附子泻心汤证,出现三个症状,即心下痞、恶寒、自汗。但在临床上自汗症并不多见。据统计,对 51 例附子泻心汤病案的对比,其症状出现率依次为:心下痞满、恶寒、便秘、恶心呕吐、口苦咽干、手足不温等。其脉象以沉、弦为多见。其方应用范围以消化系统疾病为常见,其次是外感热病。煎服方法多是先煎附子,后入大黄。亦有大黄研末冲服者。但有研究表明,四味同煎与附子单煎,另用麻沸汤渍三黄之法,疗效无明显差异(文中资料见:关庆增等,《伤寒论方证证治准绳》256 页)。

约言:心下痞,胃中冷,手足不温,舌苔腻,附子泻心汤主之。

10. 黄连汤治疗急性腹痛

治验:一位医生于午饭后,突发胃痛,并逐渐加剧,状如刀绞,时时欲呕。某医认为是"受冷食积",给予藿砂合剂未效,后因痛甚遂注盐酸哌替啶麻醉止痛剂,住院治疗,次日上腹部广泛性疼痛不能触按,体畏寒,肢末冷,饮食喜温,溲赤便秘,舌质红、苔黄滑腻,脉象弦缓。黄连汤主之。

方药:黄连、半夏、党参各 6 克,干姜、桂枝各 4.5 克,桂枝、干姜各 4.5 克,大枣 3 枚。共服药 3 剂,症状相继而愈。

来源:刘友樑.黄连汤治疗胃痛的体会[J].新中医,1983(8):27.

注释:《伤寒论》173 条云:"伤寒,胸中有热,胃中有邪气,腹中痛,欲呕吐者,黄连汤主之。"这里所说的"胃中有邪气",即指胃中有寒。此条为《伤寒论》中典型的上热下寒证,"胸中有热而欲呕,胃中有寒而腹痛"。此例"腹中痛,欲呕吐"症状具备,又有体寒肢冷、饮食喜温之寒证,溲赤便秘、舌红苔黄之热象,与上热下寒证类同,故取黄连汤治之,取效颇捷。

约言:突发胃痛,有冷感,但苔不白滑,脉不沉迟,可予黄连汤治之。

11. 黄芩汤(或黄芩加半夏生姜汤)治疗热性下利

治验:

①男性,30 岁。病初恶寒,后则壮热不退,目赤舌绛,烦躁不安,便下赤痢,微带紫黯,腹中急痛,欲便不得,脉象洪实。投黄芩汤治之。

②男性,28 岁。初夏迎风取爽,遂头痛身热,医用发汗解表药,热退身凉,头痛不发,以为病愈。又三日,口中甚苦,且有呕意,大便下利黏秽,日四五次,腹中痛,且有下坠感。舌苔黄白相间,脉弦数而滑。辨为少阳胆热下注于肠,且胃气不和。黄芩加半夏生姜汤治之。

方药:

①黄芩 12 克,白芍 12 克,甘草 3 克,红枣 3 枚。服药 2 剂,热退神安痛减。于 13 日后改用红痢枣花汤,连服 3 剂获安。

②黄芩 10 克,白芍 10 克,半夏 10 克,生姜 10 克,大枣 7 枚,甘草 6 克。

服 3 剂而愈。

来源：

①倪少恒.痢疾的表里寒热虚实治验[J].江西医药,1965,5(9):1012-
1013.

②刘渡舟.新编伤寒论类方[M].太原:山西人民出版社,1984:123.

注释：《伤寒论》172 条云："太阳与少阳合病,自下利者,与黄芩汤;若呕
者,黄芩加半夏生姜汤主之。"这条经文是讲合病证治的。何谓合病？乃指发
病后二经或三经的证候同时出现,谓之合病,多因受邪较重所致。主要见于三
阳经,即二阳合病,三阳合病,如太阳与少阳合病、太阳与阳明合病、阳明与少
阳合病等。太阳与少阳合病,既有太阳表证,如发热恶寒等;又有少阳半表半
里证,如口苦、目赤、欲呕等。所以见下利者,乃胆热下迫所致。实际上,黄芩
汤与黄芩加半夏生姜汤证,就是急性胃肠炎,或急性痢疾,证候性质属于热性
而非寒性,大便呈黏液状,其下利时肛门有灼热感是其特点。若下利清稀,肛
门下坠而无灼热,那就不是黄芩汤证,就需要益气温中的方药了。本文所选病
例,一例是黄芩汤证,一例是黄芩加半夏生姜汤证。后者是在前证出现欲呕、
口中甚苦情况下加用半夏生姜的,目的是在清泄胆热的基础上,增强降逆和
胃之力。黄芩汤仅有 4 味药,在经方中不大起眼,但其清热止痢的作用不可低
估。清代汪昂说黄芩汤为"万世治利之祖方",后世治疗痢疾的芍药汤即从此
方化裁而来。

约言：发热,下利,腹痛,黄芩汤主之;若有呕意,加半夏生姜治之。

12. 黄芩加半夏生姜汤加味治疗湿热痢疾

治验：女性,68 岁。下利黏液脓血便 4 天。伴有恶心呕吐,口苦口干,无里
急后重,舌质红、苔白腻,脉左弦。粪检隐血弱阳性。已经在外院静点左氧氟
沙星、庆大霉素,疗效不显。遂予黄芩加半夏生姜汤加减治之。

方药：黄芩 12 克,白芍 12 克,赤芍 12 克,炙甘草 6 克,法半夏 10 克,陈皮
10 克,茯苓 15 克,木香 10 克,槟榔 10 克,生姜 4 片,大枣 4 枚。水煎服。3 天
后随访,诉述服第 1 剂后就不再腹泻,也无恶心呕吐,仍胃口不开,以香连丸善
后,随访 3 个月,诉大便皆正常。

来源：杜丽荣.经方验案三则[J].江西中医药,2007,38(8):18.

注释：黄芩加半夏生姜汤除见于《伤寒论》外,又见于《金匮要略·呕吐哕
下利病脉证治》篇,原文云:"干呕而利者,黄芩加半夏生姜汤主之。"吴谦《医宗
金鉴》云:"太阳与少阳合病,谓太阳发热、恶寒,与少阳寒热往来等症并见也。
若表邪盛,肢节烦痛,则宜与柴胡桂枝汤,两解其表矣。今里热盛而自下利,则

当与黄芩汤清之,以和其里也。若呕者,更加半夏、生姜,是清和之中兼降法也。"

黄芩加半夏生姜汤,是黄芩汤的加味方。太阳与少阳合病,表明热邪趋于里而下迫,故以下利为主症,当以黄芩汤清解半表半里之热邪;若有呕吐者,则加半夏、生姜以止呕。本例所加陈皮、茯苓、木香、槟榔,系健脾理气、消积导滞之品,并未影响主药功效的发挥。

约言:下利脓血便,伴有恶心呕吐,口苦口干,无里急后重,舌红苔腻,黄芩加半夏生姜汤治之。

13. 干姜黄芩黄连人参汤治疗呕利痞

治验:患者,50 岁,患胃病已久。近来时常呕吐,胸间痞闷,一见食物便产生恶心感,有时勉强进食少许,有时食下即呕,口微燥,大便溏泄,一日二三次,脉虚数。予干姜黄芩黄连人参汤治之。

方药:党参 15 克,干姜 9 克,黄芩 6 克,黄连 4.5 克。水煎服。煎后待稍凉时,分四次服。服 1 剂后,呕恶泄泻均愈。

来源:俞长荣.伤寒论汇要分析[M].福州:福建人民出版社,1964:173-174.

注释:干姜黄芩黄连人参汤出自《伤寒论》358 条,原文云:"伤寒,本自寒下,医复吐下之,寒格,更逆吐下,若食入口即吐,干姜黄芩黄连人参汤主之。"首先我们应当明了这条经文的本义。

"伤寒,本自寒下",是说原本就有胃寒下利之症,这个时候若患上伤寒,会有"寒格"症,即食入即吐。医者本应用温养法治之,反而"更逆吐下",使脾胃之气愈败,出现"食入口即吐",同时也会加重下利之苦。"食入即吐"是中脘虚寒而上焦热郁也。故用芩连清泄上焦之热,用参姜温养中脘之虚寒,组成清上温下之方。柯韵伯说,这个方是半夏泻心汤之变方,"上焦寒格,故用参、姜;心下蓄热,故用芩连;呕家不喜甘,故去甘草;不食则不吐,是心下无水气,故不用姜(生姜)半夏。要知寒热相阻,则为格症;寒热相结,则为痞症。"(《柯韵伯《伤寒论注》》)

本例虽非伤寒,但其病机与其类似。原本脾胃虚弱,近时又出现呕吐、痞闷、溏泄等上热下寒证,时有"食下即呕",为寒热格拒之明证。故选用清上温下之方。药液不热不冷,分四次服用,是含"少少以和之"之意。因上脘痞闷热格,如果顿服,会格拒不入。

约言:胃病已久,常呕吐,胸间痞闷,有时食下即呕,大便溏泄,脉虚数。予干姜黄芩黄连人参汤治之。

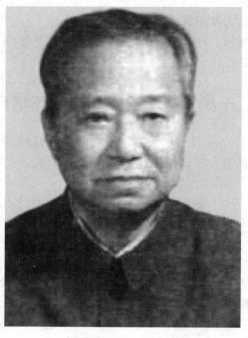

刘渡舟（1917-2001）

　　原名刘荣先,辽宁省营口市人,著名中医学家,原北京中医药大学教授,从事《伤寒论》教学与临床数十年,为《伤寒论》研究大家。尤对《伤寒论》六经辨证理论体系有独到认识。主要著作有《伤寒论通俗讲话》《伤寒论十四讲》《伤寒论诠解》《伤寒挈要》等。

14. 旋覆代赭汤治疗呃逆不止

治验：女性，成年，噫气频作而心下痞闷，打嗝不断。符合旋覆代赭汤证候。年轻医者以旋覆代赭汤原方治之。令服3剂，效果不显。后请教刘渡舟老师，刘老看其方药，药味不错，但剂量有误，随订正之，服用3剂，病症大减。

方药：年轻医者原方剂量为：旋覆花9克，党参9克，半夏9克，生姜3克，代赭石30克，炙甘草9克，大枣3枚。刘老看了以后，说药物剂量不对。把生姜改为15克，代赭石改为6克。一加一减，疗效大显。

来源：陈明.伤寒论讲堂实录（上册）[M].北京：人民卫生出版社，2014：373-375.

注释：旋覆代赭汤见于《伤寒论》161条，原文云："伤寒发汗，若吐，若下，解后，心下痞鞕，噫气不除，旋覆代赭汤主之。"此条为外感误治后的治法。本是外感病，医者却用不正确的汗法，病不除又用吐法，仍不除又用下法，表证解除了，里证却出现了，如心下痞鞕、噫气不除等。这是误治以后伤及胃气，胃气虚弱，导致湿痰阻中，影响气机升降，其证候明显表现为胃气反逆迹象。如果胃气恢复了，胃气下降了，中焦没有湿痰之阻，病症自然消失。年轻医者用的方药也对，但剂量上出了问题。考原方剂量旋覆花三两、人参二两、生姜五两、代赭石一两、炙甘草三两、半夏半升、大枣十二枚。其生姜用量是代赭石的五倍，大于旋覆花与人参、炙甘草。其代赭石与旋覆花、生姜的比例为1：3：5。而年轻医生用的比例却是10：3：1。这种剂量不但不会治病，反而会伤及胃气。刘老说："仲景此方剂量原来如此（指原方剂量），痰饮之气迫于心下，非生姜不可开散，仲景用生姜五两开散痰饮之气，即是此意；代赭石能镇肝逆，用到30克，则直趋下焦，反掣生姜、半夏之肘，而于中焦之痞无功，所以经方用量不可不讲求也。"生姜与代赭石均有降逆气的作用，但生姜降逆气而和胃气，代赭石则是镇而不和。仲景用生姜，仅《伤寒论》中就有37方，而代赭石仅有1方；《金匮要略》用生姜41方，而用代赭石亦仅为1方。由此可见，仲景降逆气是以生姜为主，代赭石是在非潜降的前提下才被选用。

约言：心下痞闷，噫气不止，旋覆代赭汤主之；注意原方用量之比，任意更改，疗效差矣。

15. 厚朴生姜半夏甘草人参汤加味治疗慢性胃炎

治验：男性，48岁。患慢性胃炎3年，以上腹部痞满，时有呃逆而就诊。刻诊：素体畏寒，手足不温，面色无光泽，剑突下痞满不适，饮食量少，时有呃逆，且口中有秽浊之气,舌质淡红、苔薄白,脉象沉细。胃镜提示:慢性浅表性胃炎(胃窦部有充血水肿)。HP(-)。曾服用奥美拉唑、多潘立酮、阿莫西林以及香砂六君子丸等药,无持续效果。此胃气素虚,失于和降,厚朴生姜半夏甘草人参汤加味治之。

方药:厚朴 15 克,生姜 15 克,清半夏 15 克,党参 6 克,炙甘草 6 克,藿香 10 克,佩兰 10 克,砂仁 6 克(后下),公丁香 3 克(后下)。服用 7 剂后,痞满减轻,但他症如故。于上方加刀豆子 15 克,新会皮 6 克。继服 14 剂,诸症消失。

来源:《毛德西医案(一)》(内部资料)。

注释:《伤寒论》66 条云:"发汗后,腹胀满者,厚朴生姜半夏甘草人参汤主之。"此条症状与方药虽然比较简单,但在临床上是常用到的,且非常有效的。据临床观察,本方主要用于消化系统疾病,如慢性胃炎、慢性肝炎、溃疡病、胃下垂、术后胃肠功能紊乱等。但在具体应用时,有人常常将本方的药物用量比例搞颠倒。原方用量为:厚朴半斤、生姜半斤、半夏半升、炙甘草二两、人参一两。折合现在常用量:厚朴 15 克、生姜 15 克、半夏 12 克、炙甘草 9 克、人参 6 克。总用量为 57 克。前三味用量占 73.6%,后二味用量占 26.4%。由此,有学者将此方功效概括为:七消三补。即和降胃气为主,补益中气为辅。如果把用量搞颠倒了,那就失去了原方的立意。如果改为厚朴人参甘草生姜半夏汤,虽然还是原来的五味药,但立方的含义就不一样了。由此,亦说明经方的结构是非常严谨的。

约言:胃脘痞满,时有呃逆,口中秽气,厚朴生姜半夏甘草人参汤加藿香三味方(藿香、佩兰、砂仁)治之。

16. 厚朴生姜半夏甘草人参汤加木香、佛手治疗胃手术后腹部痞满

治验:男性,39 岁。患者行胃次全切除术后,恢复良好,唯出院后逐渐感觉胃腹部胀满,嗳气频作,大便不畅,虽少食多餐以流质饮食为主,亦感痞满不饥,病情日见明显。舌白润,脉细弱。此疾与《伤寒论》"发汗后,腹胀满"对照,病不同而证同,故取厚朴生姜半夏甘草人参汤加味治之。

方药:党参 15 克,法半夏 10 克,厚朴 10 克,炙甘草 6 克,枳壳 6 克,佛手 10 克,广木香 6 克,生姜 3 片。5 剂药后,自觉气往下行,腹胀嗳气大减。继服 20 剂,每隔 1~2 日服 1 剂,经治 2 个月,一切正常。一年后腹胀未再发作,消化良好。

来源:陈瑞春.陈瑞春论伤寒[M].长沙:湖南科学技术出版社,2003:199.

注释:手术后的腹胀满是比较常见的,其主要机制是消化功能障碍。西药

有多潘立酮、西沙比利等胃肠道动力药,作用快,但维持时间较短;而中药里也有胃肠动力药,如大黄、厚朴、陈皮、青皮、麦芽、木香、枳实、半夏等,但需要辨证使用。本例加用木香、佛手两味,"木香理乎气滞""佛手和中行气",且两味药性能比较平和,不燥烈,不伤阴,对于中下焦气滞者,都可以使用。

约言:手术后,腹胀满者,厚朴生姜半夏甘草人参汤加木香、佛手治之。

白虎汤类方治验

1. 白虎汤加鲜茅根、鲜芦根等治疗发热

治验：男性，45岁，患感冒发热10天就诊。发热38.8℃，口渴，汗出，咽微痛，舌苔黄腻，脉浮大，此温热入于阳明经也，白虎汤加味治之。

方药：生石膏60克，知母12克，粳米12克，炙甘草9克，鲜茅根30克（后下），鲜芦根30克，连翘12克。水煎，米熟汤成，温服。2剂后，体温38℃，继进2剂，体温37.4℃，生石膏减为45克，继进2剂，体温正常。月余而愈。

来源：中医研究院.岳美中医案集［M］.北京：人民卫生出版社，1978：103-104.

注释：《伤寒论》有三条白虎汤证，三条均有互相矛盾之处，如176条云："伤寒，脉浮滑，此以表有热，里有寒，白虎汤主之。"其中"表有热，里有寒"是相悖的，后人讲"里有寒"的寒字，当为热字，是错简；219条云："三阳合病，腹满身重，难以转侧，口不仁，面垢，谵语，遗尿。发汗则谵语，下之则额上生汗，手足逆冷。若自汗出者，白虎汤主之。"此文"若自汗出者，白虎汤主之"，当接于遗尿后，为倒装句也。350条云："伤寒脉滑而厥者，里有热，白虎汤主之。"这里"脉滑而厥"的"厥"字，乃指手足厥冷，当脉微；今脉滑，当为阳厥，即热厥也。易与寒厥相混淆。柯琴曰："脉微而厥为寒厥，脉滑而厥为热厥。阳厥似阴之证，全凭脉以辨之。"综上所述，白虎汤证当为：发热、汗出、口渴、脉大，后人称之为"四大症"。正如吴鞠通所说，"太阴温病，脉浮洪，舌黄，渴甚，大汗，面赤，恶热者，辛凉重剂白虎汤主之。"方中生石膏辛寒，以清外热为主，为君药；知母苦寒，以清内热见长，为臣药；甘草、粳米甘平而偏温，以滋胃中之津汁，且防寒性药物伤及中阳。但现在有人仅用一味石膏，就称作白虎汤了。岳美中先生说：石膏合知母，方名白虎。今人用白虎汤独以石膏入剂，而不合知母者，则所治不专主阳明，而失掉了命名白虎的意义（见中医研究院《岳美中医案集》）。本例外感，有发热、口渴、汗出、脉大，即四大症，故必然选用白虎汤治疗。岳氏所加鲜茅根、鲜芦根滋阴清热，连翘解毒清热，三味有加速退热之效，投之果然如期。

约言:发热,口渴,汗出,咽微痛,舌苔黄腻,脉浮大,白虎汤主之。

2. 竹叶石膏汤治疗术后发热

治验:女性,23 岁。急性乳腺炎术后,发热 39℃。用各种抗生素发热不退,并口腔黏膜长满真菌。西医恐变为"败血病",而求中医会诊。患者除发热外,伴有心烦、呕吐、不能食,精神可,二便调。舌面有龙胆紫涂抹,不易辨认;脉象数而无力。此术后气阴两伤也,宜清热滋阴,和胃匡正,竹叶石膏汤主之。

方药:生石膏 30 克,竹叶 10 克,麦冬 20 克,党参 10 克,甘草 10 克,粳米一撮,半夏 10 克。共服 8 剂,热退身凉,呕止胃开。

来源:刘渡舟 . 伤寒论十四讲[M]. 天津:天津科学技术出版社,1982:81-85.

注释:《伤寒论》396 条云:"伤寒解后,虚羸少气,气逆欲呕,竹叶石膏汤主之。"这是伤寒热病后,恢复气阴的最佳方药。方中竹叶清心中之热,石膏清胃中之热,人参、甘草益气匡正,麦冬、粳米滋养胃中之阴,一味苦温之半夏,以降上逆之火,并安和胃气。徐灵胎在《伤寒论类方》中说:"此仲景先生治伤寒愈后调养之方也。其法专于滋养肺胃之阴气,以复津液。"此例虽非伤寒热病后,但术后发热,亦可伤及气阴。其热势不退,并有心烦、呕吐、脉数无力等,与竹叶石膏汤症状相似。刘渡舟先生独具慧眼,取原方不予增减,8 剂而愈。这是"异病同治"的一个范例。

约言:术后发热,心烦呕吐,不能食,脉数无力,气阴伤也,竹叶石膏汤治之。

3. 竹叶石膏汤治疗面红如醉酒

治验:女性,30 岁,医院检验师。以面色红,如喝醉酒一样就诊。曾到北京、上海、南京、南昌等地就医,均以"搞不清楚是什么病"而转诊。后经介绍到江西中医药大学伍炳彩教授处诊治。刻诊:喝水多,喜欢喝凉水,睡觉时有汗出,大便偏干,小便微黄,脉象不浮不沉,偏软。伍教授考虑为阳明病,拟竹叶石膏汤治之。

方药:竹叶 15 克,石膏 30 克,党参 5 克,半夏 9 克,麦冬 15 克,粳米 15 克,炙甘草 3 克。水煎服,服用 20 余剂,面就不红了。

来源:李赛美等 . 名师经方讲录[M]. 北京:中国中医药出版社,2010:211.

注释:伍炳彩教授何以用竹叶石膏汤治疗面红如醉?《伤寒论》206 条云:"阳明病,面色合赤,不可攻之。"伍氏引用此条经文说明之。阳明脉起于鼻之交额中,胃热上行,面应色赤,这是邪热佛郁在表而不得散,非阳明实热也,故不可攻之。竹叶石膏汤虽非阳明经条文,但清解阳明经邪热之功自不待言,任老巧妙地用于此处,非谙熟经典者莫能为之。

约言: 面红如醉,喜冷饮,无他疾,阳明热也,竹叶石膏汤主之。

4. 竹叶石膏汤加全瓜蒌、玉竹等治疗肺炎后心绞痛

治验: 男性,55岁。外科医生,体质素好。高热一周,检查为肺炎。经用青霉素等抗生素治疗,体温下降。第11天夜晚,胸闷憋醒,胸骨后疼痛,急诊:心电图提示:心肌缺血型改变。收住医院。给予右旋糖酐、地巴唑、盐酸安他唑啉、谷维素等,同时用中药活血化瘀剂,以冠心2号加减,治疗10余日,心绞痛仍频作。患者精神紧张,日夜汗多,衣服、被褥常汗湿,每日需换1~3次,进食时,头面汗出直流,体温37.3℃。会诊时,按其脉细数,舌质红、苔剥少津,神微烦。此为热病后,气阴耗伤,伤其心脏。拟竹叶石膏汤加全瓜蒌、玉竹治之。

方药: 竹叶6克,生石膏30克,沙参9克,麦冬9克,全瓜蒌15克,玉竹6克,粳米9克,甘草6克,浮小麦15克,郁金4.5克,大枣4枚。药后汗出明显减少,低热随之而除。5剂后,只有微汗出,睡眠安然。胸闷心绞痛未发作。后以生脉散加味调理,心电图恢复正常而出院。

来源: 中医研究院广安门医院.医话医论荟要[M].北京:人民卫生出版社,1984:316.

注释: 竹叶石膏汤为主方加味治疗心绞痛,临床并不多见,好像与本方原义不吻合。但经方的应用原则是,有是证,用是方。脱离临床证候,经方也会成为无的之矢。本例心绞痛发生在肺炎之后,温热之邪已经耗伤了心肺之气阴,"温邪上受,首先犯肺,逆转心包"。心肺之气阴耗伤,亦会发生心绞痛,如果不去益气养阴,一味去活血化瘀,那会使心肺之气阴耗散更多。广安门医院的薛伯寿先生,抓住起病之源,从益气养阴入手,加用甘麦大枣汤宁心安神,病情很快得到缓解。

约言: 热病之后,气阴两伤,胸闷心痛,可予竹叶石膏汤加味治之。

八

五苓散类方治验

1. 五苓散治疗尿崩症

治验：男童，7岁。因多饮多尿，尿比重为1.007，诊断为"尿崩症"，治疗无效。刻诊：神色、脉象无异常，唯舌淡苔白滑，如有一层薄薄不匀的糨糊似的。取五苓散气化之。

方药：白术12克，茯苓9克，猪苓6克，泽泻6克，桂枝6克。水煎服，2剂。共服4剂，痊愈。

来源：李克绍.伤寒解惑论[M].济南：山东科学技术出版社，1978：29.

注释：五苓散出自《伤寒论》71条、72条、73条、74条、127条、156条、386条，且在《金匮要略·痰饮咳嗽病脉证并治》篇中亦有记载。以上条文都与水气不化、津液不布有关，或口渴，或小便失利（包括多与少、利与不利），或呕吐，或浮肿，或眩晕等。方以茯苓、猪苓、泽泻通调水道，渗湿利水；白术健运脾土，燥湿利水；妙在桂枝一味，取其温通阳气，增强膀胱气化功能，可谓从其本，如此标本并治，凡水湿内停之小便失利、水肿、水泄，以及由水液代谢所引起的脐下悸动、癫痫等，用本方多能奏效。经方派学家陈修园将其概括为"积水留垢藉此行"。本例为"尿崩症"，属于疑难病之一，若归属于中医临床，为水液潴留，失于气化所致。伤寒学家李克绍先生认为："此证可能为水饮内结，阻碍津液输布，所以才渴欲饮水，属于诱导性，能使不渴少饮，尿量自然减少。"本例举证不多，李氏认为，舌苔白滑如糨糊是辨识水气内停的主要指征。如果舌红少苔，脉象细数，那就不是本方之所宜。

另据《伤寒论方证证治准绳》一书统计，本书最大限度地收集了1988年以前公开出版的国内外医案专辑、专著1080部，以及报刊中的个案共10 000余例，其中部分常用方方证医案截至2009年12月。共收方105首，其中收录医案最多的前五首方证是：一五苓散（1748例），二桂枝汤（1463例），三小柴胡汤（1260例），四苓桂术甘汤（1178例），五大柴胡汤（793例）。可见五苓散使用率之高是后人意想不到的。这说明水饮（湿）疾患不仅见于常见病、多发病，而且也是疑难病的重要因素，经方五苓散则是治疗这类疾患的最佳选向。

约言:儿童尿崩,舌面有糨糊似的薄苔,此水饮不化也,五苓散气化之。

2. 五苓散加连翘治疗带状疱疹

治验:女性,二人,均70岁。其一人中部出现疱疹、疼痛剧烈;另一人颜面、颈部、胸腹部、背部、右上肢(掌面、手背部的水疱特大,疼痛剧烈)、左下肢侧面均出现水疱样疱疹,非常疼痛,右上肢肿胀明显,体温38.9℃,且疱疹有蔓延之势。均用五苓散治之。

方药:五苓散颗粒剂,每日10克,用7日,早晚分两次服。前者第二天开始结痂,疼痛消失,数日后痊愈;后者服药当天退热,第三日完全干燥,疼痛消失。

又一例女性,50岁。腰间带状疱疹,局部疼痛,伴有高热,用西药治疗无效,用五苓散加味治之。取泽泻30克,白术15克,茯苓15克,猪苓15克,桂枝6克,连翘25克。水煎服。服药后,1剂热退,痛减,疹陷。3剂而愈。

来源:黄煌.经方沙龙(第一期)[M].北京:中国中医药出版社,2207:99-100.

注释:黄煌为南京中医药大学教授,开设"经方沙龙"网站,并出版《经方沙龙》专著数册。他提出"药人方人"说,提出五种药人,及桂枝体质、麻黄体质、柴胡体质、黄芪体质、大黄体质等;并提出温经汤体质、三黄泻心汤体质、炙甘草汤体质、黄芪桂枝五物汤体质、桂枝茯苓丸体质等,这是对《伤寒杂病论》方证学的继承与发挥。因为《伤寒论》中就有桂枝证、柴胡证等的提法。黄氏依据方证学与前人的经验,还提出有五苓散体质,这种体质就是水饮(湿)体质。而带状疱疹是一种水毒所致,只要将水毒祛除了,所产生的疱疹就会随之消失。五苓散是经方中消除水毒的第一方,凡水饮(湿)之感冒、湿疹、牙痛、疱疹、眩晕、呕吐、头痛、水肿、小便不利、心悸动、甲状腺囊肿、神经官能症等,均可考虑用五苓散治疗。

约言:带状疱疹,非仅热毒,亦有水毒所致者,气化淡渗法治之,予五苓散。

3. 五苓散治疗晨汗不止

治验:女性,34岁。不明原因出汗三个月,以早晨出汗为剧。汗出多时,有全身淋漓之感,睡眠差,为此苦恼之极。有医认为是肾阴虚,予服六味地黄丸者;有医认为是脾虚者,给服归脾汤者;更有医说当服当归六黄汤者,结果均无效果。一个月前,突然面目浮肿,有医投金匮肾气丸,未见效果;又因劳则肿甚,而用五皮饮加黄芪、人参服之,仍无效。各种检查,无器质性病变。给人第一感觉是形体肥胖,面目浮肿尤甚,皮肤黄黯而无光泽,身体疲倦。医者定为五苓散体质,予五苓散原方治之。

方药:茯苓30克,猪苓10克,白术10克,肉桂10克,泽泻20克。服用5剂,浮肿与出汗均消失,观察一个月未见复发。

来源:何运强.经方实践得失录[M].北京:中国中医药出版社,2015:228.

注释:考《伤寒论》五苓散条文,与汗出有关的仅73条:"伤寒,汗出而渴者,五苓散主之。"而另一条还说它有发汗作用,即《金匮要略·消渴小便不利淋病脉证并治》篇云:"脉浮,小便不利,微热消渴者,宜利小便发汗,五苓散主之。"既然说它主症有汗出,又说它有发汗作用,这岂非矛盾吗?这正是五苓散双向调节的特殊作用。在《伤寒论》中有双向调节作用的方子有四首,一是桂枝汤,二是小柴胡汤,三是五苓散,四是四逆散。所谓双向调节,就是它的作用力可阴可阳,可表可里,可内可外,可散可收。用研究性的语言说,双向调节是指机体在处于失去平衡状态时,给同一成分的方药,其机体可向与原来相反的状态转化而趋于平衡,既可使亢进状态向正常状态转化,又可使低下状态向正常状态转化,五苓散正体现了中医以调节见长的特点。说得明白一点,就是既可利尿治疗癃闭(小便不利),亦可缩泉治疗遗溺;既可发汗,又可止汗。它的温阳气化作用随着机体的需要而发挥作用。

约言:凡小便不利,多气化不足也,五苓散主之;汗出而渴,微热者,五苓散亦主之。

4. 五苓散治疗脂肪肝

治验:男性,27岁。主诉腹胀2个月。素体尚可,形体肥胖,肤色偏灰无光泽,汗出较多,口干渴,饮水多,胃口好,喜食肥甘厚味,腹胀,揉按后好转,下肢不肿,大便偏干,每日一行。2个月前无明显原因出现眩晕,腹部不舒,饮酒后腹泻,体检发现甘油三酯偏高,B超显示"脂肪肝"。舌淡润、苔薄白,脉沉。此水湿潴留也,予五苓散治之。

方药:泽泻10克,茯苓15克,猪苓10克,炒白术12克,桂枝10克。水煎服,服用5剂后,腹胀略减,断断续续继服7剂,称最大感觉是"轻便了许多",腹胀明显减轻,口渴止,体重减轻10公斤,患者笑称本方是"减肥良药",疗效之好出乎意料,后随访病情稳定。

来源:熊兴江等.五苓散医案两则[N].中国中医药报,2010-03-10(4).

注释:五苓散是经方中之要剂,应用范围很广,凡阳气不化,水饮内停之证,如见眩、悸、渴、烦、吐涎沫、小便不利等症状,皆可考虑使用。本例形体肥胖,但肤色灰黯无光泽,容易汗出,系《金匮要略》"骨弱肌肤盛"尊荣人,腹胀喜按、下肢不肿,说明内脏无异常,非阳明实证。综合分析,本例系水饮内停,阳气不化,日久形成脂肪肝。取五苓散助肾气,健脾气,泻水气,渗湿气,虽非减肥方,却有减肥之效。如陈修园所说:"苓者,令也,化气而通行津液,号令之主也。"

约言:形体肥胖,脂肪肝,舌淡苔白,脉沉,水潴留也,五苓散主之。

5. 五苓散保肝降脂

治验:男性,刚过而立之年。腹部已显微凸,两度肝功能损伤,谷丙转氨酶、谷草转氨酶、谷氨酰转移酶均超过标准指数。总蛋白83.3g/L。以五苓散治之。

方药:白术100克,茯苓100克,猪苓100克,泽泻100克,肉桂50克。研为细末,嘱每日口服5~10克。35天复查,除总蛋白稍高外,其余指标均恢复正常。

来源:黄煌. 经方的魅力[M].北京:人民卫生出版社,2006:188.

注释:五苓散所以能降脂保肝,这与五苓散具有化气除湿的功能有关。如果将五苓散的五味药拆开分析,你会发现可以将其分为几组药对,白术与茯苓为一组,有健脾渗湿作用;猪苓与泽泻为一组,有淡渗利湿作用;肉桂一味,有温阳化气的作用。也可以将白术、茯苓、猪苓、泽泻四味化为一组,具有健脾利湿作用,而肉桂为温阳动力药;没有肉桂之温化,其体内的水湿就会成死水一潭,毫无生机。本例肝功能异常,为湿毒内蕴所致。取五苓散轻轻温化,重剂利湿,温而不燥,利而不伤,在不经意过程中,治好了肝功能异常者。

约言:形体肥胖,肝功能异常,别无他苦,五苓散主之。

6. 五苓散加丹参治疗尿频见手掌心痛

治验:女性,68岁。症状主要是尿频,若忍尿就会出现手掌心痛,且连及手腕相连处,而排尿后,疼痛就会消失,可算一个怪症。到医院检查有关项目,均无异常发现。手掌照片也无问题。医者从经脉学与五行生克学分析,最后诊断为水气凌心证,用五苓散加丹参而治愈。

方药:茯苓15克,猪苓15克,白术15克,桂枝10克,泽泻10克,丹参30克。服用10剂,这个怪症就好了。

来源:李赛美等. 经方讲录[M].北京:中国中医药出版社,2010:266-268.

注释:这个病例是熊继柏教授的治验。熊教授从病位分析,其疼痛部位是手少阴心经脉、手厥阴心包经脉所过之处。但为什么排尿时会有手掌心连手腕疼痛呢? 熊教授从五行学说上立论,心为火脏,水是克火的,由此可知这是水气凌心证。我们所见到的水气凌心证，多是心悸、胸闷、气短、头眩等，而这位病人却是手掌疼痛，为什么呢？其实这在《灵枢·经脉》里就有记述，原文为："心手少阴之脉……入掌内廉……是主心所生病者……掌心热痛"。至于用什么方，熊教授整整想了三分钟，想到五苓散、茯苓甘草汤、茯苓泽泻汤、猪苓汤、苓桂术甘汤等，突然想到春泽汤，就是五苓散加人参，人参是益气的，不如改为通心脉的丹参，五苓散中的桂枝可以通心阳。就这样将方药定下来，方证合一了，用起来心里就有底了。果然10剂而愈。这个病例的治疗，谈不上经验，但如果中医基本理论不熟，没有理论指导，遇到这样怪症，就会迷失方向，不知所措。

约言：尿频，并见手心痛，水克火也，五苓散加人参治之。

7. 猪苓汤治疗肾盂肾炎

治验：女性，中年。患慢性肾盂肾炎，抗病能力减退，长期反复发作。发作时有高热、头痛、腰酸、腰痛、食欲不振、尿意窘迫、排尿少、有不快与疼痛感。尿检：混有脓球，上皮细胞，红白细胞等；尿培养：发现大肠杆菌。属湿热淋证，治宜清利下焦湿热，猪苓汤主之。

方药：猪苓12克，茯苓12克，滑石12克，泽泻18克，阿胶9克（烊化兑服）。水煎服，6剂后，诸症消失。

来源：中医研究院. 岳美中医案集［M］.北京：人民卫生出版社，1978：16.

注释：《伤寒论》223条："若脉浮，发热，渴欲饮水，小便不利者，猪苓汤主之。"后人认为，猪苓汤为滋阴利水的代表方剂。它是由五苓散化裁而来，即五苓散去桂枝、白术，加滑石、阿胶，两方利水作用相同，而本方清热滋阴作用突出。与五苓散不同的是，一则用术、桂暖肾以行水化气，一则用滑石、阿胶滋阴利水。以脏腑论之，五苓散证病在肾，虽小便不利，而小腹不满，绝不见血尿；猪苓汤证病在膀胱，小腹必满，尿多有脓血。本方淡而渗湿，寒能胜热，猪苓、茯苓、泽泻三味，专为渗湿利尿而设；滑石"利六腑之涩艰"；阿胶既能通利水道，使热邪从小便排出，又能止血。本例所治未见脉与舌象，从方药分析，其舌当红赤，脉当细数。若是白滑腻苔，就不是本方所适宜的。

约言：肾盂肾炎，腰酸、腰痛，尿意窘迫、排尿少、有不快与疼痛感。尿检有红白细胞等，属湿热淋证，猪苓汤主之。

8. 猪苓汤加赤小豆、薏苡仁等治疗水肿

治验：女性，30岁。8年前突然发热，小便溺血，腰痛浮肿。经西医院治疗

1个月后,溺血止而浮肿,腰痛不愈。会诊时有明显面浮足肿,小便深黄频数,窘急不畅,且有轻微刺痛,伴见腰疼、头晕、心悸等阴血亏弱,及腹胀、食呆、恶心等,脉象沉细带涩。病在肝肾,虚中夹有湿热,法猪苓汤加味治之。

方药:滑石、猪苓、茯苓、泽泻各9克,炒白术、阿胶珠各4.5克,海金沙6克,赤小豆、炒薏苡仁各1.5克。服用6剂,小便正常,无不良反应。减去滑石、海金沙的清利,加入蔻仁、陈皮芳化和中。又6剂,胃症状减轻,接予一般健脾,浮肿渐消。

来源:孙其新等.秦伯未医案[M].北京:中国中医药出版社,2014:190.

注释:本例有明显的阴虚证,又有下焦湿热证,可谓体虚证实。体虚偏在肝肾,证实属于湿热。方以猪苓汤育阴利尿,加用二神散(海金沙、滑石)通淋止痛,又有芳香化湿之薏苡仁、赤小豆,以及陈皮、白蔻仁等,标本兼顾,而重在治标,后又以健脾药固其本,故不数剂而愈。

约言:面浮足肿,小便窘急不畅,伴见腰疼、头晕、心悸等,脉象沉细带涩。病在肝肾,虚中湿热,猪苓汤加味治之。

四逆汤类方治验

1. 四逆汤治疗沉沉而睡

治验：女性，30余岁。月经期不慎冲水，夜间忽发寒战，继而沉沉而睡，不省人事，手足厥冷，脉微细欲绝。当即针刺人中、十宣等穴，针后一度苏醒，但不久仍呼呼入睡。此阴寒太重，阳气大衰，气血凝滞之故，当温经散寒、挽扶阳气，取大剂四逆汤治之。

方药：炮附子24克，炮干姜12克，炙甘草12克。水煎，分四次服用。每半小时灌服1次。1剂而愈。

来源：俞长荣. 伤寒论汇要分析［M］. 福州：福建人民出版社，1964：141.

注释：《伤寒论》中凡四逆汤方证有11条。最具代表性的是389条，即："既吐且利，小便复利而大汗出，下利清谷，内寒外热，脉微欲绝者，四逆汤主之。"由于吐、利、大汗以及小便量多，引起阳气外泄，阴液内耗；内寒者，病之真象也；外热者，病之假征也。寒胜于内，格阳于外，故呈真寒假热之证。治宜助阳气以生阴液，盖无阳则阴无以生也。是方附子为助益真阳第一要药，通达十二经，温暖五脏六腑；干姜温暖中焦之阳，以达火化水谷之精微；炙甘草缓解姜附之辛热，并可缓解病势之发展，为回阳救逆之代表方。本例重剂缓服，其目的是药力相继，有利吸收。若服用量太过，会产生格拒现象。

约言：经期着凉，身寒，沉沉欲睡，四肢逆冷，脉微欲绝，大剂四逆汤急温之。

2. 四逆加人参汤治疗老年性脑痴呆

治验：女性，66岁。继往有高血压、脑血栓病史。左侧肢体活动不利，头痛头晕。一日晨起后，突然两目呆滞，表情淡漠，神志时明时昧，呼之精神略振，须臾又恍惚不清，言语含糊，不知饥饱，不知大便，时常拉在衣裤内。某医院做脑CT检查提示：海绵状脑白质病，诊为"老年性脑痴呆"。其人腹满下利，日行3~4次，小便色青夜尿频多，畏寒喜暖，手足不温，周身作痛。舌苔滑，脉沉细无力。此为少阴寒化证，急温之，四逆加人参汤主之。

方药：附子12克，炙甘草10克，干姜10克，党参14克。服药3剂，精神大好，神志明多昧少，言语不乱，能回答问题，仍手足逆冷，腹满下利，再以四逆汤加理中汤合方，振奋脾肾之阳。服药20剂，手足转温，腹满消失，二便正常，渐至康复。

来源：陈明等．刘渡舟验案精选［M］．北京：学苑出版社，2007：42.

注释：《伤寒论》384条云："恶寒，脉微而复利，利止亡血也，四逆加人参汤主之。"本条所言的"亡血"，有两种解释，一是说由于下利伤阴，利虽止但阴血已伤，故曰"亡血"；另一种解释是"亡血"当以"亡阳"解（吴谦）。笔者认为，本条恶寒脉微而复利，说明本证为阳虚内寒，而反复下利又伤及阴血，所以说是"亡血"。两者并不矛盾，但以阳虚内寒为主，所以立法以扶阳益气为准则。方以四逆汤温补阳气，加人参者，助阳生津也。本例其神志状态，与元神失养有关，而元神失养又责于阳气失煦。若仅以神志症状为准，则难以定其病性，再往下看，确有恶寒、下利、脉沉细、舌苔滑等阳虚内寒之证，所以其病性应为阳虚内寒证，当以温阳法治之。

约言：老年痴呆，恶寒，下利，脉微，舌苔白滑者，四逆加人参汤主之。

3. 通脉四逆汤治疗少阴格阳证

治验：男性，1岁，于1960年8月28日就诊。其母代诉：7天前发热，经诊断为"重感冒"，用百尔定、青霉素、链霉素等治疗，数天后热终未退。症见眼睛无神，闭目嗜睡，四肢厥逆，脉浮大无根。心肺正常，腹部无异常。体温39.5℃，白细胞19.8×10^9/L，中性粒细胞80%，淋巴细胞15%。符合少阴格阳证的"但欲寐"。治以温中回阳，兼以散寒，方取通脉四逆汤。

方药：干姜2.4克，附子1.5克，甘草1.5克。开水煎，冷服。服药后，患儿熟睡4个小时，醒后精神好，四肢不厥冷，眼睛大睁。体温37℃，化验白细胞8.4×10^9/L，一切症状消失。

来源：许云斋．关于少阴格阳证辨证治疗的初步经验［J］．中医杂志，1962（2）：14.

注释：通脉四逆汤出自《伤寒论》370条与371条（370条亦见于《金匮要略·呕吐哕下利病脉证治》篇）。此两条原文有"里寒外热"四字。这里所说的"里寒"，是指本证之真为阳虚，"外热"是指本证之假为阳浮，综合一句话，即真寒假热证。其真寒之症为手足厥逆、脉微欲绝、下利清谷等；其假热之症为面色赤、身反不恶寒、咽痛等。其病机是由少阴阳虚，里寒过甚，阳气不能内潜，浮越于上，故出现外有浮热、内有真寒之证候。本例体温39.5℃，可谓高热，然口不渴，脉不数，腹部无异常，即无腹实证，说明其高热并非阳明腹实证；但其眼睛无神,闭目嗜睡,加之四肢厥逆,脉大无根,显系阴盛阳衰证,与通脉四逆汤方证相符。为防止热药拒服,本方采用热药冷服的方法,值得借鉴。

约言:虽有发热(甚至高热),但口不渴,脉不数,无腑实证,四肢厥逆,少阴格阳证,通脉四逆汤治之。

4. 通脉四逆汤加生脉饮等治疗病态窦房结综合征

治验:女性,52 岁。患胸闷心悸多年,多次发生昏厥,经检查确诊为"病态窦房结综合征"。患者面色萎黄,胸闷作痛,神疲无力,四肢厥冷,口干少眠,心率 40 次 / 分,舌胖、苔薄白而干,脉沉、时见结代。此乃心阳不振,阳虚阴凝,心脉失和,当扶阳通脉法,取通脉四逆汤加生脉饮治之。

方药:淡附片 9 克(先煎),桂枝 9 克,干姜 6 克,炙甘草 3 克,麦冬 9 克,黄芪 15 克,党参 15 克,生地 15 克,五味子 6 克,石菖蒲 6 克,青葱 1.5 克。服药半月,胸闷作痛减轻,脉沉迟见起,结代脉消失,心率维持在 54~64 次 / 分,昏厥未再发作。

来源:颜乾麟.国医大师颜德馨[M].北京:中国医药出版社,2011:92-93.

注释:通脉四逆汤为治疗少阴虚寒重证的代表方剂,其主药附子为回阳救逆之要药,离了附子就谈不上回阳救逆。原方附子用量在《伤寒论》中不是最大的,但凡四逆汤类方所用附子却是生的,而非救逆方是炮制过的。前人说附子生用有"开导解散"之功,就是说除其温阳外,解表散寒之作用尤为突出。《伤寒论》用生附子者有六方,其条文多有表证存在,这些表证亦多是风寒入络所引起的。生附子这种表散风寒,内温元阳的功效是其他药物不能比配的。本例所用除通脉四逆汤外,又用了益气养阴的生脉饮,补气护卫的桂枝、黄芪,养阴的生地,开窍的石菖蒲,以及通阳的青葱。在《伤寒论》中用葱茎者有三方,即白通汤、白通加猪胆汁汤和通脉四逆汤的加减法。所用葱茎,皆葱白也,《本经疏证》云:"葱白通其在内蔽疲之阳",可见它的作用是不可低估的。

约言:胸闷,心悸,甚则昏厥,脉不整,通脉四逆汤合生脉饮治之。

5. 白通加猪胆汁汤治疗阴盛格阳证

治验:男性,6 个月。家人代诉:患儿已腹泻 13 天,近日加重。住院检查:营养差,神疲,皮肤弹性差,前囟凹陷,口唇干燥。血象:红细胞 3.21×10^{12}/L,血色素 60g/L,白细胞 3.2×10^{9}/L,中性粒细胞 38%,淋巴细胞 62%。诊断:①单纯性消化不良并脱水;②营养不良 Ⅰ~Ⅱ度。前后用过乳酶生、氯霉素、新霉素、葛根黄芩黄连汤加味等中西药物治疗,仍泻下无度,烦躁不安,口渴,呕吐水样液。翌晨,患儿体温38℃,无涕泪,弄舌,烦躁,口渴,小便不利,面色㿠白,目眶凹陷,睡卧露睛,即紧急会诊。症见舌苔白腻,脉细数无力。此为久泻脾阳下陷,病如少阴,有阴盛格阳之势。予白通加猪胆汁汤治之。

方药:川附片(开水先煨)15克,干姜4.5克,葱白2寸(后下)。水煎3次,汤成,将童便30毫升、猪胆汁6毫升炖温加入,分6次服用。2天后复诊,体温降至正常,泄泻已减,治以温中散寒、健脾止泻,用附桂理中汤加味。

来源:廖濬泉.小儿泄泻[J].新中医,1975(3):24.

注释:从表现出来的症状分析,初诊就有"热象"出现,如发热、口唇干燥、口渴、弄舌等,粗心的人会依热证治疗,投以寒凉或苦寒药;但细思忖之,却发现久泻无度伴有面色㿠白,目眶凹陷,脉数无力,说明此系阴寒胜于内,逼迫阳气浮越于外,阴阳相互格拒,形成阴盛格阳证,即真寒假热证。此时用纯温热药物,会出现拒服呕吐;若用寒凉药物,则使内寒更甚。仲景取姜附破阴回阳,葱白宣通上下,本证较四逆汤为重,故去甘草之缓,以求回阳之速,这是白通汤之方义。若是"利不止,厥逆无脉,干呕烦者",此为阴液涸竭之象,仲景在白通汤方基础上,加入猪胆汁、人尿二味,咸寒苦降,引阳入阴,使热药不被阴寒所格拒,更好地发挥回阳救逆之作用。

本例所呈现的证候,"泻下无度,烦躁不安,呕吐水样液"等,符合白通加猪胆汁汤所治范畴,故取之有效。这个病例是20世纪70年代所治,所用猪胆汁、童子尿易取,且易被人们所接受;若今天取用,一是不易取得,二是不易被接受,三是现今医疗条件与环境,亦不可能再用猪胆汁与人尿了。若确是证候所需,可以考虑用咸寒养阴的果汁替代,这仅是笔者建议而已。

约言:泻下无度,烦躁不安,时有呕吐清液,可予白通汤治之,亦可用白通加猪胆汁、人尿治之。

6. 茯苓四逆汤治疗漏汗不止

治验:男性,45岁。原患疟疾,医者妄用汗法,遂汗漏不止,外虽热炽,却蜷卧恶寒,厚被自温,不欲漏手脚,声低息短,神衰色惨,家属无计,由族兄邀余诊治。至时,人已不能言,汗犹淋漓,面赤,身壮热,不呕不渴,舌白润无苔,脉数大无力。此乃阴寒内胜,阳气外格,属戴阳一证,遂用茯苓四逆汤以图挽救。

方药:茯苓24克,生附子18克,干姜15克,野人参12克(另蒸兑),炙甘草10克。煎好,另加童便半杯,冲服。一日夜进药3剂,午夜发生烦躁,刹那即止,渐次热退汗停,脉渐和有神。次晨口能言一二句,声音低微,此阳气虽回,气血犹虚。改进十全大补汤温补气血。后虽加补骨脂、益智仁、巴戟天、杜仲等温养肾元,服药半月,病体全复。

来源：赵守真 . 治验回忆录［M］. 北京：学苑出版社，2009：10-11.

注释：茯苓四逆汤出自《伤寒论》69 条，原文云："发汗，若下之，病仍不解，烦躁者，茯苓四逆汤主之。"方由茯苓、人参、附子、甘草、干姜五味组成，实为四逆汤加人参、茯苓。其主治仅言"烦躁"二字，很难与茯苓四逆汤相联系。后世医家作了许多解释，但多费解。张仲景在这里省了许多词汇，如发汗未解，伤了元阳；下之未解，伤了元阴，阴阳俱伤，邪陷于里，所以才有虚性烦躁，即阴阳失交而致的烦躁。治疗上需使元阳充沛，元阴配济。但元阳先伤，故以四逆汤恢复阳气为主方，"阳气者，精则养神，柔则养筋。"配以人参、茯苓滋助心阴，安神宁心。此例是由误汗引起，伤其元阳，并及元阴。所呈现的症状以阳虚为主，如"蜷卧恶寒，厚被自温，不欲漏手脚"，后又延治，致汗犹淋漓，阳浮于外，有假热症状出现，如"面赤，身壮热，不脉数大无力"等。虽无烦躁，但阳虚于内，浮阳外越的证候比较明显，故取茯苓四逆汤救治，是为合拍之策。

约言：漏汗不止，覆被取暖，面赤身热，但不呕不渴，舌苔白滑，脉大无力，茯苓四逆汤主之。

四逆散类方治验

1. 四逆散加良附丸治疗消化性溃疡

治验：男性，54岁。患胃、十二指肠溃疡，西药、中成药无所不用，终日胃脘绵绵作痛，有时剧痛，腹胀气滞，大便溏软，舌淡、苔薄白，脉缓有力。以四逆散加良附丸治之。

方药：柴胡10克，白芍10克，枳壳10克，炙甘草6克，高良姜10克，香附10克，郁金10克。水煎服，每日1剂。服5剂，疼痛基本控制，后拟四逆散合六君子汤调治，近期疗效显著。

来源：李赛美等.经方临床应用（第一辑）[M].北京：中国中医药出版社，2010：198.

注释：本例为伤寒学家陈瑞春的治验。陈氏认为，四逆散为"疏肝理气，调和脾胃"的代表方。他将四逆散四味药分为两组，一组是柴胡、芍药为肝药；一组是枳实、甘草为脾药。此外，枳实、芍药相配，又是《金匮要略》枳实芍药散，为妇人之良方。他的临床经验是，凡临床从肝论治的疾患，诸如颈与颌下淋巴结核、乳腺小叶增生、肋间神经痛、胃脘痛、胆囊炎、胆道蛔虫、肝炎胁痛、腹痛、泄泻、甲状腺囊肿、睾丸鞘膜积液、肝硬化、慢性肠炎、耳鸣、耳聋等，均可以本方化裁治之。本例有肝郁，又有寒凝，所以加用良附丸温中化滞，郁金疏肝理气而止痛，所以很快痛止；后又加用六君子汤调理脾胃功能，肝胃同治，疗效显著。

约言：消化性溃疡，肝郁脾胃寒凝者，四逆散加良附丸治之。

2. 四逆散类方治疗妇科诸疾

治验：30岁。4年前早孕而行人流术，术后反复下腹疼痛，左侧为甚，伴有带下量多，色白，味臭。平素有口干，失眠，二便调，纳可。妇科检查：外阴已婚未产型；阴道通畅，宫颈光滑；子宫前位，常大，质中，活动，无压痛；左侧附件压痛明显，右侧无异常。白带常规检查，清洁度Ⅱ，未见滴虫真菌。舌红、苔薄黄微腻,脉弦滑。辨证为肝气郁结,湿热蕴结,治以四逆散加味,以冀肝气舒达、湿热分离、和血止痛。

方药:柴胡10克,白芍15克,赤芍15克,枳壳10克,苍术10克,黄柏10克,薏苡仁14克,川牛膝10克,炒川楝子10克,延胡索10克,土茯苓15克,丹参10克,合欢皮10克,夜交藤10克。5剂。药后腹痛减轻,仍失眠、带多,治法同上,效不更方,继服5剂而愈。两年后产一子,无不适。

来源:邓铁涛. 名师与高徒[M].北京:中国中医药出版社,2009:309.

注释:上方为成都中医药大学附属医院主任医师杨家林教授的医案。该方由四逆散与四妙丸为基本方,以冀疏条肝气、清利湿热;所加药物有活血止痛之金铃子散,还有宁心安神的丹参、夜交藤、合欢皮;土茯苓为祛湿解毒剂,为治疗妇科炎症之要药。

四逆散出自《伤寒论》318条,原文云:"少阴病,四逆,其人或咳,或悸,或小便不利,或腹中痛,或泄利下重者,四逆散主之。"这里所说的"少阴病",包括手少阴心和足少阴肾两经。心主火属阳,肾主水属阴,水火交泰,阴阳互济,脏腑自安。今少阴失衡,而少阴为三阴之枢,介于太阴与厥阴之间,邪郁少阴,枢机不利,阳气不能疏解,故见四逆,但其或然症颇多;或及肺而见咳喘,或及心而见惊悸,或及肾而见小便不利,或及脾胃而见腹中痛,或及肝而见泄利下重等。陈修园《伤寒论浅注》云:"少阳为阳枢,小柴胡汤为转阳枢之专方。少阴为阴枢,此散(指四逆散)为转阴枢之专方。学者于二方细细体会,并于二方加减处,细细寻绎;知其异并和其同,知其同中之异,并知其异中之同,则于本经治法,思过半矣。"由此可见,四逆散为疏解剂,非温阳剂,亦非清热剂,所说之"四逆"与热之厥逆和寒之厥逆截然不同,当用疏解法。而四逆散正是疏解阳郁之良方。请看杨氏之认知。

杨氏认为,治疗妇科痛症当以止痛为先。在确立了肝郁病机后,治疗大法为疏肝理气,调畅气机,一旦肝郁得解,气血调和,必将"通则不痛"。然而古今医案中疏肝理气方药不胜枚举,如何遣方用药? 经过临床实践,杨选定以四逆散为基本方,通过随证化裁,治疗各种妇科疾患,屡获良效。杨氏认为,取用四逆散为治疗妇科痛症之基本方,理由有三:一是从方剂组成来看,柴胡主升,升达肝气,疏肝解郁,升清透邪;枳实主降,调中泄浊,与柴胡合用,升清降浊,又利于气机之升降。白芍养血柔肝,甘草益气健脾,两药合用,缓急止痛。全方仅有四味,柴胡、枳实,一升一降,升清降浊;芍药、甘草,组成芍药甘草汤,是缓急止痛之良方;枳实、芍药组成枳实芍药散(见《金匮要略·妇人产后病脉证治》篇,主治产后腹痛),调理气血,止痛除满。二是四逆散止痛之临床实践,为其治疗妇科痛症提供了临床依据。早在20世纪60年代,原华西医科大学、泸州医学院就用四逆散治疗急性胰腺炎、胆囊炎、阑尾炎等急腹症,取得良效,为四逆散治疗妇科痛症提供了思路与依据。20世纪70年代初,杨氏首先将四逆散用于痛经的治疗,后来进一步扩大适用范围。三是现代研究成果揭示了柴胡、芍药、甘草良好的镇痛解痉效果,为四逆散治疗妇科痛症提供了理论依据。

杨氏运用经方几十载,对四逆散加减自如,活用有如神助。归纳起来,有如下若干:

①丹柏四逆散:四逆散加牡丹皮、黄柏。主治肝郁化热证,证见妇科痛症,伴有口苦、口干,阴部灼热,苔黄腻等。

②丹栀四逆散:四逆散加牡丹皮、栀子。主治肝郁气滞证,证见妇科痛症,伴有心烦易怒等。

③乌艾小茴四逆散:四逆散加乌药、艾叶、小茴香。主治肝郁气滞证,证见妇科痛症,伴有小腹冷痛四肢不温,脉象弦紧等。若寒甚者,改加吴茱萸、桂枝、炮姜。

④金铃四逆散:四逆散加金铃子散。主治肝经热郁,证见妇科痛症,以四逆散疏肝解郁,金铃子散行气活血,解热镇痛。主治肝郁疼痛明显者。

⑤二香四逆散:四逆散加广木香、青藤香。主治肝郁气滞,偏于肠胃气滞者,主治腹胀,矢气频作者。

⑥四物四逆散:四逆散加四物汤,具有养血活血、疏肝解郁作用,主治妇科腹痛,月经后期量少、色黑者。

⑦四君四逆散:四逆散加四君子汤,具有健脾益气、疏肝解郁作用,主治妇科腹痛,伴有脾胃虚弱之证者。

⑧四妙四逆散:四逆散加四妙散,具有清热燥湿、疏肝解郁作用,主治腹痛明显,伴有白带量多,色黄而臭,舌苔黄腻,属于肝郁湿热证者。

另外,还有四逆散加丹参、香附,主治月经先期,腹痛明显者;四逆散加当归、鸡血藤,主治月经后期,有肝郁气滞证者;三四汤,即四逆散加四君子汤、四物汤三方,主治腹痛伴有脾胃虚弱,月经量少者,还可以举出一些。

约言:妇科肝郁气滞之腹痛证,四逆散主之,随证加减,其效必应。

3. 四逆散加薤白、附子、海螵蛸治疗下利

治验:男性,32岁,本院中医科门诊患者。腹痛半年余,环脐腹痛,喜温喜按,常屈身以缓之。痛则即有便意,排便不爽,多夹黏液,日便七八次,或二三次。本院内科诊为"结肠炎、结肠过敏"。消炎缓痉之西药投之不效;所用中药多为香运理气、温中化滞之品,但不显著。舌质淡红、苔白腻,脉象沉细而弦,此阳为阴郁,不得宣达也,四逆散加薤白、附子、海螵蛸治之。

方药:柴胡15克,白芍24克,枳壳9克,甘草6克,薤白18克,附子(先煎)

6克,海螵蛸4.5克。水煎服。服药3剂,腹痛顿减,守方不更,连进10剂,黏液亦净,大便初硬后溏,诸候亦均向安。

来源:李俊龙.中医临床家——魏龙骧[M].北京:中国中医药出版社,2006:23.

注释:此症属"下利"范畴。寒气内郁,阳气不得宣通所致。故当疏达表里,宣通阳气为法,四逆散为疏达阳郁剂,所加辛温之薤白,可宣通内外之阳;附子为温阳剂,可温通心肾之阳;海螵蛸为收敛剂,可止泻痢,《本草蒙筌》有治"环腹疼痛"之说。魏龙骧先生认为,应用伤寒古方,贵在审证,盖有是证用是药,不可孟浪。

这里要说说薤白。其实在《伤寒论》四逆散方下就有用薤白的记载。原文曰"泄利下重者,先以水五升,煮薤白三升,煮取三升,去渣,以散三方寸匕,内汤中,煮取一升半,分温再服。"说明薤白是可以治疗泄利下重的。在上可以助阳散结,在下可以升阳止利。《伤寒论》中的或然加减方,是不可以忽视的。

约言:下利不爽,便多黏液,环脐腹痛,喜温喜按,此阳郁不得宣达也,四逆散加薤白、附子、海螵蛸治之。

4. 四逆散加茯苓、辛夷等治疗化脓性鼻窦炎

治验:男性,28岁。罹患化脓性鼻窦炎半年,一月前行鼻中隔弯曲治疗术。术后头痛,鼻涕多,流向喉咙,鼻涕有时带血,睡眠差,从左右季肋下至脐旁,腹直肌硬如木棒,症如术前。四逆散加茯苓、辛夷、薏苡仁治之。

方药:柴胡5克,枳实2克,白芍4克,甘草1.5克,茯苓3克,辛夷2克,薏苡仁10克。服药3月,如果无感冒,鼻子无堵塞,鼻涕多现象消失,停止服药。

来源:大塚敬节.汉方诊疗三十年[M].北京:华夏出版社,2011:141.

注释:本病例所选用四逆散的指征为腹症,即胸胁苦满、腹直肌绷紧凸出等。作者还用四逆散诊疗胆囊炎、胆石症、胃下垂、肺结核、慢性胃炎等。所用剂量比较小,这是日本汉方医家的用药习惯,可供参考。

约言:过敏性鼻炎,头痛,鼻涕多,伴见胸胁苦满者,四逆散加辛夷、茯苓、薏苡仁治之。

5. 当归四逆汤加三七、红花等治疗下肢冷痛

治验:女性,32岁。两小腿冷痛5天,头不痛,项不强,不呕不渴,饮食如故,两小腿下部隐现颗粒状小结节,表面微紫黯,苔薄白,脉象细涩。病理诊为"皮肌炎",为风寒郁痹证,当归四逆汤加三七、红花治之。

方药：全当归 10 克，赤白芍各 10 克，桂枝 10 克，细辛 3 克，木通 8 克，炙甘草 8 克，红枣 5 克，三七 10 克（打），红花 10 克，炒甲珠 10 克。5 剂。服之 4 剂，厥冷疼痛均见明显减轻，结节压痛稍减；继服 12 剂，厥冷、疼痛以及结节消失，脉象无涩。至今未发作。

来源：李赛美等 . 经方临床运用（第二辑）[M]. 北京：中国中医药出版社，2007：168.

注释：当归四逆汤出自《伤寒论》350 条，原文云："手足厥寒，脉细欲绝者，当归四逆汤主之。"是方为养血温经、祛寒化瘀方，基本病机为血虚寒凝，即素体阳虚，复感寒邪，经脉瘀滞，气血被遏。可以用来治疗许多杂病，如冻伤、头痛、脉管炎、雷诺病、风湿病等，本例就是疑难杂病之一。资料表明，是方临床应用指征有四，即手足寒冷、疼痛、面白、畏寒。尤以手足寒冷、疼痛为主症。本例"冷痛"，符合当归四逆汤之证象，故放胆用之，果然有效。

约言：下肢冷痛，脉沉涩，如冻疮、雷诺病、风湿病等，凡如前症者，取当归四逆汤治之。

6. 当归四逆汤加炮附子等治疗女性下肢冷痛

治验：50 余岁。左下肢冷痛，沉重如灌铅，尤以左足趾处尤甚，下肢畏寒明显，舌苔薄白，脉紧，余无不适。诊为阳虚寒凝证，拟当归四逆汤加味治之。

方药：当归 10 克，桂枝 10 克，白芍 10 克，细辛 6 克，通草 10 克，炙甘草 10 克，大枣 10 枚，生姜 30 克，炮附子 30 克。水煎服，一日 1 剂，服用 1 剂后，电告云：服药后，非麻但辣，似姜辣，嘱继服。服 6 剂，其冷痛及沉重均十去七八。

来源：宋永刚 . 名方 60 首讲记[M]. 北京：人民军医出版社，2012：112.

注释：《伤寒论》351 条云："手足厥寒，脉细欲绝者，当归四逆汤主之。若其人内有久寒者，宜当归四逆加吴茱萸生姜汤。"当归四逆汤为血虚寒凝而设，特别是四末之寒痹疼痛，尤当选用；若寒甚久羁，可加吴茱萸、生姜治之。本例下肢寒凝明显，特加附子以增强温阳散寒止痛之力，附子有毒，故加生姜以制其毒。但在具体水煎时，患者未将附子先煎，幸无憾事，特铭记之。

约言：下肢冷痛，畏寒明显，苔白、脉紧，当归四逆汤温养之。

7. 当归四逆加吴茱萸生姜汤治疗妇人阴缩症

治验：女性，45 岁。天气严寒，在田间劳作，汗出解衣，因而受寒。归家即感不适，晚饭未进便睡，极恶寒，夜半抖颤不已，旋即肢厥，屈伸不利，少腹拘痛，恶心欲呕，约半时许，阴户出现收缩，拘紧内引，小便时出，汗出如洗，自觉阴户空洞,时有冷气冲出。清晨,其脉细微,舌苔白润,身倦神疲,余症如上,病属虚寒。由于肝肾亏损,遽被风寒侵袭,经络拘急,气血寒凝,如三阴直中,当温经散寒为法,投以当归四逆加吴茱萸生姜汤。

方药:当归四逆加吴茱萸生姜汤原方,未显剂量。服三剂告愈。书中又一例,亦为中年妇女,患阴户收缩症,服药鲜效。与当归四逆加吴茱萸生姜汤,服两剂,并用艾灸气海、关元十余炷,又锡壶盛开水时熨脐下,次日往视,已笑逐颜开,操作厨下,唯有身倦而已。

来源:赵守真.治验回忆录[M].北京:学苑出版社,2009:99-100.

注释:阴缩症,泛指男女前阴缩,亦指女性乳房缩入症。虽然此症并不多见,但偶遇此症多无良方。前阴与乳房皆属厥阴经所过,足厥阴者肝也,肝主风,既恶寒又恶热,若受风寒,便会引其经脉拘挛,正如《素问·经脉》云:"肝足厥阴之脉,起于大趾丛毛之际……循股阴入毛中,环阴器,抵少腹,挟胃属肝络胆,上贯膈,布胁肋……"又云:"足厥阴气绝,则筋缩引卵与舌",这里所说的"卵",即阴茎。《伤寒论》厥阴篇的当归四逆加吴茱萸生姜汤,所治之症,有"内有久寒者"一词,"久寒"即阳虚寒气内居,筋脉拘急,不能舒展,轻则痉挛,重则内缩而痛。当归四逆汤为温阳养血散寒之剂,加入吴茱萸、生姜,更易于入络搜寒。《本经疏证》云,吴茱萸"辛温走散开发,故能使风寒湿之邪,从腠理而出。"它与生姜均为辛温通络药,唯在应用时,吴茱萸不可过量,否则有耗气伤阴之弊。

约言:风寒直入三阴,阴户收缩,少腹拘痛,当归四逆加吴茱萸生姜汤主之。

8. 当归四逆汤加排脓汤治疗肠粘连腹痛

治验:女性,25岁。6年前曾因阑尾炎穿孔引起腹膜炎,用手术治疗。但遗患腹痛,今因感寒,腹痛又作,恶心呕吐,舌淡苔白,脉濡。取活血疏理法,拟当归四逆汤加排脓汤治之。

方药:当归6克,桂枝3克,白芍9克,炙甘草3克,红枣6枚,细辛1克,通草3克,枳实3克,桔梗3克。3剂。腹痛止,脉迟,舌淡苔白。后去通草、枳实,加吴茱萸1.5克,生姜3克。2剂。腹痛大减,脉弦,舌红苔黄。上方加枳实3克,4剂。腹痛止,胃纳、睡眠正常,微有腹胀,脉缓。前方再进,巩固疗效。

来源:徐荣斋.读书教学与临证[M].北京:中国中医药出版社,2011:344.

注释:当归四逆汤方证前文已有叙述,重点说排脓汤。排脓汤出自《金匮要略·疮痈肠痈浸淫病脉证并治》篇,原方由甘草、桔梗、生姜、大枣组成。粗看起来,其四味药无一味有排脓作用,但细细分析,其中有一味药不可忽视,这就是桔梗。当代经方大家陆渊雷对此,颇有研究,他说:"桔梗汤与桔梗散,皆用桔梗,排脓汤中的桔梗用得最重。这两个方子,虽不说主治何病,然列入"疮痈肠痈"篇中,方名又叫排脓,自然是专于排脓了。排脓汤除了桔梗,只甘草生姜大枣三味。这三味皆没有排脓作用,可知排脓是桔梗的功效。吉益东洞根据这几点,断定桔梗的功效是排脓。但是白散桔梗汤(指桔梗白散与桔梗汤)所主的浊唾,简直是痰,不是化脓球菌所酿成的脓。就算久久吐之,所吐的也未必是真脓。在下于是悟得仲景之所谓脓,是指人体内不当有而有的半流动体,上之在气管支气管,下之在肠。凡不当有的半流动体,皆为之脓。而桔梗皆有本领把他排除掉。桔梗也能排除下部的脓。不过桔梗虽能排脓,若要排上部的脓,须与贝母、杏仁等治肺药同用;若要排下部的脓,须与枳实、橘皮等肠胃药同用(见《陆氏医论集》卷四)。我们再来看看《本经疏证》怎么说的,"排脓何必取桔梗?盖皮毛者肺之合。桔梗入肺,畅达皮毛,脓自当以出皮毛为顺也。散之所至者深,汤之所至者浅。枳实芍药散,本治产后瘀血腹痛,加桔梗鸡子黄为排脓,是知所排者,结于阴分血分之脓;桔梗汤本治肺痈吐脓喉痛,加姜枣为排脓汤,是知所排着,阳分气分之脓矣。二方除桔梗外,无一味同,皆以排脓名,可见排脓者,必以桔梗,而随病之浅深以定佐使。是知桔梗者,排脓之君药也。"现代药理研究认为,桔梗有比较强的抗感染作用,这种药性对脓性分泌物也是适宜的。所以要引证这些文字,只是提醒:桔梗绝非只有上部引经作用,桔梗还是排脓药,特别是对于那些脓性分泌物的病症,不管是上部或是下部,都是适宜的。

约言:阑尾炎穿孔术后,遗患腹痛,今因感寒,腹痛又作,恶心呕吐,舌淡苔白,脉濡,拟当归四逆汤加排脓汤治之。

9. 变通当归四逆汤治疗痛经厥逆

治验:23岁,学生。月经不调年余,经期延后,行经时腰痛如折,少腹冷痛,手足逆冷,得温则痛减,痛甚则昏厥。经色紫黯,量少,伴有呕吐恶心。细问病史,起于冬季泰山旅游,适值经净之时,因入野厕,自感寒袭于下,冷冽异常,旋即腰腹冷痛,经期错后,经来而发痛经。其人面色㿠白,形体消弱,手足欠温,舌质淡红略黯,边有瘀斑,苔薄白而润,脉象沉细而弦,左关弦细而涩。脉证合参,乃系寒客胞宫,血脉瘀滞所致,法当温经散寒、养血通脉,方以当归四逆汤加味治之。

方药:当归12克,桂枝9克,白芍12克,小茴香9克,甘草6克,吴茱萸6克,炮姜6克,失笑散18克(包煎),半夏9克,通草6克,大枣6克。水煎服,每日1剂,分两次服用。自述服上药18剂后,手足转温,腰腹冷痛亦减,精神倍加,食欲增强。经来痛减,呕吐昏厥未作。舌质红,脉来细数。为寒邪得散,趋于化热,去大辛大热之炮姜,加生姜3片;去活血之失笑散,以免久用伤正。增醋香附入肝以理气行滞,调达气机。续进12剂,诸症悉平,月事得时而下。一年后随访,痛经未再发作。

来源:路志正.路志正医林集腋[M].北京:人民卫生出版社,2009:62-63.

注释:本例主症为经期延后,经行腰腹冷痛,手足厥冷,呕吐昏厥等,加之脉沉弦而细,显系厥阴病无疑。从厥阴经脉起行所过着眼,大凡阴部、少腹、两胁、头部的病症,皆可考虑从肝经论治。本方取当归四逆汤去细辛,加小茴香温经散寒,养血通脉;增吴茱萸、炮姜暖肝散寒,温中降逆;入失笑散,行气活血以化瘀止痛。诸药合用,温阳而散寒,化瘀以通脉。任冲脉盛,血海自充,月事自然归顺。

约言:经行腹痛,手足厥冷,痛甚则昏厥,得温则减,肝经寒凝也,当归四逆汤加味治之。

理中汤类方治验

1. 理中汤合百合乌药汤治疗胃脘痛

治验： 女性，20岁。胃脘痛三年余，每遇寒凉天气或偶食寒性食物即发。伴有恶心，不断打嗝，不欲饮食。刻诊：手按胃脘，不停呻吟，其面色淡黄，大便溏薄，小便清长，舌质淡红、苔薄白而润，脉沉细无力。脉证分析，系脾胃虚寒、胃气失和证，方用理中汤合百合乌药汤加味治之。

方药： 党参15克，炒白术10克，炮干姜6克，生百合15克，炒乌药10克，砂仁6克，木香6克，炙甘草10克。水煎服。连服6剂，症状均减，后随症加入草果、莪术，或公丁香、鸡内金、麦芽，继服15剂，病告临床痊愈。

来源： 毛德西等．毛德西方药心悟［M］．北京：人民卫生出版社，2015：36.

注释： 理中汤（丸）在《伤寒论》中有两条，一条出自"辨霍乱病脉证并治"篇，一条出自"辨阴阳易差后劳复病脉证并治"篇，均不在六经正篇内；所述症状并不明显，均以"寒"字表示之。后世医家认为它的主症应当是：腹痛，恶寒，下利，脉细等，并被视为"太阴病"的主方。是方由人参、干姜、白术、炙甘草四味组成，人参、白术益气健脾，干姜温中散寒，甘草健脾和中，是健脾和中、温阳散寒之代表方。此例症状符合理中汤方证。而百合乌药汤出自陈修园《时方歌括》，为治"心口痛"之要方，具有"通气以和血"之功效。另加木香、砂仁理气止痛，尤宜中焦虚寒之气滞证；后加草果，意在辛温启闭；莪术理气止痛，且又善于行气散结。综合分析，此例为虚寒之中兼气滞，故取理中汤与百合乌药汤合用，随症加味，病症顿失。

约言： 胃脘疼痛，遇寒则发，不欲饮食，时呻吟，理中汤合百合乌药汤治之。

2. 真武汤加减治疗心力衰竭

治验： 心力衰竭，出现肝肿大、肺淤血、水肿，提示心阳虚衰，肺气壅塞，升降失常，血瘀不化，水不化气，真武汤主之。肺热郁闭者，加麻杏石甘汤，此为"开鬼门"法；小便不利者，加五苓散方，或消水圣愈汤，此为"洁净府"法；瘀血明显,肝脾肿大者,加桃红四物汤去生地加藕节、苏木,此为"去菀陈莝"法。以上为赵锡武先生用真武汤"治水三法"。

方药:黑附子9克,白芍10克,茯苓15克,白术9克,生姜9克。水煎服。其配辅方药依次如下。

①麻杏石甘汤:炙麻黄10克,炒杏仁10克,生石膏30克,炙甘草10克。

②五苓散:猪苓10克,茯苓10克,白术10克,桂枝10克,泽泻15克。

③消水圣愈汤(陈修园《时方妙用》):附子3克,桂枝6克,细辛3克,麻黄5克,甘草3克,生姜6克,大枣2枚,知母10克。先煮麻黄,去沫,后入诸药。水肿甚者,加防己6克。

④桃红四物汤加减:桃仁10克,红花10克,当归10克,赤芍15克,川芎10克,藕节30克,苏木10克。

来源:中国中医研究院西苑医院.赵锡武医疗经验[M].北京:人民卫生出版社,2005:26-30.

注释:真武汤出自《伤寒论》82条与316条,前者见于太阳病篇,后者见于少阴病篇,一个方证见于性质截然不同的两篇,引起后世医家不同理解。有人认为是错简,是王叔和在整理中的错误;有人认为无可非议,是正确的排列。笔者认为从理论上讲,太阳与少阴相表里,"太阳虚即是少阴,少阴实即是太阳",两者是可以互相转化的。即太阳篇误治可以见到少阴病,少阴病治疗得当可以出表而转化为太阳病。从临床实际上讲,外感病突变为少阴病者并非没有,如外感病诱发急性心肌炎或急性肾病者,多有报道。所以我们从临床上去理解,就会悟出道理来。

赵锡武先生用真武汤为主方配用"治水三法"治疗心力衰竭,在医界影响至深。心力衰竭多见心肾两虚,宜用强心扶阳、宣痹利水之真武汤,取壮火制水之意,为治之本;辅以开鬼门、洁净府、去菀陈莝三法,为治之标。标本并治,则水消不易复作。在具体治疗时,赵老对心律失常的经方应用,亦独具经验,他推崇炙甘草汤、桂枝甘草龙骨牡蛎汤、茯苓甘草汤诸方。假以时日,可获良效。

附:病例三则

①邓某,女,48岁。因浮肿半年,加重一周于1963年6月15日入院。入院时见咳嗽吐白痰,气短心悸,下肢浮肿。查体:端坐呼吸,颜面浮肿,唇轻发绀,颈静脉怒张,心界向左扩大。心率100次/分,律齐,心尖瓣区可闻及Ⅱ级吹风样收缩期杂音。两肺满布细湿啰音。其他:略。诊断:慢性气管炎,慢性肺心病,阻塞性肺气肿,心衰Ⅲ°。中医辨证:系心肾阳虚,痰湿阻遏,肺气壅塞。宜温阳宣肺、豁痰利湿,真武汤加开鬼门法治之:炮附子6克、杭芍9克、炒白术9克、茯苓12克、甘草9克、麻黄8克、生石膏12克、生姜9克、杏仁9

克、白茅根 30 克、车前子（布包）15 克、大枣（擘）5 枚。服 3 剂，尿量显著增加。5 剂后，肿退。后加入厚朴、陈皮宽肠理气之品。6 剂后，心率减慢。后又以厚朴麻黄汤清肺泻热，豁痰平喘，服药一周，诸症均除，出院返家。

②张某，男，54 岁。因咳喘 5 年，加重 2 周，于 1961 年 11 月入院。原患肺心病心力衰竭，经治疗已控制。本次因感冒咳喘发作，痰多黏稠，肢肿尿少，心下痞满，腹胀不适。查体：重病容，息促不能平卧，唇发绀，两肺中下闻及湿性啰音。心率 100 次/分，律齐，心界略向左扩大。其他：略。诊为"慢性气管炎、阻塞性肺气肿、慢性肺气肿、心力衰竭Ⅲ°"。中医辨证：系心肾阳虚，痰湿阻滞。宜用温阳利水、蠲饮化湿法，方以消水圣愈汤治之：桂枝 9 克、甘草 9 克、麻黄 4.5 克、黑附片 9 克、知母 9 克、防己 12 克、生姜 9 克、杏仁 9 克、大枣（擘）6 枚。服后尿量增多，水肿渐消。住院 13 天，腹水征转阴性，遂改用益气养心、清肺化痰之剂。3 剂后，咳喘虽减，但尿量显著减少，浮肿又显，因此又继用消水圣愈汤加入茯苓 30 克、车前子（包）30 克，尿量再显增多而浮肿消退，咳喘亦减，精神食欲均好，心率 84 次/分，临床表现心衰已控制。

③游某，男性，24 岁。3 年来心悸气短，近 7 个月尤甚。于 1964 年 4 月 29 日入院。1962 年曾诊为"风湿性心脏病"，近期病情加重。查体：唇发绀，巩膜黄染，咽红，颈静脉怒张，两肺底可闻干湿性啰音。心界向左右扩大，心尖区闻及Ⅲ级吹风样收缩期杂音及Ⅳ级隆隆样舒张期杂音，心律不齐。其他：略。诊为：风湿性心脏病、二尖瓣狭窄关闭不全、房颤、心源性肝硬化、心力衰竭Ⅱ°。中医辨证：系心肾阳虚，兼有瘀血，选用真武汤合去菀陈莝法：炮附子 9 克、杭芍 30 克、茯苓 18 克、白术 15 克、生姜 9 克、肉桂 6 克（后下）、沉香 6 克（后下）、当归 12 克、红花 12 克、白茅根 30 克、藕节 10 枚。服 5 剂后，尿量增加，心衰明显好转。后因附子缺药，病情出现波动。继用原方，病情已趋好转。出院时一般情况尚佳，活动后未见明显心悸，浮肿消失，说明本次心衰已得到控制。

上述 3 例是赵老单纯用中药控制心衰的验案。3 例均表现为心肾阳虚证，故皆取真武汤为主方。例 1 肺气壅塞明显，故兼用开鬼门法，加用麻杏甘石汤；例 2 由于肢肿尿少较重，故直接用消水圣愈汤温阳利水，洁其净府；例 3 瘀血指征明显，故兼用去菀陈莝法，加用当归、红花、藕节等。心力衰竭病情复杂，其正气虚极难以维系生命，而水瘀互结又难以利之散之。赵老权衡虚实，大胆选用真武汤维护真阳，"治水三法"消水散结，故能挽生命于危急之中。像心力衰竭这样危重的病症，在前辈眼里，治疗起来，亦然得心应手，效如桴鼓，可见经义不可丢，经方不可弃，仍然是治疗大病危症的有力武器。

约言：肺心病，心力衰竭，依赵锡武真武汤"治水三法"治之。

3. 真武汤加僵蚕、防风等治疗眼睑眴动

治验：女性，56岁。自述左侧上下眼睑眴动三年余，多方治疗罔效。近月来病情加重，一日之间眴动发作数十次，每次35分钟，眴动时畏惧视物，以手覆压左眼，终止家务，直待眴止。视力不减，无羞明眵泪，饮食、二便正常。唯情绪易激动，舌淡、苔白润，脉寸浮尺沉。推论病机，当属肾水冻结，木失所荣，阳虚风动。真武汤增减治之。

方药：制附子6克，白芍20克，茯苓15克，谷芽15克，白术10克，僵蚕10克，防风10克。水煎服，5剂。服药3剂，眴动大减，尽剂告愈，又以柴芍六君子汤5剂善后，随访7个月，未复发。

来源：黎明质. 真武汤新用［J］. 新中医，1991（11）：41.

注释：肾水者肝木之母也，肾水无阳气温煦，便成死水，死水何以养肝木。肝木无水所养，或成枯木，或风摇而动，此患乃风摇木动也。治疗不是直接息风，而是温阳化气，使死水便成活水，肝木得养，何患风动之苦。真武汤乃温肾阳化阴水之良剂，所加谷芽，疏肝之品也；僵蚕、防风，直接息风之药，此三味均无治标之味，可能是医者为使疗效来得快一点而已，好在药量不大，未影响主药之功效。笔者认为，开始只拟真武汤最好，若不验，再作加减不晚。

真武汤原方所治为"身眴动"，即肢体如水流之动。"阳气者，精则养神，柔则养筋。"今阳虚不能温煦，经络不能自持，故见眴动之患。这种眴动，不仅仅限于肢体，凡身体某处眴动者，均可考虑用真武汤治之。

约言：凡身体眴动，或在上，或在下，脉沉，舌苔白滑，阳不化气也，真武汤主之，若加少量祛风药亦可。

4. 真武汤加大黄、肉桂治疗癃闭

治验：女性，74岁。正值脑卒中后遗症期。住院期间，症状见神疲，四肢无力，小便不通，需插管排尿，大便秘结，舌淡胖，苔薄白腻，脉沉细。曾数次拔除尿管后未能自主排尿。请李可先生会诊。李可先生考虑为肾阳亏虚，气化无力，遂以温阳利水法，予真武汤加大黄、肉桂治之。

方药：熟附子30克（先煎），茯苓30克，白术30克，干姜30克，白芍30克，炙甘草15克，大黄10克，肉桂10克。每日1剂，服用3天后，拔出尿管，患者自解小便，大便通畅。其后持续服药3天，小便通利，精神好转。

来源：邓铁涛. 名师与高徒［M］. 北京：中国中医药出版社，2009：298.

注释：肾主水液,而司二便,与膀胱相表里。肾脏在调节体内水液代谢方面起着极其重要的作用。李老认为,本例患者年老病久,正气虚极,肾阳不足,命门火衰,膀胱气化无权,阳不化阴,故小便难排。真武汤为温补命门的首方,附子为方中领军之药,温壮命门之火,使得机体阳气充足,十二经脉方能温通,所藏之阴浊才能得以温化;白术为君药之臣,健脾除湿,与附子相配,后世医家名为"术附汤",脾肾得到温养,才有利于水湿之通利;茯苓淡渗利水,生姜散湿,共为佐药;芍药酸寒养阴,滋阴养肝,有利于肝气之疏条,又有预防温燥药伤阴之弊。李可先生在具体应用时对真武汤有所改进,所加大黄有利于泄利浊阴(针对大便不通),易生姜为干姜,加肉桂,以加大补火助阳之力,甘草和中解毒。李可先生认为"无阳则阴无所生",肾为二便之关,得阳则开,得阴则闭。阳气充足,肾关开阖有序,二便自然通畅。

约言：阳虚癃闭,病在少阴也,真武汤主之。

5. 真武汤合玉屏风散治疗摆头运动症

治验：男性,2岁。其母述患儿头部摆动近2月。初以为小儿牙牙学语的顽皮动作,未加注意。后发现患儿头部摆动于跑动劳累后易作,无方向性,数日一发,或一日数发,且有日趋加重之势,发作剧烈时有欲擗地之状。患儿素体虚弱,易腹泻与感冒,体胖出汗如洗,面色白,山根青,肢冷,尿床频作,食少便溏,舌质淡嫩,苔白,指纹青紫。证属肾阳衰微,水湿内停,兼表气不固,方以真武汤加味治之。

方药：附片10克,茯苓10克,白术8克,白芍6克,生姜1片,黄芪8克,防风4克,小枣5枚。连服3剂,摆头明显减轻。再服2剂,摆头停止,转以归芪六君汤收功。

来源：张广麒.真武汤治疗不自主运动病症四则[J].江苏中医杂志,1982(5):38.

注释：患儿有反复感冒、腹泻疾患,加之出汗多,耗散卫阳,他如肢冷、尿频、便溏、山根青等,显系肾阳衰微之证。头为诸阳之会,"阳气者,精则养神,柔则养筋。"阳气不能奉养,筋脉失于温润,故见头摆身晌动。如此证候,与真武汤方义合拍。真武者,北方阴精之宿,以阳用事,走肾温经且护一身之卫阳。是方振奋阳气,鼓动全身阳气抵御外邪;加用玉屏风散护卫祛风,小枣补气守中。卫阳出自下焦,肾阳足则卫阳充沛,何有风动之虞。

约言：患儿头部摆动,面色白,山根青,肢冷,尿床频作,指纹青紫。证属肾阳衰微,水湿内停,兼表气不固,方以真武汤加味治之。

6. 真武汤加龙骨、牡蛎等治疗阳虚型高血压

治验：女性，70岁。发现高血压病3年。头晕，头痛，耳鸣不聪，劳累则加重，形体日渐肥胖，小便有时失禁，晚间尿频，痰多，怕冷，手足偏凉。饮水则腹胀，饮食喜温，不能吃生冷。血压230/118mmHg。六脉沉细，右甚；舌偏淡苔滑。属阳虚水逆，治宜温阳镇水、健脾化痰，真武汤加龙骨、牡蛎治之。

方药：茯苓10克，生白术6克，白芍6克，川附子6克，生姜5克，法半夏10克，生龙牡各12克。后又随症加入五味子、龟甲、橘红、白芥子。血压维持在200/100mmHg，自觉症状明显减轻。

来源：中国中医研究院.蒲辅周医疗经验[M].北京：人民卫生出版社，2005：185-186.

注释：此阳虚痰盛之高血压，年届古稀，阳虚证候明显，不可用平肝息风套法治之。有是证，用是药，这是不可随意更替的法则。如果用西医的观点，见到高血压，就去找能降压的中草药，或中成药，其结果常与初衷相悖。蒲老所用方药，附子与半夏相反而相成，这是依据病情需要而取舍的。但用温阳法治疗高血压，极须慎重，不能将温阳药降压作为猎奇物而用之。非阳虚证而用温阳药，必生他变。

约言：高血压，怕冷，手足不温，舌淡，脉细，阳虚也，真武汤加龙骨、牡蛎治之。

7. 真武汤合黑锡丹治疗肾虚哮喘

治验：女性，40岁。哮喘7年，秋冬病进，春夏病退。5日前感受风寒，哮喘转甚，医以解表平喘法，无效，反而汗出淋漓。当晚呼吸迫促，不能平卧，精神萎靡，面青肢冷，额头汗出，脐下忧惕不安。舌苔灰黑而润，脉细微。脉证互参，肾阳虚之哮喘也，真武汤合黑锡丹治之。

方药：熟附子9克（先煎），白术6克，茯苓9克，白芍6克，生姜3片，高丽参6克，杏仁9克，五味子6克，黑锡丹6克（兑服）。上药以水3杯，煮取1杯，药渣再煮，取汁1杯，一日2次，温服。上药急煎取汁，服药后半小时，感觉心中烦热，头晕头胀，如醉而眠，两小时醒来，哮喘竟退大半，汗出已敛。面红肢温，患者颇以为喜。仍照原方继服2剂，哮喘基本平复。黑苔已退，改服丸剂，以巩固疗效。

处方：熟地60克，附子10克，高丽参30克，山萸肉45克，茯苓60克，泽泻30克，炒山药60克，五味子15克，细辛10克，胡桃仁45克，紫河车60克，

蛤蚧 1 对。共为细末,炼蜜为丸,丸重 9 克,早晚各服 1 丸。

来源:孙朝宗.孙鲁川医案[M].北京:人民卫生出版社,2008:85.

注释:真武汤为温阳利水剂,很少用于咳喘之疾。但从辨证论治角度看,只要是阳虚水停之疾,均可以考虑用真武汤治疗。何况《伤寒论》316 条真武汤方下有或然文,"若咳者,加五味子半升,细辛、干姜各一两。"可见用真武汤治疗咳喘并非空穴来风。本例有明显的季节性发病,又有面青肢冷、舌苔灰黑而润等阳虚证候,故取真武汤治疗是理所当然的事。加入高丽参补气温阳,增强心肺功能;杏仁、五味子以利平喘。所用黑锡丹为平喘中成药,由黑锡、硫黄、附子、川楝子、葫芦巴、肉豆蔻、补骨脂、沉香、小茴香、阳起石、肉桂制成。药性偏于温阳,具有温阳降逆、坠痰定喘的作用。用于真元亏虚,上盛下虚,痰壅气喘,胸腹冷痛等。

约言:肾虚哮喘,遇冷加剧,面青肢冷,真武汤合黑锡丹治之。

8. 附子汤治疗定时臂痛

治验:女性,39 岁。13 年前曾患产后大出血,经治血止。半年后,右上肢肩下腕上整个部位有痛感,逐渐加重,每于夜半子丑时痛甚难忍。众医皆以阴虚而治,用滋阴养血通络法,久治无效。刻诊:夜半子丑痛甚,难以睡眠,平时汗出湿衣,手足心热,恶心,舌体淡胖、苔白厚腻,脉沉缓无力。证属肾阳虚弱,寒湿内生,流注经络,阻遏气血,不通则痛。取附子汤治之。

方药:制附子 30 克(先煎 30 分钟),茯苓 18 克,党参 20 克,焦白术 12 克,赤芍 12 克。水煎服。1 剂而痛减,连服 30 剂,诸症均瘥。

来源:张长庆.附子汤治愈十三年定时臂痛[J].国医论坛,1988(6):23.

注释:附子汤见于《伤寒论》304 与 305 条,304 条云:"少阴病,得之一二日,口中和,其背恶寒者,当灸之,附子汤主之。"305 条云:"少阴病,身体痛,手足寒,骨节痛,脉沉者,附子汤主之。"两条经文,前者仅言"背恶寒",而后者则言手足寒,骨节、身体均有痛感,还说到脉沉。由此可知,附子汤的病症为恶寒、骨节疼痛,脉沉。脉证分析,显系少阴肾阳虚愈,寒湿内侵筋骨。法当温阳益肾,祛寒利湿。附子汤最为恰当。附子汤由附子、茯苓、人参、白术、芍药组成。附子温阳,人参益气,白术健脾,芍药舒筋,茯苓利湿,各有作为,而以温阳益气为主,健脾燥湿为辅;芍药可以养肝,从而可以舒筋止痛。骨节疼痛有在表在里之别,其主要区别为脉象,此条脉沉;若脉浮者,则为表证,非附子汤所宜,而是麻黄汤的适应证。

约言:少阴病,身痛,手足寒,夜甚,脉沉者,附子汤主之。

9. 附子汤治疗背冷如冰

治验：刘某，背冷如冰，脊骨不可按摩，虽衣着重裘而不暖。医者有作肾虚治者，有作痰饮治者，有用针灸治者，均无效。其脉沉细而微，背冷脊痛如昔。此阳虚湿重也，附子汤主之。

方药：炮附子 15 克（先煎 30 分钟），芍药 10 克，白术 10 克，党参 12 克，茯苓 10 克。水煎服，一日分 3 次饮用。后加鹿角胶、补骨脂、枸杞、狗脊、千年健各 12 克，外用紫金桂附膏烘热敷于背心处。服上药共 11 剂，半月后，疼痛减轻，欣然还乡。

来源：赵守真.治验回忆录[M].北京：学苑出版社，2009：23.

注释：附子汤由附子、茯苓、人参、白术、芍药五味药组成，其义在于温阳益气，散寒祛湿。方中参、附同用，益气温阳；术附相配，善除寒湿；术、茯配伍，健脾祛湿；佐以芍药之酸，既可养阴柔筋、解痉止痛，又可防温燥伤阴。此例背冷如冰，脊痛不减，显系阳虚寒凝所致，故取附子汤为主方，配以他药与外治法，见效甚捷。

约言：背冷如冰，重裘不温，附子汤主之。

10. 甘草附子汤治疗寒痹

治验：15 岁，患双膝疼痛 3 个月，以秋凉时练操起病。手足凉，膝关节一动即发响作痛，昨夜寐时两脚挛急拘痛，舌红润，脉弦迟。此寒痹也，予甘草附子汤治之。

方药：桂枝 9 克，甘草 9 克，附子（先煎）12 克，白术 12 克，加牛膝 12 克、白芍 6 克。水煎服。服 5 剂后，脚挛定，膝痛减，脉迟（56 次/分），舌质红。宗前法，予桂枝、白术、附片（先煎）、甘草各 12 克，生姜 9 克，大枣 5 枚。6 剂。后又经治 2 个月，随症加入牛膝、木瓜，除右膝仍微有摩擦音外，疼痛、挛急均以消失。

又一：男性，患坐骨神经痛，天冷痛剧，此寒痹也，予甘草附子汤治愈。

又二：男性，患两下肢浮肿冷痛月余，舌脉无异常。予甘草附子汤 12 剂，诸症消失。

又三：某患年 20 岁，两膝疼痛 4 个月。予甘草附子汤加牛膝、木瓜，服 7 剂痛除，未再发作。

又四：某患两膝酸痛，阴寒加剧，已 1 年余。予甘草附子汤加牛膝，服 8 剂痛大减，后取 10 剂制蜜丸，每服 6 克，日服 2 次，服完而愈。

来源: 朱不远. 朱颜医案医话选(续)[J]. 中医杂志,1980(2):15.

注释: 甘草附子汤出自《金匮要略·痉湿暍病脉证治》篇,原文云:"风湿相搏,骨节疼烦掣痛,不得屈伸,近之则痛剧,汗出短气,小便不利,恶风不欲去衣,或身微肿者,甘草附子汤主之。"此条文字亦见《伤寒论》175条。原方由四味药组成,即炙甘草二两、白术二两、附子一枚(炮去皮)、桂枝四两(去皮)。药虽四味,但散寒通痹之力极强。附子为温通十二经之要药,可深入筋骨,搜剔风寒;白术性温,健脾祛湿,可解离关节之湿寒。附子配白术,被后人称为术附汤(见《严氏济生方》《张氏医通》等),善治寒湿体痛、手足厥冷等。桂枝辛温,扶卫阳,祛风寒,与附子相配,称为桂附汤,被后代许多医家所引用,主治体虚血弱、虚汗不止、骨节疼痛等。四味药相伍,"桂枝、甘草之辛甘,发散风邪而固卫;附子、白术之辛甘,解湿气而温经"(成无己语)。概言之,甘草附子汤为双解表里之风寒湿邪,温通经络、解痉止痛之要剂,但以微微汗出为宜。以上病例为中医大家朱颜先生的治验,从中可见他对经方应用之娴熟,非同一般。

约言: 寒痹,骨节疼痛,遇寒加剧,甘草附子汤主之。

11. 苓桂术甘汤加干姜治疗幽门狭窄

治验: 卢姓老太,身体消瘦,患心下水饮数年。平日心下觉寒,稍胀满,西医诊为"幽门狭窄"。积5~6日则头晕、呕吐清水,吐尽方休。如此反复,愈演愈重,住院治疗,中西药无效。考虑为胃寒积饮,且心下时有逆满,非温阳涤饮莫治,取苓桂术甘汤加干姜治之。

方药: 茯苓30克,桂枝10克,焦白术24克,炙甘草10克,干姜5克。嘱服3剂,以观后效。仅服2剂,呕吐立止。近日有泛酸感,拟前方量减半,并加吴茱萸、水炒黄连少许,煅牡蛎12克,常服。

来源: 岳美中. 水饮呕吐一例[J]. 江苏医药·中医分册,1979,(1):27.

注释:《伤寒论》与《金匮要略》均有苓桂术甘汤证条文,《伤寒论》是因误治而致,而《金匮要略》则出自"痰饮咳嗽病"篇,其病位均出于"心下",均有心下逆满、头眩等症。究其原因,还是胃脘有水饮作祟。此例胃寒积饮,心下逆满,积饮上冲,故而呕吐不止,反复发作。与水饮内停之苓甘术甘汤证类同,用之果获良验。

约言: 幽门狭窄,呕吐清水,时时头晕,此积饮也,苓桂术甘汤加干姜主之。

12. 苓桂术甘汤加泽泻、半夏等治疗口喷白沫

治验: 男性患者,症状奇特。口中"嘶嘶"作响,其声周围人都可听到,且

口中从气门向上喷吐白沫,喷得很远。就诊时用手掩口,伴有恶心,大便不调,时而溏便,时而干结。同时又咽喉哽噎,吞咽不利,头沉,手颤。脉沉弦而滑。刘渡舟先生接诊后,用苓桂术甘汤加味治之。

方药:茯苓、桂枝、白术、甘草、泽泻、半夏、生姜。原文无剂量。服用7剂,病人症状完全消失。

来源:陈明.伤寒论讲堂实录(上册)[M].北京:人民卫生出版社,2014:291-292.

注释:刘老所用的7味药,实际上是三个方合起来的,即苓桂术甘汤、泽泻汤、小半夏加茯苓汤,除去重复的药,三个方仅有七味药。如此奇特的病,中西病名都不好起,仅用七味药就把病人数年的痛苦解除了。

约言:口喷白沫,伴有大便不调,苓桂术甘汤加味治之。

13. 苓桂术甘汤加二陈汤治疗头眩

治验:女性,50岁。头眩不能视物,甚则呕吐,少气无力,脉象细缓,舌质胖润,初用桂枝汤加葛根、秦艽无效,加入天麻亦无改善,后从舌体胖大、苔薄白入手,以痰饮论治,拟苓桂术甘汤加二陈汤加味治之。

方药:茯苓20克,白术15克,桂枝、炙甘草、法半夏、陈皮、天麻各10克。嘱咐3剂,药后果然灵验,眩晕如失,头脑清明,不眩不晕,精神大振,继服7剂,疗效显著。

来源:陈瑞春.陈瑞春论伤寒[M].长沙:湖南科学技术出版社,2003:150.

注释:《金匮要略·痰饮咳嗽病脉证并治》篇云:"病痰饮者,当以温药和之。"又云:"心下有痰饮,胸胁支满,目眩,苓桂术甘汤主之。"眩晕有多种因素,医者多从风论治,如用桂枝汤、葛根汤等,本例如是。后医者仔细推敲,从舌体胖大着眼,以痰饮治之,取苓桂术甘汤与二陈汤合用,疗效十分显著。

约言:头眩不能视物,甚则呕吐,舌体胖大,苔薄白,此痰饮作祟也,苓桂术甘汤合二陈汤治之。

14. 桂枝人参汤加五苓散治疗腹痛

治验:男性,51岁。大便稀薄,一日数次,腹痛喜按,喜温,手足不温,脉细,苔白,桂枝人参汤加五苓散主之。

方药:桂枝10克,党参15克,干姜6克,炙甘草6克,炒白术12克,茯苓10克,猪苓10克,泽泻10克。煎此汤时,先煎人参等四味,便于发挥温中散寒、补益脾气的作用;后下桂枝,取其芳香祛风,而不受人参、干姜的羁绊。此例进药 6 剂,症减其半,调理月余而愈,一年未复发。

来源:聂惠民.聂氏伤寒学[M].北京:人民卫生出版社,2009:399.

注释:桂枝人参汤见于《伤寒论》163 条,"太阳病,外证未除而数下之,遂协热而利,利下不止,心下痞硬,表里不解者,桂枝人参汤主之。"本条病机为表里俱寒,而里重于表,主症为"协热而利,心下痞硬"。方由理中汤加桂枝组成。《伤寒论》中有两条协热下利证,一是葛根黄芩黄连汤证,一是桂枝人参汤证;前者为表里俱热,后者为表里俱寒。两者性质迥异,临证当细辨之。伤寒学家聂惠民指出,本方应用范围为:感冒、流行性感冒、结肠炎、慢性胃炎等。曾用此方加山药一味,治愈一例患十余年的结肠炎患者。

约言:大便稀薄,日数次,腹痛喜按,桂枝人参汤加五苓散治之。

15. 桂枝人参汤合玉屏风散治疗虚寒性高血压

治验:男性,60 余岁,南方人。患高血压多年,一直用进口西药维持,时间久了,血压降得不理想。后来服了不少中药,多是平肝、镇肝类药物,如牡蛎、石决明、钩藤、天麻、生石膏等。服了这些药,血压不但不降,反而浑身发抖、发凉。自己感觉是"伤寒",就到书店找书看,想从书中找个好方。看到陈明所著的《伤寒名医验案精选》,其中有些医案吸引了他,就通过北京的亲戚找到了陈明。这位亲戚直言,病人住在广州,请陈明到广州给这位病人诊治。到了广州,见到这位病人,陈明第一个印象是病人怕冷、恶寒,还有大便长期不成形。舌苔白腻,容易出汗,越出汗越怕冷。综合分析,这是一个中焦虚寒加外寒的病症。看他以前所服用的方子,多是龙骨、牡蛎、石决明、柴胡、黄芩之类。于是开了桂枝人参汤合玉屏风散。

方药:桂枝人参汤合玉屏风散,方中用的是高丽参 10 克,黄芪 30 克。这位病人看了方子说,"教授,这两个药不是升血压的吗?"当时他的血压是170/110mmHg。陈明说:"中医看病是结合你的个人体质,你的血压是虚寒性血压,你看你以前吃的药,越吃越高,一凉血管就收缩了,血压反而不好降。"当时陈明给他开了 3 剂药,告诉他吃了 3 剂药后可以打电话联系。结果这位病人十多天未打电话。两周后的一天,这位老先生带着夫人,到北京找到了陈明,陈问他为什么不打电话来?他说:"我吃了 3 剂药,觉得浑身暖和,一暖和,血压就往下降,收缩压 150mmHg,我觉得不错,就一直服用到现在。"

来源:陈明.伤寒论讲堂实录[M].北京:人民卫生出版社,2014:305-306.

注释:本书为什么选用这个医案,是有针对性的。正如陈明所说,当前中医治疗高血压,局限于平肝、镇肝、息风、清热等范畴,所用方剂以天麻钩藤饮、镇肝熄风汤、黄连解毒汤等为多,成了套路,就脱离了辨证论治这个前提。陈明在书中说:"中医看病是结合你的个人体质。"这位病人所用的桂枝人参汤合玉屏风散,是特具双向性调节作用的方剂组合。如果是虚寒性高血压,它可以降压;如果是低血压它可以升压,这就是中药的双向调节。陈明说:"这种双向调节只能在活人身上实现,拿到体外去研究根本不行,因为它不能离开活的环境"。后来这位病人说:"高丽参降压好啊!"陈明说:"你千万不能这么说,如果是一个肝阳上亢的高血压,你一下就给人家吃崩了。"这就是辨证论治的具体应用。

约言:虚寒体质,恶寒怕冷,若患高血压,可予桂枝人参汤合玉屏风散治之。

杂法类方治验

1. 炙甘草汤治疗期前收缩

治验：心动悸，胸闷不适，自感心跳停搏，皮肤干燥，容易疲劳，口干，大便秘结，脉象不整，舌质淡红，苔薄白；心电图显示：心律失常。炙甘草汤主之。

方药：炙甘草 12 克，桂枝 10 克，生姜 9 克，麦门冬 18 克，火麻仁 9 克，人参 6 克，阿胶 6 克，生地黄 48 克，大枣 10 枚（擘）。以水酒各半煎取两次，去渣，纳阿胶烊化，分两次温服。

来源：中国中医研究院．岳美中医案集［M］．北京：人民卫生出版社，1978：66.

注释：炙甘草汤在《伤寒论》中为补益剂，补气养血、滋润血脉，为后世滋补剂之祖。上述剂量为岳美中先生的临床使用量。他还写道：一医者治一脉结代、心动悸患者，予炙甘草汤，未按仲景药量，而是任予 6 克、9 克，虽服良久，无效。问岳老，岳老嘱按仲景原方药量再服，四剂而愈（见《岳美中医学文集》25 页）。

对于炙甘草汤的应用，有两个问题需要说明，一是炙甘草汤的主药问题，既然以炙甘草为方名，当然应以炙甘草为君药，但后世医家竟将炙甘草退为附庸地位，如柯韵伯将炙甘草视为佐药，认为其作用仅仅是"不使速下"而已，真正变成了一个"和事老"的角色。其实陶弘景在其《名医别录》里就说道，炙甘草有"通经脉，利血气"之功，这对于"脉结代"的治疗是非常合拍的。另一个问题是，许多人对大剂量使用生地黄不理解，认为阴性甘寒药用量太大，容易影响药物的效果。这个问题，曹颖甫曾云："盖本方由七分阴药，三分阳药，阴药为体，阳药为用。生地至少当用六钱，桂枝至少亦须钱半，方有效力。"岳美中则解释道："阴药非重量，则仓卒间无能生血补血，但阴本主静，无力自动，必凭借阳药主动者以推之挽之而激促之，才能入于心，催动血行，使结代之脉去，动悸之证止。假令阴阳之药平衡，则濡润不足而燥烈有余，如久旱之禾苗，仅得点滴之雨露，立见晞干，又怎能润枯泽槁呢？"这种分析颇有见地，值得我们借鉴。但大剂量的生地会引起腹泻，对此笔者常加入炒山楂伍之，以免腹泻之虞。另外,在具体应用时,还要注意煎服方法,那就是取清酒(7份)、水(8份)同煎,阿胶烊化,一日三服等。

约言:脉结代,心动悸,气阴两虚者,炙甘草汤主之。

2. 炙甘草汤加甘松、仙灵脾治疗室性期前收缩

治验:男性,57岁。患胸闷、气短年余,加重一周而就诊。曾于一年前患室性期前收缩,呈二联律或三联律,甚者四联律,用双嘧达莫片、丹参片有效。一周前突然发作,胸闷不适,舌红苔净,脉结代。证属心脾气血亏虚,血行不畅,炙甘草汤加甘松、仙灵脾治之。

方药:炙甘草10克,麦冬15克,生地20克,火麻仁10克,桂枝6克,甘松6克,白薇10克,仙灵脾15克,党参10克,九节菖蒲6克,莪术10克,每日1剂,水煎服。进服35剂,自觉症状消失,脉迟缓。原方去火麻仁,加败酱草15克,10剂后已无不适,自己停药。数天后,又感胸闷,且有停搏,早晚发作,白天如常。据其发作有时,仿小柴胡汤意,增入柴芩,以和少阳。服10剂后,症状消失,脉律整齐,上方继进2周,以巩固疗效。

来源:张喜奎.陈亦人医案医话[M].北京:中国中医药出版社,2012:20.

注释:此例虽仅以胸闷为苦,但心律不齐明显,符合《伤寒论》177条所言:"伤寒,脉结代,心动悸,炙甘草汤主之。"此例为伤寒学家陈亦人临床治验,方内加入了行气活血药物,如甘松、莪术、石菖蒲等。特别是患者后期发作(早晚发作,白天如常),陈氏取少阳(寒热往来)发作有时之意,加入小柴胡汤主药柴胡与黄芩二味,以解少阳之郁,其疗效果然如期。陈氏将炙甘草汤广泛应用于病毒性心肌炎、心脏瓣膜病、冠心病、心内膜炎、室性期前收缩、心房纤颤等,并与《金匮要略》瓜蒌薤白剂等相配伍,注重补养心脾之气血,加以养血化瘀,随证治之,多数获安。

约言:室性期前收缩,有气血亏虚、血行不畅证,炙甘草汤主之。

3. 炙甘草汤加五味子煎剂灌肠治疗心房纤颤(晕厥)

治验:女性,70岁,患冠心病8年。近因感冒并发支气管炎,经治疗好转。但心电图提示:心房纤颤。经吸氧、应用去乙酰毛花苷等,病情一度好转,5天后病情再次加重。西药无效,遂请中医会诊。症见呼吸困难,口唇发绀,听诊两肺满布干湿啰音,心率160次/分,舌淡红干,无苔,脉结代。此为心肺气阴大伤而欲脱,急当益气养阴、复脉固脱,拟炙甘草汤加五味子煎剂灌肠治之。

方药:炙甘草20克,生地30克,人参10克,桂枝6克,麦冬20克,火麻

仁 20 克,阿胶 10 克(烊化),五味子 8 克,大枣 5 枚。因患者吞咽功能不佳,无法口服,而鼻饲管给药又担心插管出现危险,遂改用直肠给药。上药水煎取汁100 毫升,过滤后倒入输液瓶内,将导尿管插入肛门内约 20 公分,通过输液器与药液瓶相连后滴入药液(30 滴 / 分),同时继续用西药治疗。1 剂后症状减轻,继续直肠给药,每日 2 次,每次 100 毫升,3 天后症状大减,听诊心律较前规整,呼吸困难明显缓解,心电图亦见明显好转,又继续用 3 天,病情基本控制,思饥索食,仍以上方以善后。

来源:沙德松.中药直肠给药治愈严重心房纤颤一例[J].中国中医急症,2004,13(5):291.

注释:用炙甘草汤煎剂直肠给药,这是首例。可解决部分患者口服困难的窘境。本例未用生姜,而改用五味子,取五味子敛阴生津之效,与人参、麦冬组合为生脉散,为补益心肺气阴之主剂。由此可见,中药煎剂灌肠之应用,在救治危难疾患方面也可发挥有效作用。

约言:呼吸困难,口唇紫绀,舌红,脉结代,炙甘草汤主之。

4. 复脉汤去麻仁加生牡蛎、西洋参治疗温病误补案

治验:男性,35 岁。其人清瘦,素有咳嗽带血。仲春受风,发热,咳嗽,面潮红。众医以本体阴虚,月临建卯(农历二月),木火乘金为瘰,以清燥救肺为法,重用阿胶、二冬、二地、百合、沙参、二母、地骨皮、牡丹皮等出入互进。至四月初,病势加重,卧床不起,渐渐神志不清,不能语言,每午必排出青黑水一次,量不多。其妻邀诊。刻诊:色苍不泽,目睛能动,齿枯,口不噤,舌苔薄黑无津,呼吸不便,胸腹不胀满,少尿,大便每日中午仍泻青黑水一次,肌肤甲错,不厥不痉,腹额热,四肢微清,脉象六部皆沉伏而数。蒲老诊为阴虚伏热,处以复脉汤去麻仁加生牡蛎、西洋参治之。

方药:炙甘草 18 克,白芍 12 克,干生地 18 克,生牡蛎 30 克,西洋参 10 克,麦冬 18 克,阿胶(烊化)15 克。流水煎,温服,日二次,夜一次。服至 10 剂后,病势无其变化。诸同道有问蒲老"只此一法乎?蒲老答:"津枯液竭,热邪深陷,除益气生津,扶阴救液,别无良法"。蒲老坚持让患者服至 15 剂而下利止,原方去牡蛎续服 20 剂,齿舌转润,六脉渐达中候。服至 23 剂,脉达浮候,其人微烦。是夜之半,其妻请蒲老出诊,说病有变。往视,四肢厥冷,战抖如疟状,脉闭,乃欲作战汗之象。嘱仍以原方热饮之,外以热敷小腹、中脘、两足,以助阳升,希其速通。这是正胜邪却,得汗则生;邪胜正却,不汗则危。不一会汗出,烦渐息。次日往视,汗出如洗,神息气定,脉象缓和,仍予复脉加参,大汗三昼夜第四日开始发言,又微汗三旦夕,自述已闻饭香而口知味。继以复脉全

方加龟甲、枸杞、西洋参,服十余剂,遂下床第行走,食欲增强,终以饮食休息之渐次恢复。

来源:高辉远等.蒲辅周医案[M].北京:人民卫生出版社,2005:81-82.

注释:本例初期,医者误认为阴虚候,其理由是"其人消瘦,素有咳嗽带血",以及刻诊时的"午后微热,面潮红,咳嗽",故重用养阴润燥之品,如二冬、二地、二母、阿胶、沙参等。病势不但不愈,反而渐之神志不清,不能语言,每午必排青黑水便。至此,其证候性质仍难确定。蒲老往视,观察到"齿枯,舌苔薄黑无津""肌肤甲错,脉象六部皆沉伏而数",遂断为"阴虚伏热"。阴虚与前医所说相同,而内有"伏热"说却高于众。对此蒲老在复脉汤的基础上去火麻仁,加入生牡蛎、西洋参二味。这实际上是《温病条辨》一加复脉汤原方又加入了西洋参。西洋参是加强益气养阴(养阴作用大于益气的作用)功效,而生牡蛎则是潜阳之品。潜阳是在养阴基础上,将外浮之阳潜伏于内,不使外越、上浮作乱。在《温病条辨》潜阳药物中,生牡蛎是首选之物,且生牡蛎又有固涩作用,所以在服用15剂后,下利止,乃去之。认证准确,方能大胆用药。蒲老守方守药,坚持让患者服用近七十余剂(后又加龟甲枸杞),后配合热敷法,竟臻康复。蒲老说:"掌握初诊,是临床的重点,凡初诊必须详审有无新感,若有新感,无论阳虚阴虚之体,必先解表,庶免遗患。今既因误补,邪陷正却而气阴两伤,非持续性养阴生津之剂,使正气有可能与病邪一战而复,不能奏功。"

约言:阴虚之体,春月受风,咳嗽,微热,常以清燥救肺为法;但阴未复而伏热起,齿枯,肌肤甲错,复脉汤加减治之。

5. 甘草干姜汤治疗遗尿

治验:男性,30岁,小学教师。患遗尿已久,日则间有遗出,夜则数遗无间。医者或从肾虚而治,投桂附地黄汤或固阴煎;或从脾胃虚寒而治,投黄芪建中汤、补中益气汤等;间用鹿茸、紫河车、天生黄等补益之品,或有效,或无效,久则病情依然。患者口淡,不咳,唾涎,胃纳减,小便清长,大便溏薄,舌白润无苔,脉右寸关弱。投干姜甘草汤温化之。

方药:炙甘草24克,炮干姜9克(炮透)。水煎服,每日2剂。3日后,遗尿大减,涎沫亦稀。继服5日,诸症尽除。

来源:赵守真.甘草干姜汤异病同治的体验[J].广东中医,1962(9):13.

注释:干姜甘草汤于《伤寒论》与《金匮要略》中各有一条,仅有炙甘草与炮干姜两味组成。其病机与"肺中冷"和脾虚有密切关系。所见症状有遗尿、多涎唾等。干姜为温脾、温肺之品,温阳化气,寒气自消;甘草为和中之味,用炙者更具补脾益气之力。两味药具甘温、甘辛之合,甘温者益气,甘辛者散寒。

本例遗尿非肾气虚,故取桂附地黄汤无效;非脾经气虚,故取补中益气汤亦无效。出于"肺中冷"与脾经气虚的考虑,乃取干姜甘草汤治之。干姜炮用,在于温肺胃而不在救阳;甘草炙用,则偏重于温补脾胃。赵守真先生用甘草干姜汤,分别治疗遗尿、劳淋、吐血、泄泻等,均有良效。明代张景岳说"小水虽利于肾,而肾上连肺,若肺气无权,则肾水终不能摄,故治水者必先治气,治肾者必先治肺。"这段文字说明肺气的调节与水液的分布有密切关联。

约言:夜间遗尿无数,口淡不渴,大便溏薄,此脾经阳虚,不能温肺,致肺中冷也,甘草干姜汤主之。

6. 芍药甘草汤治疗脚挛急、跌打损伤

治验:凡脚挛急,跌打损伤,或睡姿不正,因而腰背有筋牵强者,芍药甘草汤主之。

方药:赤芍 30 克,白芍 30 克,生甘草 24 克。水煎服。

来源:曹颖甫.经方实验录[M].北京:中国医药科技出版社,2014:106-107.

注释:芍药甘草汤证见于《伤寒论》29 条,是说外感病,出现"脉浮,自汗出,小便数,心烦,微恶寒,脚挛急",欲使"厥愈足温者",可予芍药甘草汤治之。经方大家曹颖甫对此体验颇深。他在《经方实验录》中有几段话,对芍药甘草汤诠释得很清楚,"今人以本汤为小方,不屑一用之者,非也。芍药能活静脉之血,故凡青筋暴露,皮肉挛急者,用之无不效。""抑芍药甘草汤不仅能治脚挛急,凡因跌打损伤,或睡眠姿势不正,因而腰背有筋牵强者,本汤治之同效。"文中还附有曹氏一例治验。患者两足酸痛,拘急三年矣。用赤白芍各一两,生甘草八钱,两剂而愈。古人对此亦非常重视,如《朱氏集验方》称该方为"去杖汤",主治脚弱无力,行步艰难;《医学心悟》言其该方止腹痛如神;《伤寒分经》用其治疗至夜发热,血虚筋挛等。药虽二味,但作用不可小觑。

约言:脚挛急,行走不利,芍药甘草汤治之。

7. 芍药甘草汤治疗足不能行

治验:

①四嫂。足多行步时则肿痛,色紫,始则右足,继而痛及左足,天寒不可向火,见火则痛剧。天气过冷,则又痛。睡眠时汗出至晨,肿痛止,至夜则痛如故,按历节病论足亦肿,但肿不退,今有时肿退,非历节也。唯痛甚时痉挛,取芍药甘草汤治之。

②老妈。右足行步不良,此有瘀滞也,宜芍药甘草汤以疏之。

方药:四嫂方:赤白芍各 30 克,生甘草 24 克。2 剂愈。

老妈方:赤芍 24 克,生甘草 12 克。

来源:曹颖甫.经方实验录[M].北京:中国医药科技出版社,2014:106-107.

注释:以上两例均为曹颖甫先生的治验。其弟子姜佐景在案后又附一例,更能说明经方的魅力。原文说,姜的朋友雇用一位年老女佣,其右足拘急不能行已七日,行则勉强足跟着地,足尖向上,如躄者然。夜则呼痛达旦,阖家为之勿寐。右足踝骨处有擦伤,溃烂不能收口。女佣早年有"疯气"病,缠绵三年方愈。惧怕此病复发,哭求归里,不肯治疗。后勉强进药一剂,即芍药甘草汤(赤芍 24 克,生甘草 12 克),右足已能全部着地,唯溃烂处反觉疼痛。原方生甘草加之 18 克,又加制乳香、没药各 2.4 克,外用阳和膏等贴之。翌日访之,女佣料理家务,行走如健时。对姜谢曰:君之方,诚神方也,值廉而功捷。姜曰:我不能受君谢,君当谢于吾师,吾师尝用此而得效也。然吾师将亦曰:我不能受君谢,君当谢于仲师。仲师曰:作芍药甘草汤与之,其脚即伸也。姜的朋友吴凝轩曰:芍药能活静脉之血也,故凡青筋暴露,皮肉挛急者,用之无不效。善哉,一语破千古之奥谜。

继之又曰:抑芍药甘草汤不仅能治脚挛急,凡因跌打损伤,或睡眠姿势不正,因而腰背有筋牵强者,本汤治之同效。

择录上述文字别无他意,唯用以说明经方的生命活力,切不可将它囿于条文之内,它是无时限性的。随着日月的推移,其方之立意与配伍之奥妙,终将显示在民众面前。

约言:两足不能行,遇火遇水均重,可用芍药甘草汤治之。

8. 芍药甘草汤加当归、延胡索等治疗胃脘痛

治验:男性,36 岁。公出途中过京,突然发作胃脘急痛,挛痛且硬,手不可近,面青汗出,手足发凉。问其病情,疼痛无缓急之时,且痛止则腹软可按,故确认属于挛痛引起,随投芍药甘草汤加味治之。

方药:赤芍 30 克,白芍 30 克,甘草 12 克,当归 12 克,延胡索 9 克,川楝子 12 克,降香 9 克。1 剂,水煎服。药入胃痛蠲除,挛急之感也失。

来源:侯振民等.印会河抓主症经验方解读[M].北京:中国中医药出版社,2012:133-134.

注释:芍药甘草汤见于《伤寒论》29 条,是为缓解脚挛急而设。原方仅有芍药、甘草二味,两药相配,酸甘化阴,缓急定痛。《素问·阴阳应象大论》云:

"肝在动为握",握者,痉挛、挛急也。筋不舒而挛急,挛急则痛,则抽搐。当以甘味缓之,酸味泻之,芍药甘草汤正合此意。现代药理研究表明,此二药能提高痛阈。印会河先生于此方加入当归、延胡索、川楝子、降香四味,其意在行气活血,使气血之凝滞疏解而痛止。这是印老的经验方,主治胃脘痉挛性疼痛及久痛不愈,原因不明的各种痉挛性疼痛。多用于胃神经官能症、胃炎、胃及十二指肠溃疡属痉挛性疼痛者。印老曾用此方治愈 1 例肾区挛痛的肾结石患者。

约言: 突然胃痛,手不可近,芍药甘草汤主之。

9. 芍药甘草汤加当归、鸡血藤治疗腓肠肌痉挛

治验: 女性,32 岁。于劳动后周身酸痛,尤以两腿腓肠肌痉挛为甚。舌苔白,脉弱。拟活血解痉镇痛法,用芍药甘草汤加味。

方药: 白芍 30 克,甘草 9 克,当归 9 克,鸡血藤 15 克。3 剂。药后症状大减,续服 3 剂,痉愈。

来源: 王佩芳等.姜春华中医学术思想研究及临床经验选粹[M].北京:中国中医药出版社,2007:130-132.

注释: 本例因劳伤而致筋脉失养,故加当归、鸡血藤养血行瘀,舒筋通络。这是中医大家姜春华先生的经验。他说:"芍药甘草汤不仅治脚弱无力、步行艰难等,亦广泛用于胃肠道疼痛、腓肠肌痉挛性疼痛、头痛。举凡胸、腹、胁、背、腿肌肉及神经性疼痛,推而广之;举凡内脏平滑肌痉挛性疼痛,无不可以用芍药甘草汤为基础方,加减应用,特别是在加大芍药剂量时,镇痛作用尤为显著。"姜老治疗溃疡性胃脘痛,加炮姜、乌药、白及等;治疗头痛,加川芎等;治疗神经性呕吐时,加半夏、生姜等;治疗产后痢疾,加香连丸等。

约言: 腓肠肌痉挛,举凡胸、腹、胁、背、腿肌肉及神经性疼痛,均可用芍药甘草汤加减治之。

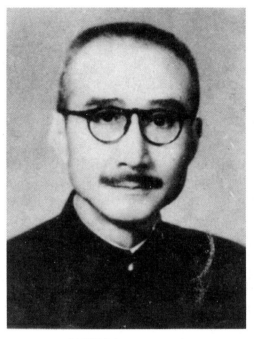

陆渊雷（1894-1955）

　　名彭年，江苏川沙人，近代中西医汇通派代表人物之一。治学严谨，对中医造诣深邃，擅用经方治疗伤寒等流行性热病、慢性肝炎、肿瘤等病。著有《伤寒论今释》《金匮要略今释》《陆氏医论集》《中医生理术语解》《中医病理术语解》《伤寒论概要》《脉学新论》《舌诊要旨》等。

10. 芍药甘草汤合真武汤治疗髋骨剧痛

治验：姚先生。髋骨于睡梦中剧痛，寐欲酣，痛欲甚。天愈热，亦愈甚。脉迟，舌厚而白，应是水气。予芍药甘草汤合真武汤治之。

方药：赤白茯苓各 12 克，苍白术各 6 克，赤白芍各 12 克，炙甘草 3 克，干姜 3 克，黑附块 6 克（先煎），当归 9 克，泽泻 12 克。

二诊：腰髋痛，与苓姜术甘芍草附汤合剂，痛处颇瘥。而新加齿痛，是上部不耐温药，舌白腻。赤白芍各 12 克，干姜 3 克，泽泻 12 克，苍白术各 6 克，炙甘草 3 克，杏仁 15 克。

来源：陈沛沛等．陆渊雷医案［M］．上海：上海科学技术出版社，2010：64-65.

注释：陆渊雷先生是近代上海中西医汇通派代表性医家之一，倡导"中医科学化"，在临床上则十分推崇仲景学说。他的一生，从弃教从医，到捍卫中医、创刊办学、著书立说，并在繁忙中悬壶济世，为探索中医的发展作出了巨大贡献。时人有"北方萧龙友，南方陆渊雷"之美誉，足见影响之深。

本案是陆先生经方治验之一。《伤寒论》30 条云："更饮甘草干姜汤。夜半阳气还，两足当热，胫尚微拘急，重与芍药甘草汤，尔乃胫伸。"脉迟，舌厚而白，说明此证是阳虚内有寒饮水气，所以陆先生说："应是水气。"方用芍药甘草汤缓急止痛，真武汤温阳利水之力在经方中是最强的，加用当归养血活血，泽泻利尿祛水，阳气回而水气去，所以疼痛很快缓解。二诊由于"上部不耐温药"，乃至齿痛，故去附子。

约言：髋骨痛，少阴肾病也，真武汤主之，若加芍药甘草汤亦可。

11. 茵陈蒿汤加味治疗婴儿黄疸

治验：女性，日龄 29 天。皮肤黄染，巩膜轻度黄染，大便黄稠，尿黄，纳眠好，舌红，苔白，指纹风关色紫。检验：血清胆红素 210.2μmol/L，结合胆红素 9.2μmol/L，天冬氨酸氨基转氨酶 571U/L。诊断：婴儿黄疸（湿热型黄疸）。治以清热利湿退黄，茵陈蒿汤加味治之。

方药：茵陈 6 克，生大黄 0.5 克（后下），栀子 0.5 克，茯苓 4 克，太子参 4 克，炙甘草 1 克。3 剂，每日 1 剂，水煎温服，每次 10~15 毫升，一日 3~4 次，哺乳前服。二诊：黄染减轻，指纹正常，前后共服 12 剂，复查血清胆红素、结合胆红素等，均降至正常。

来源：王艳等．茵陈蒿汤加味治疗婴儿黄疸 69 例的效果分析［J］．中国当

代医药,2014,21(7):104-105.

注释:婴儿黄疸,治法与大人同,但不易喂药。此例加入太子参、茯苓、炙甘草三味,意在扶正,药味不杂,不会影响主方之药力。

*约言:*婴儿黄疸,皮肤黄染,指纹风关色紫,茵陈蒿汤加太子参、茯苓、炙甘草治之。

12. 麻黄连翘赤小豆汤加味治疗湿疹

治验:男性,25 岁,皮肤出现粟粒状小疹并发痒半月余,西医诊为"湿疹",经治疗效果不明显,转来中医科治疗。刻诊:臀部及两下肢上端外侧有对称性丘疹,入夜痒甚,搔之出血,有痛感,扪之局部灼热。舌苔黄腻,明显弦细。诊为湿热内蕴,风热外袭,法当外祛风热,内清湿热,并佐以凉血,麻黄连翘赤小豆汤加味治之。

方药:生麻黄 6 克,连翘 10 克,赤小豆 30 克,炒杏仁 6 克,细生地 15 克,黄柏 6 克,苦参 10 克,桑白皮 15 克,牡丹皮 10 克,白鲜皮 10 克,生甘草 10 克。水煎服。服用 15 剂,症状消失。继用金银花 30 克,煮水去渣,用此水煎煮赤小豆 30 克,绿豆 30 克,薏苡仁 30 克,当汤水饮用。

来源:毛德西等.毛德西方药心悟[M].北京:人民卫生出版社,2015:30.

注释:《伤寒论》262 条云:"伤寒,瘀热在里,身必发黄,麻黄连翘赤小豆汤主之。"本方虽言以"发黄"为主症,但其方外发其表,内逐其湿,只要符合表邪不解,湿浊郁里之证,皆可用之。本例为风毒郁闭,内有湿热不得发越。治疗此证,非开腠理风邪不除,非清湿热内毒难解,而麻黄连翘赤小豆汤正具"开泄"与"清利"双向功效,用生麻黄以利腠理之开泄,加牡丹皮、细生地以清血分之湿热,苦参、白鲜皮以除皮肤之瘙痒。方药对证,数剂即除恙。

*约言:*皮肤湿疹,瘙痒,夜甚,患处有灼热感,风热夹湿相搏也,麻黄连翘赤小豆汤主之。

13. 麻黄连翘赤小豆汤合玉屏风散治疗过敏性紫癜

治验:女性,43 岁。以间断双下肢紫癜,伴血尿蛋白尿 32 年,加重 2 周而就诊。患者 12 岁出现过过敏性紫癜、紫癜肾,间断双下肢紫癜,伴血尿蛋白尿。曾口服醋酸泼尼松及来氟米特治疗,症状一度好转。先后两次服中药治疗。2 周前再次外感,紫癜症状第 3 次复发。刻下症:双踝周围紫癜皮疹刺痒,伴尿潜血 4+,尿红细胞 28.8/HP,自觉疲乏,下肢无力,咽喉不利,容易外感,饮食可,大便调,夜眠可。舌质黯红、苔白,脉细弱。中医诊为:紫癜,属血热伤络,气虚夹瘀。西医诊为:过敏性紫癜,紫癜肾。治法:清热解毒,益气活血。方以麻黄连翘赤小豆汤合玉屏风散加味治之。

方药:麻黄 5 克,连翘 10 克,赤小豆 30 克,黄芩 10 克,桑白皮 15 克,生黄芪 30 克,防风 10 克,茯苓 15 克,白术 10 克,赤芍 10 克,紫草 12 克,仙鹤草 15 克。7 剂。中成药:鼻咽清毒颗粒,每次 1 袋,每日 2 次,口服。经治疗病情好转。二诊时,以麻黄连翘赤小豆汤合三两三加减。三诊时,病情稳定,尿蛋白阴性,潜血阴性,尿胆原弱阳性。咽不痛,脚踝仍有黯斑,刺痒,慢性湿疹样病变。双踝皮肤仍有黯斑。舌质黯、苔薄黄,脉细。实验室检查:尿潜血阴性。治疗有效。咽部不痛,说明上焦风热已去,踝部痒疹,为湿热互结,气虚脉络不畅所致。治以益气清热,活血祛湿。方以三两三合首乌蒺藜散加减:金银花 30 克,当归 30 克,生甘草 10 克,土茯苓 30 克,黄芩 10 克,黄柏 10 克,紫草 12 克,制首乌 10 克,蒺藜 10 克,车前草 20 克,马齿苋 20 克,生黄芪 30 克。7 剂,口服,日 1 剂,分 2 次服。

来源:张伯礼等 . 中国中医科学院名医名家学术传薪集·医案集·内科 [M]. 北京:人民卫生出版社,2015:271-272.

注释:本例所治为中国中医科学院房定亚教授的治验。麻黄连翘赤小豆汤为房氏治疗过敏性紫癜、紫癜肾的常用方剂。房氏认为,麻黄、连翘、桑白皮等均有显著的脱敏作用;血分热盛,可加生地、紫草、丹皮、白茅根等凉血活血药,或合用犀角地黄汤加减。方中麻黄与杏仁,一宣一降,开阖肺气,与连翘利咽解毒相伍,可治疗慢性呼吸道感染,清除本病重要之诱因,即拔除"宿根"。此外,赤小豆解毒利湿,引药入里,使得全方表里并治。若兼面部浮肿,下肢浮肿,恶风等,可合越婢加术汤治疗。

三两三方:当归 30 克,川芎 30 克,金银花 60 克,穿山甲 10 克,三七 1 克。治疗颈肩腰腿痛为好。

鼻咽清毒颗粒:野菊花、苍耳子、重楼、两面针、夏枯草、龙胆草、党参等组成。

约言:过敏性紫癜,紫癜肾,热毒证候明显,可予麻黄连翘赤小豆汤合玉屏风散加减治之。

14. 麻黄升麻汤治疗肺热脾寒证

治验:女性,26 岁。素来脾虚便溏,有慢性肠炎史。某日,外感风寒,发热恶寒,鼻塞流涕,自服抗感冒药两天未愈,转而但热不寒,鼻塞流浊涕,咽喉疼痛,口干饮水不多,咳嗽吐黄痰,胸闷汗出。扁桃体大,西医建议切除扁桃体,中医认为:不宜切。曾服用清肺化痰药而引起腹泻。望诊:面部痤疮满布,口腔有溃疡点 2 个;舌不红,舌根苔浮黄,脉寸大尺弱。诊为"肺热脾寒"证,试用麻黄升麻汤加减治之。

方药:麻黄 6 克,升麻 5 克,桂枝 6 克,生石膏 15 克,知母 9 克,天冬 9 克,黄芩 9 克,当归 10 克,白芍 10 克,干姜 9 克,茯苓 15 克,炒白术 10 克,芦根 30 克,炙甘草 3 克。水煎服。上方服 3 剂,寒热、咽痛、咳嗽、吐痰即愈。病人自述服药后"非常舒服"。继服 7 剂,面部痤疮消去大半,口腔溃疡痊愈,大便基本正常。后以四君子汤加黄芩、枇杷叶调理善后。

方源:陈明.伤寒论讲堂实录[M].北京:人民生出版社,2014:239.

注释:麻黄升麻汤方证出自《伤寒论》357 条,原文为:"伤寒六七日,大下后,寸脉沉而迟,手足厥逆,下部脉不至,喉咽不利,唾脓血,泄利不止者,为难治,麻黄升麻汤主之。"方药有麻黄、升麻、当归、知母、黄芩、玉竹(葳蕤)、芍药、天冬、桂枝、茯苓、甘草、石膏、白术、干姜十四味组成。

对于麻黄升麻汤方证,历代医家有着不同认知。主要是脉证比较复杂,有上热证,如喉咽不利,唾脓血;有下寒证,如泄利不止;有全身症状,即手足厥逆。其寸脉与迟脉迹象亦不一样。但条文在厥阴篇,说明与厥阴之气机有关,其手足厥逆是厥阴篇的主要症状,肝气不舒克伐脾土,亦可引起泄利不止;那么喉咽不利与唾脓血如何解释? 医家认为是肝木恶肺金所致,如吴谦说"热乘虚下陷内犯厥阴,厥阴经循喉咙,贯膈络肺,故咽喉不利,唾脓血也。"又如程应旄直言"肝火乘金注肺而成。"所谓难治者,如方有执云:"表里杂乱而不清,阴阳暌而不相顺接也"。实际是上热下寒,虚实夹杂,故治疗用药也比较棘手。方取麻黄、升麻、桂枝、干姜、甘草以升阳;复以白术、茯苓以健脾;而以当归、白芍、天冬、玉竹以滋阴,再以石膏、黄芩、知母以清其内热。细细品味,这首方寓有麻杏石甘汤、白虎汤、四君子汤、理中汤等方义,又加有滋阴的玉竹、天冬。诸药相合,集温、清、补、散于一体,共奏解表和里、清上温下、滋阴和阳之功。

陈明在治疗中,因嫌弃玉竹滋阴恋邪,就去掉了,加入一味芦根,以清肺生津排痰。在讲授这首方剂时,他还将这首方编了一首歌诀,云:麻黄升麻白虎芩,四君理中去人参,桂芍当归天门玉(葳蕤),原是肺热脾寒存。陈在开始选用时,是说"试用",可见对此方都谈不上经验。但仅此一例,就加深了对该方的理解与应用理念。

约言:脾虚便溏,肺热咳嗽,麻黄升麻汤主之。

15. 吴茱萸汤加藁本治疗顽固性头痛

治验:男性,古稀之年。每届天气变化,遂发头痛,而以巅顶为烈,罹患高血压 10 年余。近因烦劳,头痛剧增,时时吐涎,口淡不渴,每服凉药则胃中不适,舌润质淡,脉象弦细而滑。细思脉证,予《伤寒论》吴茱萸汤证较为合拍,遂以吴茱萸汤加藁本治之。

方药:党参 30 克,吴茱萸 6 克,大枣 5 枚(擘),生姜 10 克。进药 3 剂,头痛吐涎渐减。上方加藁本 10 克,服 5 剂诸症消失。为巩固疗效,改用吴茱萸 3 克(轻捣),生姜 5 片,大枣 5 枚(擘),砂仁皮 3 克。沸水冲浸,当茶饮之。一个月后追访,头痛未再发作。

来源:毛德西等.毛德西方药心悟[M].北京:人民卫生出版社,2015:29.

注释:《伤寒论》243 条云:"食谷欲呕,属阳明也,吴茱萸汤主之,"《金匮要略·呕吐哕下利病脉证治》云:"干呕,吐涎沫,头痛者,吴茱萸汤主之。"此例形体肥胖,从其头痛、吐涎、喜温食物等症状揣测,是由阳气不升、浊阴上泛、引动肝气上逆所致。予吴茱萸汤证合拍,故用之治疗。后加辛温之藁本,厥阴引经药也,善治巅顶之痛,但不可量大久用,以免伤阴之弊。

约言:巅顶痛甚,烦劳则剧,时时吐涎,吴茱萸汤主之。

16. 吴茱萸汤加附子、黄芪治疗冠心病(胸痹)

治验:男性,48 岁。患心悸、胸闷 3 年余,心电图提示左束支前分支传导阻滞,窦性心动过缓。迭经中西药物治疗,始终未见明显改善。近因气候寒凉,加之劳累过度,致心悸、胸闷加剧。刻诊:胸际痞闷,气短,后背钝痛,面色苍白,四肢痿软欠温,小便清长,舌有紫气、苔白腻,脉沉迟,脉率 54 次/分。此为胸阳不振,阴寒阻滞,营血瘀阻,治以益气通阳、宣痹散结,方选吴茱萸汤治之。

方药:红参 8 克,吴茱萸、附子各 10 克,干姜 5 克,生黄芪 12 克,大枣 5 枚。5 剂后悸闷减轻,后背转为隐痛,脉沉弱无力,迟缓之象改善,唯满舌紫气依然。原方加丹参 20 克,继服 5 剂,脉柔和有力,症状明显减轻,脉率 66 次/分。舌质略显淡红。遂于原方加鸡血藤 40 克,迭进 15 剂,恙情基本消失。

来源:孙伯青.仲景吴茱萸汤临床治验[J].陕西中医,2000,21(11):518.

注释:吴茱萸汤由吴茱萸、人参、生姜、大枣组成。其暖肝温胃,散寒降气作用比较显著。止痛止呕是吴茱萸汤的两大功效,扩大用于冠心病者很少见于报端。此例有胸背痛,并有脉迟等阳气不足证,这与吴茱萸汤温阳益气、理气止痛的作用不谋而合。《医学启源》云:"吴茱萸气浮而味降,其用有四,去胸中寒一也,止心痛二也……"。它与附子、干姜配伍,更显得散寒之力足矣。加之红参温阳益气,黄芪益气护卫,大枣温养胃气,用于冠心病(胸痹心痛)阳虚寒凝者,自然取效。

约言:胸际痞闷,气短,后背钝痛,面色苍白,四肢痿软欠温,小便清长,舌有紫气、苔白腻,脉沉迟,吴茱萸汤治之。

17. 吴茱萸汤治疗尸厥

治验:女性,38 岁。素体虚弱,曾患血崩,近因腹部不适,请某医诊治。服药即泻,病情突变,晕厥瞑,若已死,如是半日许,家人已备后事,族人以身尚微温,拒入殓。由此争论不休,后托邻居前往冉雪峰处以解纠纷。冉往,病人目瞑齿露,死气沉沉,但以手触体,身冷未僵;扪其胸腹,心下微温,恍惚有跳动意;按其寸口,在若有若无间,可见心体未全静止,脉息未全厥绝。族人求一处方,姑拟参附汤,煎浓汁,微微灌之。越二时许,复来邀诊。见其眼半睁,体微温,按其心部,跳跃较明晰,寸口脉虽极弱极微,但较先时明晰。扶起手自肩部向上诊察时,见其欲以手扪头而不能,因问:病人未昏厥时曾云头痛否? 家人曰:痛甚。因思仲景头痛欲绝者,吴茱萸汤主之。因拟吴茱萸汤一方治之。

方药:①参附汤:人参 3 克,附子 3 克。②吴茱萸汤:吴茱萸 9 克,人参 4.5 克,生姜 9 克,大枣 4 枚。

第二天复诊,神识渐清,于前方减吴茱萸之半,加人参至 9 克,一周后病大减。用当归内补建中汤,炙甘草汤等收功。

来源:冉雪峰.冉雪峰医案[M].北京:人民卫生出版社,1981:16.

注释:发病时,状如尸厥,未发时,头痛甚,明显与厥阴肝经有关。吴茱萸汤所治为阳明寒呕、少阴下利、厥阴头痛,皆寒浊上逆而致。但在应用时,对症状的选择并非全部,有一主症,加之脉舌显示有寒象者,即可用吴茱萸汤治疗。

此例危症,一般很难明其证,更谈不上给予良策。经治者冉雪峰先生为当代大医,他在新中国成立初期就担任卫生部中医顾问,著作甚丰,治验颇多,对经方研究尤深,其学术思想与临床经验影响至今。

约言:时发头痛,神疲,甚则肢冷,脉微弱,吴茱萸汤主之。

18. 黄连阿胶汤治疗失眠

治验:女性病人,失眠十余年。服用许多镇静药,均无效。就诊时已 7 日不眠。经路志正先生诊后,拟黄连阿胶汤治之。

方药:黄连 10 克,黄芩 10 克,白芍 15 克,阿胶 12 克(烊化),鸡子黄 1 枚。疗效明显。

来源:孙建芝等.河南省当代名医内科学术精华[M].郑州:河南科学技术出版社,1994:344.

注释:《伤寒论》303 条云:"少阴病,得之二三日以上,心中烦,不得眠,黄连阿胶汤主之。"此为心火旺盛失眠症。故取黄连、黄芩清心火,白芍、阿胶、鸡子黄滋养阴血,阴足涵阳,阳入于阴,自然安眠。此案为国医大师路志正先生治验。诊时已有7日未眠。路老用上方,前三味加水500毫升,煎至300毫升,二煎取200毫升,阿胶烊化100毫升,共计600毫升,加入鸡子黄搅和,每次服200毫升,日服3次。服药当日睡眠4个小时,次日睡眠7个小时。服药7日,睡眠正常,后以归脾汤、杞菊地黄丸善其后。路老指出,黄连阿胶汤应用指征为:舌尖红绛,脉象细数。若舌苔厚腻或光滑无苔,则非本方所宜。

约言: 少阴病,心烦失眠,舌质赤,脉细数,黄连阿胶汤主之。

19. 黄连阿胶汤治疗颜面顽固皮肤病

治验: 女性,为日本汉医学家大塚敬节的妻子。患顽固性皮肤病多年。颜面皮疹呈圆形,以两颊为中心向外扩展,瘙痒,色微红,干燥,有微小皮屑,遇强风或日光后,红色变浓,瘙痒加重。大塚敬节先生以大柴胡汤加石膏、大黄牡丹皮汤加薏苡仁、桂枝茯苓丸和黄连解毒汤治疗,治疗百日无效,反有加重倾向。后经过思考,改用黄连阿胶汤治疗,约一个月竟然痊愈。

方药: 黄连3克,黄芩2克,芍药2.5克。将上药如常法煎取去渣,纳入阿胶,再置火上使阿胶烊化,待稍冷后如卵黄一枚,搅拌后分三次服用。

来源: 大塚敬节.汉方诊疗三十年[M].北京:华夏出版社,2011:363-364.

注释: 此例为大塚敬节治疗其妻子皮肤病的经过。经用几个中医方子后,大塚敬节将要丧失信心,认为汉方无可能治疗此疾。后来反复思考,确认用阿胶可以滋润皮肤之干燥,黄连与黄芩可祛除皮疹的发红与热感,遂投以黄连阿胶汤。服药一次,皮疹的发红即变淡,一周后瘙痒解除,约一个月后痊愈。后来大塚敬节用此方治愈多例女性颜面皮肤病。他指出:应用黄连阿胶汤的指征是皮疹小,隆起不明显,疹色带有红色、干燥等。

大塚敬节所治之皮疹,已经超出《伤寒论》原文所治范畴。"心中烦,不得眠"与皮疹无以匹对,但其致病机制是一致的,那就是阴分之热在作乱。阿胶、鸡子黄、芍药,养阴血也;黄芩、黄连,清心火也。如此药性,凡阴血不足,热邪内伏,由此引起的失眠、皮疹、咯血、便血等,均可用此方治之。

约言: 妇女颜面皮疹,瘙痒,干燥,色微红,黄连阿胶汤治之。

20. 黄连阿胶汤加龙骨、牡蛎等治疗血虚眩晕

治验: 女性,31岁,职业医生。崩漏始愈,又遇愤怒,遂患眩晕,几欲跌仆。伴心悸不安,寤而不寐,动辄汗出,手足麻木,有时筋脉抽搐,口干。舌红少津、

无苔,脉弦细而数。诊为营血不足,肝阳上亢,取黄连阿胶汤治之。

方药:生地 18 克,白芍 12 克,当归 18 克,柏子仁 12 克,龙骨 18 克,牡蛎 18 克,阿胶 12 克(烊化),鸡子黄 2 枚。上 7 味煎妥后去渣,再放鸡子黄,搅令相得,温服。服药 13 剂,诸症悉平。

来源:孙朝宗.孙鲁川医案[M].北京:人民卫生出版社,2009:36.

注释:《临证指南医案》云"女子以肝为先天"。血崩之后,阴血未复,又遇愤怒,肝气不平,郁而生风,风阳上亢,故而眩晕。经云:"肝苦急,急食甘以缓之,以酸泻之。"黄连阿胶汤既有甘味的地黄、阿胶、当归,又有酸味的白芍;所加龙骨、牡蛎,收敛上亢之风;柏子仁养阴润燥。前贤有云:"治风先治血,血行风自灭。"此之谓也。

约言:阴血虚而肝风亢,眩晕,手足麻木,舌红,脉细数者,黄连阿胶汤治之。

21. 桃花汤治疗脓血便

治验:男性,56 岁。患肠伤寒住院治疗月余,基本治愈,唯大便泻下脓血,血多而脓少,日行三四次,腹时痛,屡治不效。面色不泽,手足发凉,食减体倦,舌淡胖大,六脉弦缓。此属少阴下利,脾肾阳虚,寒伤血络,下焦失约,以桃花汤治之。

方药:赤石脂 30 克(一半煎汤,一半研末冲服),炮姜 9 克,粳米 9 克,人参 9 克,黄芪 9 克。服 3 剂而血止,又服 3 剂,大便不泻,体力转佳。后用归脾汤巩固疗效。

来源:刘渡舟.新编伤寒论类方[M].北京:人民卫生出版社,1984:180.

注释:桃花汤在《伤寒论》中有两条,分别是 306 条与 307 条,均以脓血便为主症。一提脓血便,人们常常想到痢疾,为热毒浸淫肠黏膜所致,但此处却是阳虚失约,血无所归而致。"阳虚则寒",说明阳虚亦可见脓血便。本例所见"手足发凉,舌淡胖大",为阳虚指征,故取桃花汤治之。方取干姜温阳散寒,赤石脂体重性涩,固摄下焦;粳米甘温,其质柔和,善养中焦,三味协力,共奏温阳固摄的作用。

前人有"下焦有病谁能会,需用余粮赤石脂"之说,说明赤石脂与禹余粮,均有固涩下焦滑脱的作用。赤石脂,色似桃花,故又名桃花石,取其春天桃花盛开之意。赤石脂为矿物药,为粉末状,进入肠道后吸附大量水分,由于水分被吸收,所以大便里的水量就会减少;同时,这种粉末可以黏附在肠壁上,保护肠道,减少刺激与运动,从而减少腹泻的次数。这与西药蒙脱石散的作用类似。

约言:少阴下利,脓血便,脓多而血少,手足不温,舌苔胖大,下焦失约也,桃花汤主之。

22. 桔梗汤加金银花、板蓝根治疗慢性咽炎

治验：女性，20 岁。患慢性咽炎，咽部不适，疼痛且干，服抗生素及含漱药，效果不显。刻诊：咽部红肿，舌苔薄白，脉象沉数，证属邪热客咽。治当清热利咽，宗桔梗汤加金银花、板蓝根治之。

方药：生甘草 3 克，炙甘草 3 克，桔梗 15 克，金银花 15 克，板蓝根 10 克。水煎温服，进药 6 剂，诸症锐减。二诊：上方加麦冬 10 克，去板蓝根，服药 6 剂，基本痊愈。之后以生甘草 5 克、桔梗 5 克、金银花 5 克，沸水浸渍，代茶频饮，未见复发。

来源：聂惠民．伤寒论与临证［M］．广州：广东科技出版社，2003：587.

注释：《伤寒论》311 条云："少阴病二三日，咽痛者，可与甘草汤；不差，与桔梗汤。"甘草汤，仅一味甘草，加入桔梗，即桔梗汤。

甘草汤、桔梗汤，以及半夏汤、苦酒汤四方，皆为少阴咽痛而设。少阴之脉，循喉咙，挟舌本，故有咽痛症。少阴病二三日，是说得病之初，少阴经之邪热客于喉咙，别无他症，仅咽痛而已，可算少阴经病之轻症矣。

甘草一味，生凉熟温，生甘草泻火解毒，消痈肿，利咽喉，方用一味，量大力宏；若不愈，加苦辛之桔梗，开宣肺气，以利咽喉。徐忠云："甘草一味独行，最能和阴而清冲任之热，每见生便痈者，骤煎四两，顿服立愈。则其能清少阴客热可知，所以为咽痛专方也。"《伤寒论》中用甘草之方 70 个，多数用炙甘草，唯此方用生甘草。《本草正》说甘草甘平，"毒药得之了其毒，刚药得之和其性，表药得之助其外，下药得之缓其速。"可见甘草有多方面的用途。岳美中先生曾治一例咽喉痛如刀割，曾用西药无效，局部不红不肿，予生熟甘草，服二日，其痛消失。

桔梗汤后世又名甘桔汤，通治咽喉口舌诸疾。民间有"甘草桔梗，专治喉咙"语，应是从此而来。本例为聂惠民医案，聂氏还将此方用于扁桃体炎、梅核气、咳嗽等，少予增味，每获良效。对于干性咳嗽，笔者常用生甘草 5 克，桔梗 10 克，麦冬 5 克，北沙参 10 克。沸水冲，缓缓饮，常有覆杯之效。

约言：感冒初期，咽红且痛，脉数者，桔梗汤主之。

23. 苦酒汤加味治疗急性化脓性扁桃体炎

治验：男性，12 岁。患急性扁桃体炎，延治成脓肿，请中医诊治。病儿语声不出，不能讲话。双侧扁桃体化脓，喉中仅有麦秆细一条线，痰涎壅盛，时时

漱口,不能清理,热势 7 日不退,恐有窒息之险。先用三棱针重刺出血,病孩得汗,热势缓解。针毕已能说话。遂留六神丸 10 粒,5 次含化。次晨肿大之扁桃体已缩小 1/3,热退,痰涎减少,舌苔黄腻。遂疏两方。

方药:①苦酒汤:生半夏5克(打碎,沸水冲洗7次),以好醋60克、水30克,煎 3 沸,去渣,代稍冷,冲化蛋清一枚,缓缓呷服,每日 1 剂,连服 2 剂。

②连翘、金银花、玄参、夏枯草各 30 克,蚤休 15 克,山豆根、射干、桔梗、皂刺、甘草各 10 克。3 剂。

上药服后,化脓之双蛾,竟完整地脱壳而愈。

来源:李可.李可老中医危急重症疑难病经验专辑[M].太原:山西科学技术出版社,2005:294-295.

注释:苦酒汤为《伤寒论》方:"少阴病,咽中伤,生疮,不能语言,声不出者,苦酒汤主之。"原方为生半夏洗破 14 枚。洗,即沸水冲洗多次,以去其辛烈之味;破,即打碎,使有效成分易于溶水。14 枚约 5 克左右。苦酒,即醋。用醋与水先煎半夏 3 沸,去渣,待稍冷溶入蛋清。服 1 剂,痰已清,肿大减,2 剂服完痊愈。本例痰涎甚重,非生半夏难以祛除缠喉之痰,用醋制酸以降火敛疮,鸡蛋清可清肺利咽,三味合力,清解痰涎之力更佳。第二个方子是清热解毒、散结疗咽的经验方,其作用亦不可忽视。

约言:急性化脓性扁桃体炎,痰涎壅盛,声音不出,苦酒汤参合治之。

24. 苦酒汤治疗咽痛

治验:痰热愈闭证,咽痛,均拟苦酒汤治疗之。

方药:半夏 10 克,鸡蛋清 2 个,入米醋50毫升中浸泡 10 分钟,用文火煎煮 5 分钟,去渣,频频含咽之。治疗 34 例,72 小时内全部治愈。其中 24 小时内痊愈者 14 例,48 小时内痊愈者 13 例,72 小时内痊愈者 7 例。

来源:陈斌.苦酒汤证病机当为"痰热郁闭"——附 34 例临床分析[J].河南中医,1990(6):19.

注释:对于苦酒汤证之分析,钱天来说得比较清晰,他说:"少阴之阴火上攻,非辛温滑利,不足以开上焦痰热之郁结,故以半夏为君。咽中伤烂,肺受火刑,金实无声,故语言不能,声音不出,故以鸡子白之清凉滑窍为臣。阴火上逆,非寒凉可治,当用酸敛以收之,故用味酸性敛之苦酒为佐,使阴中热淫之气敛降,如雾敛云收,则天晴气朗而清明如故矣。"(《伤寒溯源集》)

约言:咽痛,有痰热指征者,苦酒汤治之。

25. 乌梅丸治疗突发腹痛

治验: 男性,39岁。在田间劳动时,忽然全身难受,四肢发凉,头冒冷汗,腹痛肠鸣。旋即昼夜腹泻,下利频繁,夹脓带血,数日无好转。每日下利十余次,便稀带黏脓状色黄赤,伴有腹痛,里急后重,兼见干呕、心烦、口渴、肢冷,舌质黯淡,苔黄腻而厚。此为寒热错杂证肠澼,病在厥阴,宜扶正祛邪、寒热并用,乌梅丸主之。

方药: 乌梅30克,细辛6克,干姜30克,黄连12克,当归10克,制附子60克(久煎),蜀椒6克,桂枝10克,党参12克,黄柏10克,水煎服。忌食油荤、生冷。2剂而愈。两年后随访,言"至今未再复发"。

来源: 范学文等. 范中林六经辨证医案[M]. 北京:学苑出版社,2009:284.

注释: 《伤寒论》326条云:"厥阴之为病,消渴,气上冲心,心中疼热,饥而不欲食,食则吐蛔,下之,利不止。"这是厥阴病的主条文,反映了厥阴病寒热错杂、上热下寒的复杂病机,而乌梅丸为公认之主方。本例之上热症状为干呕、口渴、心烦、舌苔黄腻等;下寒症状为腹痛下利、四肢发凉(肾阳虚证)等,可谓上热为标,下寒为本,所以方中辛温之附、姜、辛、椒、桂枝、参等的用量较大,而黄连、黄柏的用量较小。如此重症,2剂而愈,简直不敢思欲。但疗效就是如此神奇,这就是中医中药的魅力。

约言: 病情突发,四肢寒凉,腹痛肠鸣,下利不止,夹有脓血,伴见心烦口渴,舌苔黄腻,病在厥阴,乌梅丸主之。

26. 乌梅丸合真武汤治疗水肿、虚劳(肾病综合征)

治验: 女性,26岁。两年前周身水肿,腰部酸痛,经各项检查,诊为"肾病综合征"。既往多次住院治疗,曾用白蛋白、利尿药,并多次用中药治疗。亦曾用过泼尼松等。现症:面色㿠白,神疲乏力,周身浮肿,小便减少,咽痛,口干口渴,纳差,胃脘胀满,动辄感冒,发热37.3~38.5℃,尿蛋白(++++),白/球倒置,尿素氮17.22mmol/L,二氧化碳结合力25mmol/L,并呈高血脂;舌红苔黄腻,脉沉细数。此由肝脾肾功能失调,水湿内停,精微外泄,给予乌梅丸合真武汤加减。

方药: 乌梅20克,桂枝12克,白芍20克,干姜15克,附子15克,细辛3克,党参12克,当归15克,黄连10克,黄柏10克,茯苓40克,白术15克,生姜10克为引。6剂。二诊:加入黄芪30克。20剂。经服20剂后,水肿基本消退,大部分症状明显减轻。尿蛋白(++),以上方去细辛,加防风(含玉屏风散之意),继服 60 剂,基本告愈。一年后随访,能从事一般体力劳动,多次复查尿蛋白均(−)。

来源:彭勃等.全国名老中医学术思想荟萃河南中医学院专集[M].北京:人民卫生出版社,2008:188-189.

注释:此例为河南中医学院高体三教授的医案。高老对疑难杂病,善从足三阴入手,他将足三阴比喻为:肝木好比树,脾土好比地,肾水好比墒。临床常见"木郁克土""水不生木"以及"肝肾阴虚""脾肾阳虚"等候,认为脾虚则多湿,肾虚则多寒,肝虚则多风。而肾病综合征(水肿、虚劳),正是脾肾之虚、肝经之风在作祟。而乌梅丸为肝经药,以暖肾、温脾、达肝见功;真武汤为温养脾肾、化气行水药,方有白芍养血疏肝,木气条达,亦利于脾湿之疏泄。本例上有湿热之弥漫,下有脾湿之气虚,寒热错杂,虚实互现,故治疗不可单方取效。乌梅丸为寒热、补泻、升降溶于一方,但温阳化气利水显得不足,故又取真武汤温养之。诸药合用,寒热并举,使木达、水暖、土和,精微藏而水肿除。

约言:肾病综合征,出现蛋白尿,水肿,下肢尤甚,脉沉细,乌梅丸合真武汤治之。

27. 乌梅丸治疗肺腺癌晚期

治验:女性,57 岁,肺腺癌晚期患者。左锁骨上淋巴结转移,胸腔积液,行化疗 7 次后。来诊时神志清晰,精神差,怕冷无力,左胁下疼痛较甚,下利不止,日 6~7 次。少腹不温,手足厥冷,晨起有血痰,口干口苦,胸中烦热,呕恶时作,眠差,纳差,舌红、苔中剥,脉细。且寒热往来并见。考虑为癌毒深伏,正气大伤,脏腑气机升降失司,寒热病邪交错,为阴阳之气不相顺接所致,予以乌梅丸加减治之。

方药:乌梅 30 克,细辛 3 克,桂枝 8 克,蒲黄炭 15 克,干姜 10 克,红参 10 克(另炖),炮附子 15 克(先煎),夜交藤 15 克,黄连 15 克,黄柏 10 克,生黄芪 30 克,延胡索 10 克,炒白术 15 克,枳壳 6 克,地骨皮 15 克,五灵脂 10 克。水煎服。7 剂。服药后,腹泻次数明显减少,余症均减轻或消失,之后患者连续就诊 7 次,均以上方化裁,腹泻消失,病情逐渐稳定。

来源:邓铁涛.名师与高徒[M].北京:中国中医药出版社,2009:426.

注释:本例是北京东直门医院李忠的医案。他有一篇文章《从厥阴辨治恶性肿瘤的临证思考》,认为癌症病位在厥阴,其病机在于阴阳气不相顺接,证属阴阳错杂,寒热混淆,其治疗大法应为寒温并用,补泻兼施,通调阴阳。他以乌梅丸加减,治疗晚期肿瘤收到很好效果。乌梅丸一方,集酸苦辛甘、大寒大热之品,以杂治杂。本例以乌梅酸涩敛阴生津;附、姜、辛、桂温补五脏之阳气;黄连、黄柏清泄邪热;红参、黄芪补虚安中;延胡索、五灵脂止痛;夜交藤安神;蒲黄炭止血;地骨皮养阴清热;白术、枳壳健脾行气,升清降浊。是方寒温并用,补泻兼施,共奏顺接阴阳、平调寒热之效。

约言: 晚期癌症,寒热交错,阴阳不顺,可予乌梅丸加减治之。

28. 白头翁汤治疗阿米巴痢疾

治验: 男性,50岁,患阿米巴痢疾15年。每次发作有腹胀,里急后重,黏液性血便。当时大便化验:阿米巴孢囊阳性。曾用抗生素、阿的平等治疗,症状暂时控制,但每年均要发作几次。改用白头翁汤灌肠治之。

方药: 白头翁30克,连翘30克,黄柏6克,栀子6克。水煎取液,保留灌肠2次,治愈。随访1年,未见复发。

来源: 戴利华.“白头翁汤”加减灌肠治愈十五年患慢性阿米巴痢一例[J].新中医,1974(4):38.

注释: 《金匮要略·呕吐哕下利病》篇云:“热利下重者,白头翁汤主之。”此条并见于《伤寒论》370条。以本条而言,为湿热痢疾,这里的“利”,即痢疾,必见脓血便;“下重”,即里急后重,所用白头翁汤,不是内服而是灌肠,直接作用于病灶,较内服效果更快。据报道,随症加减,本方还可以用于溃疡性结肠炎、慢性盆腔炎等。血便加地榆,气滞加木香、枳壳,盆腔包块加穿山甲、赤芍,盆腔积液加薏苡仁、瞿麦,尿路感染加桉树叶、竹叶等。

约言: 阿米巴痢,有脓血便,里急后重,白头翁汤主之。

29. 牡蛎泽泻散加黄芪、当归等治疗悬饮(渗出性胸膜炎)

治验: 老妪,患肺结核十余年,反复发作,时轻时重。三周前,自感胁痛如刺,咳唾引痛,寒热间作,经用抗结核药,诸症得以缓解。但咳喘痛不已,经造影得知:右侧渗出性胸膜炎,要求中医治疗。刻诊:面色青灰,皱眉苦吟,喘咳气急,倚息不卧。每咳必以手托胁肋,转侧痛甚,冷汗涔涔,腹满不欲食,大便数日不行,小溲短赤,舌苔白干少津,脉沉弦紧。证属悬饮,乃气结津阻,正气不支之象,当逐水祛痰、益气活血法,取牡蛎泽泻散加黄芪当归等治之。

方药: 煅牡蛎30克,泽泻15克,葶苈子15克,商陆根6克,瓜蒌根30克,海藻15克,红参10克,当归10克,黄芪15克。每日一剂,分两次煎服,嘱服5帖。二诊得知,服用上方2剂,肠中辘辘鸣响,旋即泻下稀痰粪水数盂,顿觉胸宽气舒。后又进退20余剂,诸症悉除。经查:胸水全无,继以八珍、四君二方,调理以善后。

来源: 李浩澎等.牡蛎泽泻散临床新用[J].河南中医,1989(4):14.

注释: 牡蛎泽泻散出自《伤寒论》394条,原文云:"大病瘥后,从腰以下有水气者,牡蛎泽泻散主之。"原方由牡蛎、泽泻、蜀漆、葶苈子、商陆根、海藻、瓜蒌根七味药组成。以活血利水、软坚散结见长。本例所用,未用蜀漆,而加用黄芪、当归、红参,益气、温阳、活血,增强了机体抗病能力,是谓上策。

约言: 咳唾引痛,寒热兼作,倚息不得卧,气结津阻也,牡蛎泽泻散主之。

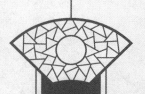

下篇 《金匮要略》方治验

一

《痉湿暍病脉证治》篇方治验

1. 瓜蒌桂枝汤加葛根治疗席汉综合征感受风寒

治验: 女性,53 岁。曾患席汉综合征十余年。最近几天项背部受风而强痛。曾用发汗剂治疗,疼痛不减,无恶寒发热症。舌质红而苔少。辨证为风邪侵犯太阳经脉,汗不得法,邪留不祛,复伤津液。予瓜蒌桂枝汤加葛根治之。

方药: 瓜蒌根 12 克,桂枝 6 克,白芍 10 克,葛根 15 克,大枣 4 枚,甘草 6 克。水煎服,两剂而愈。

来源: 王占玺. 张仲景药法研究[M].北京:科学技术文献出版社,1997:649.

注释:《金匮要略·痉湿暍病脉证治》篇云:"太阳病,其证备,身体强,几几然,脉反沉迟,此为痉,瓜蒌桂枝汤主之。"此篇言痉病有二,一是柔痉,二是刚痉。瓜蒌桂枝汤证为柔痉证治,葛根汤为刚痉证治。两者都具备外感风邪的症状,汗出不恶寒者为柔痉;不汗出而恶寒者为刚痉。既言"痉",就有痉挛之征,本篇所言之"痉",主要是"颈项强急",而非肢体之痉挛抽搐。本例原患席汉综合征,其病以伤阴耗津为其特点。这种体质所患之疾,易汗出伤及筋脉,所以医者诊为"柔痉"。所加葛根,意在疏通经脉,起阴柔筋。

约言: 阴虚之体,受风汗出,项背强急,瓜蒌桂枝汤主之。

2. 麻黄加术汤加柴胡、黄芩治疗肺炎

治验: 男性,60 岁。6 天前在航行途中患恶寒发热,全身关节酸痛,左侧胸痛,不能左侧卧。近日略有咳嗽,干咳无痰,胸痛减轻,能左右侧卧,口渴喜热饮,饮量不多,不欲进食,小溲短少色深,便秘 7 天,但腹无胀痛,曾服药片(药物不明),虽汗出而病未减。入院后给予麻黄加术汤加味一剂。同时给予补液。药后汗出,体温退至 37℃。次日热退,啰音未消。继服原方一剂,体温反而增高,达 40℃。服药后,热不退,脉滑数,苔微黄,仍予麻黄加术汤,加柴胡 3

克,黄芩 12 克,一剂得汗,热退至 39.1℃。第三天,热退至正常。调理一周后出院。

方药:麻黄 3 克,桂枝 4.5 克,苍术 9 克,枳实 9 克,陈皮 4.5 克,茯苓 9 克,杏仁 12 克,瓜蒌 9 克,生姜 9 克。

来源:金寿山.金匮诠释[M].上海:上海中医学院出版社,1986:31-32。

注释:《金匮要略·痉湿暍病脉证治》篇云:"湿家,身烦疼,可与麻黄加术汤发其汗为宜,慎不可以火攻之。"麻黄加术汤本为湿病身痛而设。方由麻黄汤加术而取,麻黄汤发汗散寒,且发汗有利于湿邪之消散;白术健脾祛湿。麻黄得术,虽发汗而不致过汗;术得麻黄,并行表里而除湿。本例为肺部感染,与湿病有一定区别。何以引用于肺炎呢?很可能与本例在航行途中受风湿之邪侵袭有关。凡有恶寒发热伴见关节酸痛者,就应考虑是风湿因素作祟。由于用了发汗药病情未减,且有向里发展之趋势,故医者加用茯苓、瓜蒌、陈皮等,以增强渗湿祛痰作用;后又加柴胡、黄芩,以清里热。三天后高热退,一周痊愈出院。由此可见,对于急症之高热,中医药仍然是大有可为的。

约言:风湿袭表,恶寒发热,肢体酸痛,麻黄加术汤治之;若病邪入里,伴有咳嗽、胸痛者,可加黄芩、瓜蒌、柴胡等药治之。

3. 麻黄杏仁薏苡甘草汤加三妙散治疗风湿性关节炎

治验:男性,40 岁。患风湿性关节病数年,每届严寒辄发,今冬尤剧。发热恶寒,无汗,下肢沉重疼痛,腓肌不时抽搐,日晡增剧,卧床不能起,舌苔白厚而燥。此证风湿已渐化热,当用麻黄杏仁薏苡甘草汤治之。

方药:麻黄、杏仁、薏苡仁、甘草、苍术、黄柏、忍冬藤、木通,服用两帖,汗出热清痛减,后于原方减麻黄,加丹参、牛膝、络石藤之属,日服两贴,三日痛止,一月而愈(原方无剂量)。

来源:赵守真.治验回忆录[M].北京:学苑出版社,2009:21.

注释:麻黄杏仁薏苡甘草汤见于《金匮要略·痉湿暍病脉证治》篇云:"病者一身尽痛,发热,日晡所剧者,名风湿。此病伤于汗出当风,或久伤取冷所致也。可与麻黄杏仁薏苡甘草汤。"风湿在表,郁而不退,故一身尽痛且发热;日晡,申时也(下午 3~5 时),阳明旺于申酉戌。土恶湿,今为风湿所干,当其旺时,正邪相搏,则病反剧。此病由汗出当风,或汗出入于冷水中,皆可罹患风湿病矣。是方取麻黄、杏仁开肺气、通腠理,以解在表之风;薏苡仁甘淡渗湿;甘草和中,成为后世治疗风湿病之祖方。本例有化热之趋势,故加二妙散清热燥湿,忍冬藤与木通,为清热祛湿之组合;由于汗出热退,故去麻黄,加丹参、络石藤以清热通络化瘀。病虽严重,但对证之经方,可层层分解其风湿热,所以见效快捷。

约言:罹患风湿性关节炎,严寒辄发,患肢沉重疼痛,日晡增剧,舌苔白腻,风湿化热也,麻黄杏仁薏苡甘草汤主之。

4. 防己黄芪汤治疗风水症

治验:男性,40岁。风水症,久而不愈,下肢沉重,胫部浮肿,累则脚跟痛,汗出恶风,有尿蛋白出现,舌质淡白,有齿痕,脉象浮虚而数,此虚性浮肿,当益气利湿,防己黄芪汤主之。

方药:汉防己18克,生黄芪24克,炙甘草9克,生姜9克,大枣4枚(擘)。嘱长期坚持服用。

来源:中国中医研究院.岳美中医案集[M].北京:人民卫生出版社,1978:23-24.

注释:《金匮要略·痉湿暍病脉证治》篇云:"风湿,脉浮身重,汗出恶风者,防己黄芪汤主之。"此方证为腠理松弛,卫阳虚弱,再受风湿所感,形成风湿羁绊而不去。方中防己走而不守,引领诸药通行十二经,并斡旋于周身,使上下内外通达无阻,为此方之主药;黄芪生用,强壮肌理,祛风而逐水;白术健脾燥湿,且有明显利尿作用;并以生姜、大枣调和脾胃,促气血化生。若肾虚寒重者,可以加入附子、杜仲等。岳美中先生用此方治疗两例慢性肾炎患者,一例服药一年而愈,一例服药月余而愈。

约言:风水,汗出恶风,下肢浮肿,舌淡脉虚,防己黄芪汤主之。

5. 防己茯苓汤治疗全身浮肿

治验:男性,28岁。浮肿时轻时重,曾用利尿剂以及中药健脾、温肾、发汗、利尿等法,效不明显。刻诊时全身浮肿,腹大腰粗,小便短黄,舌质嫩红、苔薄白,脉象弦滑,此为皮水,防己茯苓汤主之。

方药:汉防己15克,生黄芪15克,带皮茯苓15克,桂枝6克,炙甘草3克,生姜2片,红枣3枚。水煎服。服用2剂后,小便渐增,以原方加减,约半月余症状消失。

来源:秦伯未.谦斋医学讲稿[M].北京:中医古籍出版社,2003:82.

注释:防己黄芪汤见于《金匮要略·水气病脉证并治》篇,原文云:"皮水为病,四肢肿,水气在皮肤中,四肢聂聂动者,防己茯苓汤主之。"皮水与风水两个证候都是水在肌表,但风水有外感风寒症状,而皮水则无。此病例虽然腹大,但按之不坚,叩之不实,胸膈不闷,能食,大便正常,说明水不在里而在表,故拟防己茯苓汤治之。用黄芪协助防己、桂枝协助茯苓,甘草、生姜、红枣调和营卫,一同解表,通阳气以行水,使之从小便排出。

约言: 全身浮肿,腹大腰粗,脉弦滑,此皮水也,防己茯苓汤主之。

《百合狐惑阴阳毒病脉证治》篇方治验

1. 百合知母汤合百合地黄汤加味
治疗产后阴虚内热证

治验: 女性,27 岁。产后出血过多,体质虚弱,低热半月,热退后,遗患口苦咽干,五心烦热,入夜难眠,并有手足出汗,舌质嫩红,苔少,脉象细数。此心肺阴虚,热伏不解所致。方用百合知母汤合百合地黄汤加味治之。

方药: 生百合 30 克,知母 10 克,生地黄 15 克,青蒿 30 克,地骨皮 30 克。初投 3 剂,汗出已止。又服一周,夜眠 5~6 小时,且口苦咽干亦无,舌上布津。恐其药物过凉伤气,遂去青蒿、地骨皮,加入山药 30 克,继服 10 剂而安。

来源: 毛德西等.毛德西方药心悟[M].北京:人民卫生出版社,2015:39.

注释: 百合知母汤与百合地黄汤出自《金匮要略·百合狐惑阴阳毒病脉证治》篇,原文未言治疗失眠症,但历代医家用于失眠症状者不乏其例。其原因有二,其一是百合病有"欲卧不能卧,欲行不能行"的"躁不得卧"症(成无己语);其二是百合是一味清心润肺的良药,本身就有安神作用。因此,用百合类方治疗失眠是顺理成章的事。本例因产后失血伤及心肺之阴,导致心火浮越于上,所以出现失眠症。国医大师何任先生说:"余遇患热性病之后阶段,有口苦,尿黄或赤,并有某些神经系统见证者,往往先考虑分析其是否符合本病。"强调口苦、尿赤是百合类方的应用指征,这是先辈的经验,也是本书作者的体验。

约言: 热病愈后,阴血耗散,五心烦热,仍有汗出,舌红脉细,百合知母地黄汤加味治之。

2. 百合地黄汤、黄连阿胶汤、甘麦大枣汤合方
治疗癔症瘫痪

治验: 男性,50 岁。自述反复周期性瘫痪 20 余年。20 多年前的一天,突发手脚行动不便,未经治疗,数天后恢复如常。但此后反复发作,一般 3~5 天

发作一次,若有外界刺激发作更趋频繁。每次发作前头部沉闷,如同醉酒般难受,尿黄,口苦。发作时,轻则手足或全身活动困难;重则瘫痪3~4天不解。不服药物,多半能自行缓解,恢复如常。曾在本省多家大医院做各项检查,均无异常发现。刻诊:周身瘫痪,疲乏困倦,头部沉闷,口苦,尿黄,睡眠梦多,纳可,便调,舌质红、苔薄黄、脉细数。证属阴虚内热,心神不宁。治宜滋阴清热、宁心安神法,拟百合地黄汤、黄连阿胶汤、甘麦大枣汤合方治之。

方药:百合15克,生地10克,黄连6克,黄芩10克,白芍12克,阿胶珠10克,炙甘草10克,浮小麦30克,大枣7枚,黄柏10克。水煎服,7~14剂。二诊:服上药13剂,困倦、疲乏、头沉闷等明显减轻,口苦、尿黄基本消失,但有脚重腿轻之感。继用前方,去黄芩、黄柏,加夜交藤20克,莲子心5克,合欢皮10克,鸡子黄二个(分冲),以增强养心安神之力;另加肉桂5克,合黄连交通心肾。同时注意精神调养,避免精神刺激。三诊:上药服14剂,瘫痪现象已解除,手足活动自如。为巩固疗效,改用竹叶石膏汤合百合知母汤等,加用香砂六君子丸以善后。

来源:谢海洲.谢海洲论医集[M].北京:中国医药科技出版社,1993:390-·391.

注释:癔症瘫痪,与人的精神因素有关。如果从经典著作中寻找,《金匮要略》百合病有类似症状的叙述,"百合病者,百脉一宗,悉致其病也。意饮食复不能食,常默然,欲卧不能卧,欲行不能行,欲饮食,或有美时,或有不用闻食臭时,如寒无寒,如热无热,口苦,小便赤,诸药不能治,得药则剧吐利,如有神灵者,身形如和,其脉微数。"这段话说明百合病有形体上的不自如,卧而不能卧,行而不能行;精神也不太清晰,常默然而不语。文中所说"如有神灵者",说明这种病有神志异常症状。近年来用百合汤类方治疗癔症瘫痪者,多有报道。

百合病为心肺阴虚内热,脉络不和的一种慢性神经性病变。其治疗多用滋阴清热法,滋阴为本,清热为标。本例所患除不定时瘫痪外,有口苦、尿黄、脉细数等,与原文描述一致。所以诊为阴虚内热是正确的。治疗上又取黄连阿胶汤、甘麦大枣汤,仍是滋阴清热为本,且加重了养心安神、解郁安神之力,这样在治疗肢体痛苦的基础上,还有利于精神上的解脱,解除病因上的干扰,更有利于疾病的康复。

约言:癔症瘫痪,不时发作,有阴虚内热证候,口苦,小便赤,百合地黄汤、黄连阿胶汤、甘麦大枣汤三方合之治疗。

3. 赤小豆当归散加味治疗狐惑病(白塞综合征)

治验:女性,32岁。患白塞综合征,经治疗溃疡已愈。刻诊:外阴湿疹,瘙痒溢水,两眼干涩,全身发小脓疮,双下肢红斑累累,抓破流脂,纳差口苦,小便灼热短黄,大便干结难下,经血量多,经潮时诸症减轻,经净后病又如故。舌质红、苔黄厚腻,脉细缓。诊为狐惑病。脉证合参,系湿热蕴结,蒸腐气血,泛滥周身,流注阴部,热迫经血,久而损伤气血,故有湿热蕴结证,又有气血亏虚证。法当清热利湿、凉血解毒、调补气血,方选赤小豆当归散加味治疗。

方药: 赤小豆 25 克,当归 10 克,苦参 12 克,金银花 12 克,知母 12 克,薏苡仁 25 克,车前子 10 克(包煎),地榆炭 18 克,熟地炭 18 克,怀山药 15 克,党参 12 克,黄芩炭 10 克,水煎服,每日一剂。4 剂后,阴痒消失,红斑隐退,脓疮有愈合之势。继服 4 剂,溃疡将愈合,黄白带较多,此乃湿热已现外出之机。原方加萆薢 12 克,连服 10 剂,症状消失。经妇科检查证实:"阴部溃疡已全部愈合"。

来源: 王足明. 白塞氏综合征验案二则[J]. 广西中医药,1982(4):4-5.

注释: 赤小豆当归散,仅有两味药物,即赤小豆、当归。原为治疗狐惑病而设,在《金匮要略·惊悸吐衄下血胸满瘀血病脉证治》篇中,亦有记载,是用来治疗大便出血的。中医学认为,狐惑病是一种湿热化腐,毒邪侵蚀内脏的难治之患。毒邪内损心肺肝肾,外损咽喉与二阴。外伤咽喉,声门受损,声音变为嘶哑,发为溃疡,称"惑";毒邪侵蚀二阴,阴部溃疡,称"狐"。这就是"蚀于喉为惑,蚀于阴为狐"的原义。有学者将狐惑病比拟为西医的白塞综合征,又称口 - 眼 - 生殖器三联征。是同时发生于口腔、眼部、生殖器的疾病,为自身免疫性疾病,目前还没有有效的治疗方法。中医学多从滋阴补肾、清热利湿、泻火解毒方面治疗,多有一定疗效。本方之当归有养血活血润肤之功效,赤小豆为健脾利湿之佳品。本例治疗效果满意。所加药物多数是清热利湿、解毒泻火之品,如金银花、苦参、茯苓、知母、黄芩、地榆等,还有益气扶正的党参、山药,在清利解毒之中,加入扶正药物,也是需要的。

约言: 口腔溃疡,或阴部溃疡,应考虑为"狐惑病",可选赤小豆当归散治之,亦可选甘草泻心汤。

4. 升麻鳖甲汤治疗全身瘙痒

治验: 男性,46 岁。反复发作性全身疹块伴瘙痒 8 年。其因为 8 年前受雨淋后而发,经中西医治疗仍发作不止。常因紧张而加重,乃至彻夜不眠,长期服用抗过敏药维持。刻诊:面部与四肢透发风疹,疹色淡红,疹子如丘,遍布全身,瘙痒难忍,伴口渴、咽痛,舌质红、苔白黄相兼,脉濡细。此血虚生风、风入络脉所致,方取升麻鳖甲汤治之。

方药: 升麻 20 克,鳖甲(先煎)15 克,当归 15 克,甘草 10 克,川椒 12 克,雄黄9克。日服1剂,水煎服。3剂后,疹块消失大半。继服3剂,诸症消失,至今未发。

来源:邓铁涛.名师与高徒[M].北京:中国中医药出版社,2009:318.

注释:升麻鳖甲汤出自《金匮要略·百合狐惑阴阳毒病脉证治》篇,原方为治疗阴阳毒而设。此为阳毒治疗方,若去雄黄、川椒,则为阴毒治疗方。阳毒症状为:"面赤斑斑如锦纹,咽喉痛,唾脓血",此为毒邪在阳络不解,侵蚀于面部与咽喉所致。综合方药作用为清热解毒,凉血利咽。本方常用于烂喉痧、猩红热、白塞综合征,对咽喉溃烂有一定疗效。本例为成都中医药大学陈绍宏教授的治验。方中升麻解百毒,与鳖甲同用,深入阴血,透出阳分;当归养血活血;甘草解毒而调中;川椒与雄黄,有杀菌解毒作用。雄黄含三氧化二砷,它的功效就是四个字:解毒杀虫。有一定毒性,但本方用量较大,引用本方时,请注意雄黄的用量。另据报道用本方治疗慢性荨麻疹9例,随症加减,均在服药3~10剂后而愈。

约言:全身瘙痒,疹子如丘,难以入眠,血虚生风而致,升麻鳖甲汤主之。

《疟病脉证并治》篇方治验

1. 白虎加桂枝汤治疗风湿性关节炎

治验：男性，50岁。半月前因接连洗冷水澡，随后出现膝、胫、肘、手关节灼热疼痛，晨起体温38.4℃，疼痛处渐次红肿，肘、膝活动受限，不能触近，冷敷则舒快。经当地医院检查，诊断为"风湿性关节炎"。用吲哚美辛、苯基丁氮酮一类药物治疗，效果不明显。后改金针治疗，后又放弃。伴有心烦、口渴，痛则自汗出，大便秘结，舌苔黄腻，脉来滑数。此暑热与水湿互结，痹着于经脉，不得外泄，形成湿热痹，治以清热散湿，疏利经脉，方取白虎加桂枝汤治之。

方药：生石膏60克，知母18克，生甘草10克，粳米30克，桂枝10克，豨莶草30克，穿山龙30克。服3剂后，体温正常，关节疼痛减轻，他症未改变。痹着于经脉的湿热已渐去，但脏腑之邪热未清，用热痹汤治之：生地24克，红花10克，当归尾10克，牡丹皮10克，酒炒黄芩10克，川黄连10克，秦艽12克，防风6克，制首乌18克。清水煎。3剂。三诊时，关节红肿消退，疼痛更为减轻，大便已不秘结，仍有烦闷，小便频而色深黄，此经脉余热复由心而移于小肠之候，脉与心合，心与小肠相表里，易有此变化，用张景岳抽薪饮泻其余热。

来源：任廷革. 任应秋［M］. 北京：中国中医药出版社，2015：126-127.

注释：白虎加桂枝汤由白虎汤加桂枝而成，为《金匮要略》治疗温疟的方子，何以用于治疗关节病呢？本病与温疟的病变自然悬殊，但组方的指导思想是从心营、从肺卫为切入点进行治疗的。白虎汤清营分之热，加桂枝引领石膏、知母上至于肺，从卫分泻热。本病是湿热浸淫于经脉所致。经脉亦属肌表，是方借白虎汤清营分之湿热，更借桂枝鼓舞卫气，疏解在表之湿气；又加豨莶草、穿山龙通经活络，加速经脉中湿热之消散。后用热痹汤，此方为吴云峰所制，任应秋先生常用来治疗热痹，颇多取效。

约言：冷浴后，出现关节灼热疼痛，白虎加桂枝汤加味主之。

2. 鳖甲煎丸合半夏泻心汤治疗癥瘕

治验:男性,成年人。嗜酒数十年,高粱肥厚,日食不辍。半年来自觉中脘痞满,两胁胀痛,饮食减少,倦怠无力,不能工作,休息在家。经查:肝脾俱肿大。诊得脉缓,舌苔腻而黄,边呈青紫色。此乃酒湿与气血相混,结成癥瘕。治以汤丸俱进。用半夏泻心汤辛开苦降,配鳖甲煎丸缓消化癥。

方药:制半夏 9 克,黄芩 9 克,干姜 4.5 克,黄连 3 克,党参 9 克,炙甘草 3 克,大枣 3 克,神曲 12 克。鳖甲煎丸 250 克,每日 12 克,空腹分两次吞服。患者服药半月,中脘痞满好转,两胁胀痛减轻,饮食增加,精神转佳。遂嘱停服汤药,单服鳖甲煎丸以缓消癥瘕,连服一个半月。一年后随访,精神、饮食如常人,肝脾肿大明显缩小,并能正常工作。

来源:连建伟. 历代名方精编[M].杭州:浙江科学技术出版社,1987:388-389.

注释:鳖甲煎丸见于《金匮要略·疟病脉证并治》篇,原方所治癥瘕,具体为疟母。癥瘕作为病名,所指比较宽泛,即凡有肿块者,皆称癥瘕。疟母为痞块,称癥瘕;肝脾肿大,亦可称癥瘕。本方药味比较多,个人一般很难制成。本例肝脾肿大,为癥瘕之一种。方药功效为补中寓消,有人说是三分补七分消,是在缓缓补益中逐渐消其肿块。半夏泻心汤亦有补中寓消的功效。这种治法可以引申到其他脏器的癥瘕疾患,如子宫肌瘤、囊肿、恶性肿瘤、多发性息肉、局部包块等,所用汤剂随其病症而加减,常有缩小病灶、减轻痛苦、提高生活质量的功效。

约言:凡癥瘕、积聚、囊肿、包块等,有形之积,可用鳖甲煎丸缓缓消之。

《中风历节病脉证并治》篇方治验

1. 风引汤治疗狂证

治验:女性,25岁。一周前,因夫妻一次口角而发病。卧床不起,不食不饮,时而两目发赤,则起身欲奔,亲人将其按倒在床,旋而又起。此乃肝胆气郁,风火上扰,神明失聪。治宜清热泻火,重镇安神。方取风引汤治之。

方药:大黄10克,干姜6克,桂枝6克,炙甘草10克,龙骨10克,牡蛎10克,赤石脂15克,白石脂15克,石膏15克,寒水石15克,紫石英15克,滑石15克。水煎服,日2次。服药2剂,神清,饮食起居如常,唯心脉未通于舌,则哑不能说话,嘱勿治之,待其心脉通则自当愈。后果然如语。

来源:李今庸.经典理论指导下的临床治验(十一)——辨治癫狂病验案[J].中医药通报,2016(2):4-5.

注释:《韩非子·解老》云:"心不能审得失之地则谓之狂。"中医学认为,肝藏魂,胆附之,气郁伤肝,胆气不宁。肝开窍于目,肝郁化火而生风;胆气通于心,胆气不宁则扰心。风火上越,故见两目发赤而欲奔。风引汤出自《金匮要略·中风历节病脉证并治》篇,原文仅言"除热瘫痫",方由十二味药组成,即大黄、干姜、龙骨、牡蛎、甘草、桂枝、寒水石、滑石、赤石脂、白石脂、紫石英、石膏。矿石类药有六种,以清热息风见长;龙骨、牡蛎镇静潜阳;大黄走而不守,导热下行;桂枝、甘草调和营卫;干姜以温中和胃。全方重在重镇潜阳,清热息风。后人用此方治疗中风后遗症、癫痫、破伤风、精神分裂症、高血压等,随症加减,均有良好效果。

约言:因口角而发病,不食不饮,两目发赤,起身欲奔,将其按倒在床,旋而又起,方取风引汤治之。

2. 防己地黄汤加味治疗风湿性心脏病

治验:女性,43岁。风湿性心脏病,形体羸瘦,面浮足肿,周身关节疼痛,低热缠绵,胸闷不适,心悸不宁,口干口苦,舌质红赤,苔薄黄,脉象微数。此风湿逗留,血脉失和,拟防己地黄汤加味治之。

方药:生地黄 60 克,忍冬藤 60 克,桂枝 8 克,防己 12 克,薏苡仁 30 克,虎杖 30 克,桑枝 30 克,生甘草 6 克。连进 5 剂,身痛缓解,低热亦退。仍从原意进退,共服 20 余剂,身痛遂除,病情趋于稳定。

来源:朱良春.中国百年百名中医临床家丛书·朱良春[M].北京:中国中医药出版社,2001:60.

注释:防己地黄汤见于《金匮要略·中风历节病脉证并治》篇,原文云:"防己地黄汤,治病如狂状,妄行,独语不休,无寒热,其脉浮。"原方五味,即地黄、防己、防风、桂枝、甘草。是治疗中风历节病的主方。是方具有滋阴降火、养血祛风的功效,主治阴血亏虚、风湿相搏、外客肌表、内客于心诸症。后人用此方治疗风湿性关节炎、神经官能症、风湿性心脏病、心肌炎、急性肾炎,以及癫狂等诸疾。是方取地黄滋阴养血;桂枝、防风通阳行血,解肌疏表;防己清热祛风又祛湿;甘草和解诸药。陈修园对此方分析道:"中风以少阴为主,此节言风进手少阴之证,出其方治疗。"所谓手少阴即心也,故凡入于心及心包之风邪,如风湿性心脏病、心肌炎等,此方当考虑选用。

约言:风湿性心脏病,面浮足肿,心悸不安,骨节痛,可予防己地黄汤进退,发热者,加生石膏、金银花。

3. 桂枝芍药知母汤治疗风湿性心脏病

治验:女性,25 岁。患风湿性心脏病四年。通身肿胀,腹大如箕,胸下与脐右各有一包如拳大,腿脚肿大不能穿棉裤,掩被卧床,头面俱肿,上眼皮各有水珠一枚,如手电筒灯泡大,小便点滴俱无,气喘胀急,已十余日不思饮食。早已备好棺材,意唯等死而已。经视诊,舌苔薄白,脉浮大滑数,还有生机,立即以桂枝芍药知母汤治之。

方药:桂枝 10 克,白芍 18 克,防风 12 克,白术 15 克,附片 10 克(先熬 1 小时),知母 18 块,生姜 15 克。服用 2 剂,病势大减。医者之父见病人头面肿势很凶,认为是上肿属风寒,宜发汗,用三拗汤:麻黄 6 克,杏仁 12 克,甘草 10 克。服药后,大汗如雨,头面肿胀全消。第四日来诊,面、脚、手肿胀大消,唯腹大如故,改方如下:白术 31 克,白芍 30 克,茯苓 30 克,生姜 30 克,防己 15 克,木通 15 块,椒目 30 克,附片 30 克(先熬 1 小时)。第六日腹胀大松,胸下与脐右包块已散尽,胃口大开。将白术增至 62 克,连服 5 剂,共服药八日,通身肿胀全消,用大碗吃饭,已能端大脚盆在街口洗衣了。

来源:刘梓衡.临床经验回忆录[M].成都:四川人民出版社,1980:11-13.

注释:此案中还有一段话,从中可见其治疗之艰辛。患者丈夫任某原系中药铺学徒,颇懂中医理法方药。当即称赞说:"老师高明! 我爱人病经四年,经医久治无效,中医曾用五皮饮、胃苓汤、四苓散、八珍汤、舟车丸、疏凿饮之类,百无一效,从未见姜、桂、附、又加麻黄,同时服用。"服药一次后,病人即呼喊:"要屙尿! 要屙尿!"任某在室外闻其小便长而快,辘辘有声,立即说:"药已中病,算是初步奏效了!"临行嘱咐病家再捡1剂,不分昼夜,每两小时服一次。翌晨7时,医者正在酣睡,忽闻叩门之声,即披衣起床,问之:"出现盆子吗?"任说:"病已大松了。"闻其经过,任说:"昨晚我又捡了2剂,2剂一齐熬煎,每两小时服一次。病人连续解了十几次小便,全身肿胀大消,尤其腿脚消得最快,已能穿棉裤。"

刘梓衡先生乃四川儒医,晚年将部分病例整理成册,名为《临床经验回忆录》,书中记录许多疑难杂病的治疗经验。对桂枝芍药知母汤的应用,非常娴熟,值得借鉴。桂枝芍药知母汤原为《金匮要略》治疗关节疼痛之要方。刘家祖父辈治疗水肿,通身肿胀,宜汗利兼施者,用之辄效。刘阅历多年,认为此方较桂甘姜枣麻辛附汤更为周到,较陈修园消水圣愈汤速效。若要深入理解桂枝芍药知母汤的奥义,还是看《金匮要略》原文为好。

约言:风湿性心脏病,通身浮肿,腹大如箕,小便不利,当汗利并施,桂枝芍药知母汤主之。

4. 桂枝芍药知母汤加黄芪、苏叶等治疗解㑊

治验:男性,27岁,教师,于2003年12月11日就诊。自述全身肌肉困紧,疲乏无力2年余,曾行头颅CT、肌电图、脑电图、心电图等检查,均无异常发现。多数医院用谷维素、维生素C以及中药补益剂治疗,很少见效。视其精神不振,语言无力,但形体胖瘦匀称,饮食可,二便正常。追问有反复感冒病史。脉象弦细,舌苔白腻,有纵形裂纹。从病史和脉症分析,认为是风寒郁于肌肉,湿气亦不得宣达,久而不解,致使全身阳气困顿,发为斯证。治以表散风寒、温阳化气、醒脾化湿,方用桂枝芍药知母汤加味治之。

方药:桂枝10克,炒白芍15克,知母10克,生麻黄5克,炮附子5克,防风10克,干姜5克,炒白术10克,生黄芪20克,苏叶10克(后下),生甘草10克,生姜5克,大枣5枚为引。水煎服。二诊:上方服用10剂,身体困紧有所减轻,其他未见变化。考虑到舌苔白腻未减,应从"脾主运化"入手,上方加生薏苡仁30克,白扁豆30克,继服10剂。三诊:舌苔有所改善,但登堂讲课仍感无力,上方去生麻黄、防风二味,再加穿山龙30克,以冀补肾强筋、通络化瘀。四诊:上方服15剂,疲乏无力有明显改善,已能正常工作。嘱咐改用左归丸合归脾丸善其后,服用月余,身体康复。

来源:毛德西等.毛德西临证经验集粹[M].上海:上海中医药大学出版社,2009:52-53.

注释:解㑊,亦称懈㑊,古代病名,出自《素问·平人气象论》,书云:"尺脉缓涩,谓之解㑊。"后人将其病因分为酒伤、风寒伤、湿伤、房劳伤以及情绪郁闷所伤等,这些病因皆可使肝脾肾受损,导致筋缓无力以束,骨痿不能自强,肌肉涣散而若解。本例所用的桂枝芍药知母汤,出自《金匮要略·中风历节病脉证并治》篇,是治疗"肢节疼痛"之名方,但所含药物的功效确有祛风、散寒、除湿、温阳、通痹之能,与本例证候合拍,故选用之。待风寒湿邪消散,再用补益方药方能有效。若单纯为肝肾阴精虚损所致,则当直补肝肾,不可用表散风寒之药,以免伤及阴精。

约言:全身困紧难受,气短乏力,精神、饮食可,别无他恙,解㑊也,桂枝芍药知母汤治之。

5. 乌头汤加味治疗腰骶部疼痛

治验:男性,38岁。腰骶部疼痛,局部发凉,活动受限,经用阿司匹林、吲哚美辛、雷公藤等治疗,略好转。X线提示:双骶髂关节面模糊致密。舌苔薄白,脉象弦缓。病在肝肾,寒寓筋骨,证属阳虚寒凝,病为寒湿痛痹,当温经散寒止痛,疏以乌头汤加味治之。

方药:制川乌10克(先煎30分钟),麻黄10克,桂枝10克,赤白芍各10克,炙甘草10克,黄芪15克,川断15克,乌梢蛇12克,桑寄生30克,鹿角胶(烊化)10克。服药14剂,腰骶疼痛减轻,局部有温热感。后加入乳香、没药各10克,服20剂,腰骶部疼痛消失。3年后随访,未见复发。

来源:毛德西等.毛德西临证经验集粹[M].上海:上海中医药大学出版社,2009:18.

注释:乌头汤见于《金匮要略·中风历节病脉证并治》篇,原文为:"病历节不可屈伸,疼痛,乌头汤主之。"清代尤在泾释云:"此治寒湿历节之正法也。寒湿之邪,非麻黄、乌头不能去;而病在筋节,又非如皮毛之邪,可一汗而散者。故以黄芪之补,白芍之收,甘草之缓,牵制二物,俾得深入而去留邪。"(《金匮要略心典》)方中加桑寄生、川断,是为固肾强腰而设;另加鹿角胶助肾阳,乌梢蛇祛风寒。乌头汤是治疗寒湿痹痛之要方,止痛关键在乌头。一般用量为10~30克,先从小剂量始,用量10克时,须先煎30分钟以上再入他药,这样可以减低乌头之毒副作用。

约言:腰骶部疼痛,局部寒凉,活动受限,病在肝肾,温阳散寒法,乌头汤主之,若加鹿角胶、乌梢蛇更佳。

6. 古今录验续命汤治疗中风

治验：男性，18 岁。以四肢麻木、瘫痪 12 天，伴呼吸困难而住院。12 天前晨起时，突然颈椎发响，旋觉左上下肢麻木，活动受限。1.2 小时后全身麻木，并气紧、心悸、呼吸困难、尿闭。经逐级医院抢救无效。经西医诊断为"急性脊髓炎、上行性麻痹"，收内科治疗。当时最急迫的是呼吸、吞咽十分困难。给予抗感染、输液等治疗，并不断注射洛贝林、樟脑水，并吸氧抢救，告病危通知。虽经抢救，仍阵发性呼吸困难，时而瞳孔反射消失，昏昏似睡，呼之不应，全身深浅反射均消失。上述症状每日数发，如是 6 日。救治罔效，西医多次告知家属"命在旦夕"，家属已准备后事。万般无奈，为尽亲意，勉邀中医会诊。症状同上述。舌质红、苔薄黄、脉洪弦而数。诊为风痱，已古今录验续命汤治之。

方药：干姜 3 克，生石膏 12 克，当归 9 克，潞党参 12 克，桂枝 4.5 克，甘草 3 克，麻黄 6 克，川芎 3 克，杏仁 6 克。针刺：风府、大椎、肺俞、内关，留针 15 分钟。

服用上方 1 剂，危急顿除。左上肢已能活动，全身麻木减轻，吞咽、呼吸已不甚困难。续服 1 剂，更入坦途。诸症消失，呼吸、吞咽通畅，能食饼干。随症加减，续服 4 剂，诸症若失。经中医中药治疗 10 余天，痊愈出院。

来源：江长康等.经方大师传教录[M].北京：中国中医药出版社，2015：96-97.

注释：录验续命汤出自《金匮要略·中风历节病脉证并治》篇，原文云此方"治中风痱，身体不能自收持，口不能言，冒昧不知痛处，或拘急不得自转侧。"方由九味药组成，即麻黄、桂枝、当归、人参、石膏、干姜、甘草各三两，芎䓖一两五钱，杏仁 40 枚。方后注："当小汗，汗出而愈。"本方以益气养血，祛风散寒，攻补兼施，寒热并用见功，适宜于气血俱虚、感受风寒所致之中风风痱证。后世医家对此方多有评述，认为此方适宜于中风病初期的风痱证，即中经络，而未入脏腑，所见为突然发病，四肢活动不利，或兼语言失灵，或拘急不能转侧。但绝无神昏不醒之症。从方后所言"当小汗，汗出而愈"来看，此方主症当有表证，如轻微的发热恶寒、咳嗽等。后人还将此方用于百日咳、支气管炎、颜面神经麻痹、风湿性关节炎等。本例可能为急性脊髓炎，发病急，来势猛，治疗不及时或不对证，就有生命危险。此方功不可没，每位中医都应当记住这张方子。

为了使读者进一步了解小续命汤何有如此功效？特将江尔逊先生与其老师的对话择录如下。

20 世纪 30 年代，江初学医时，一日闲坐茶馆，忽见一五旬男性，突然四肢痿软,不能自收持,持续性瘫痪而仆地。其时神清,语言流畅,诸医不知何病。其师陈鼎三诊之云:"此病名风痱,治宜《金匮要略》古今录验续命汤。"投之1剂,次日顿愈。江大异,因索方解。陈云:"脾主四肢,四肢瘫痪,病在脾胃,此方石膏、干姜并用,为调理脾胃之阴阳而设。"江又问之:"医家咸为此方以麻桂发散外来之风寒,石膏风化之热,干姜反佐防寒凉之太过,师乃独出心裁,余尚未明也。"师曰:"此方有不可思议之妙,非阅历深者,不可明也。"遂不便再问。其时市售食盐(初制雪花盐)含氯化钡较重,食之,往往突然四肢瘫痪者甚众,世人不解其故。陈师授以小续命汤,效如桴鼓,活人众多。后于1950年,某公司经理忽然双下肢动弹不得,卧床不起,不痛不痒。家人大骇,邀江诊治,江忆陈师治验,授予小续命汤,2剂而愈。依据临床观察,凡风痱初起,可径直用小续命汤。如病久则可用侯氏黑散缓缓图之。陈师点出石膏、干姜并用,一寒一热,以调理脾胃阴阳。方中有麻黄汤四味,其方在表可祛风寒,在里可宣通肺气。"肺主一身之气""肺朝百脉",肺气通畅,百脉循环无端,何病之有!

约言:中风初期,肢体麻木,或身瘫,手足乏力,此气血亏虚,寒热袭表,病在太阴阳明两经,可予小续命汤。若原因不明,突然身瘫者,亦可用小续命汤试治之。观其变化,或急救之。

五

《血痹虚劳病脉证并治》篇方治验

1. 黄芪桂枝五物汤加羌活、姜黄治疗痹证

治验：女性，34 岁。劳碌出汗，当夜右肘至肩沉重、麻木，怕冷，腰酸，翌日右上肢抬举困难，活动受限，入夜则甚，舌淡白而润，脉象沉细无力，此血痹也，取黄芪桂枝五物汤加羌活、姜黄治之。

方药：黄芪 30 克，桂枝 9 克，白芍 9 克，生姜 15 克，大枣 10 枚，姜黄 12 克，羌活 6 克。水煎服。服用 5 剂，右臂麻木沉重大减，怕冷如前，遂加制附片 9 克，5 剂。后又加薏苡仁、蚕砂，以增除湿之功。继服 5 剂，病已痊愈。

来源：窦友义等.窦伯清医话医案集［M］.兰州：甘肃科学技术出版社，2011：54.

注释：血痹证治出自《金匮要略·血痹虚劳病脉证并治》篇，原文云："血痹阴阳俱微，寸口关上微，尺中小紧，外证身体不仁，如风痹状，黄芪桂枝五物汤主之。"血痹为营卫气血皆虚之病，营气虚则不仁，卫气虚则不用，营卫俱虚则不仁且不用。以肌肤麻木为主症，但亦有疼痛者，所以又说"如风痹状"。由于是虚证，所以立法原则为益气温经，和营通痹。即在益气养血的基础上，佐以温通血脉药。是方以黄芪益气温经，桂枝与白芍调和营卫，且芍药有通血脉、养阴血的作用；生姜、大枣外散风寒，内调气血。依"同证同方"的治则，黄芪桂枝五物汤随症加减，还可应用于面神经麻痹、膝关节滑膜炎、银屑病、雷诺病、颈肩腰腿痛、不安腿综合征等疾病的治疗。

约言：血痹者，邪气着于血分，阳气痹阻而不通，局部麻木、疼痛、酸困，宜温阳益气法，黄芪桂枝五物汤主之。

2. 黄芪桂枝五物汤加川芎、红花治疗无脉症

治验：男性，42 岁。以右手麻木、发冷、脉搏测不得一年余就诊。半年前在省级医院诊为"大动脉炎"。血压左臂 150/98mmHg，右臂血压没有显示。劳累受凉后症状加重，背部紧缩疼痛，遇阴雨天加剧。舌质淡红、苔薄白，右脉不

得。中医诊为脉痹,辨证为营卫不和,气虚血瘀,脉道痹阻。治以调和营卫、益气温阳,取黄芪桂枝五物汤加川芎、红花治之。

方药:黄芪30克,赤芍12克,桂枝9克,川芎10克,红花10克,生姜3片,大枣6枚。水煎服,日1剂。服6剂后,右手麻木减轻,脉搏微弱可取。背部紧缩疼痛亦明显好转。药已中的,效不更方,守方加当归20克,丹参20克,以增强活血之力。连进12剂,诸症均消失,切脉右手有力可取。

来源:丁红霞.黄芪桂枝五物汤治疗无脉症2例[J].山东中医杂志,1993,12(3):33.

注释:无脉症多发于大动脉或主动脉及其分支,为慢性进行性闭塞性炎症,其中以头部和臂部动脉受累为多见。西医现在还无有效治法。从中医角度看,此症属"脉痹"范畴,以调和营卫、通达血脉为法。黄芪桂枝五物汤为对证之举,医者加用川芎、红花,加强方药的通脉之力,疗效果然如期。方虽平淡,但也可以治疗疑难杂病,此例即是佐证。

约言:手指麻木、发冷,无脉,劳累受凉后加重,黄芪桂枝五物汤加川芎、红花治之。

3. 黄芪桂枝五物汤加羌活、防风等治疗血痹

治验:女性,68岁。患者近年来左上肢麻木时作,未予治疗。1月前因袒臂入睡,空调开放,晨起麻木加重并出现疼痛不能上举。遂取针刺、拔罐治疗,疼痛稍有缓解,但数日后,疼痛又趋加重。就诊时左上肢上举不及90°,扶之抬举则疼痛难忍。舌苔薄白,脉沉弱。脉症合参,系老年气血亏虚,营卫不和,复感冷气,致气血运行不畅形成血痹。证属营卫不和血痹,方用黄芪桂枝五物汤加羌活、防风治之。

方药:生黄芪30克,桂枝10克,炒白芍10克,生姜10克,大枣10枚,羌活5克,防风10克,炒白术15克,炙甘草10克。水煎服。服12剂,左上肢麻木已除,但疼痛尚未全解。上方加秦艽10克,继服10剂,疼痛缓解过半。遂将上方药物加5倍量,用蜂蜜、鹿角胶制成滋膏剂。每次15毫升,每日3次,口服。服用半月,疼痛消失。

来源:毛德西等.毛德西临证经验集粹[M].上海:上海中医药大学出版社,2009:19.

注释:《素问·五脏生成篇》云:"卧出而风吹之,血凝于肤者为痹"。此即血痹。其证候主要是局部肌肉麻痹而无疼痛,如为血痹重症,亦有疼痛感。《金匮要略》中黄芪桂枝五物汤为治疗血痹之主方。方取黄芪益气、桂枝温经、芍药养血、姜枣散风祛寒。全方以温煦阳气为主,阳气温和,则血脉自然流畅。

本案为血痹之重症,故在原方基础上,加入羌活、防风及秦艽祛风通络止痛,白术、甘草培土使药力达于肢体。后制成滋膏剂服用,冀温阳而不燥、润脉而不腻,使残留风邪徐徐除之。

约言:上肢麻木,晨起为甚,抬举困难,此"卧出而风吹之"所致,亦名血痹,黄芪桂枝五物汤加味治之。

4. 桂枝龙骨牡蛎汤治疗颈部自汗症

治验:男性,46 岁。因患颈部自汗,竟日淋漓不止,医治无效而就诊。因汗出而频频作祟,异常痛苦,脉象浮缓无力。此经气不和所致。予桂枝龙骨牡蛎汤治之。

方药:取桂枝龙骨牡蛎汤原方治之。服用 4 剂而愈。

来源:岳美中.岳美中医学文集[M].北京:中国中医药出版社,2005:427.

注释:颈部为太阳经脉所过,长期汗出,系经气向上冲逆,冲之日久,必然致虚,虚而不固,故汗出之。此方在《金匮要略》中,是治疗"男子失精,女性梦交"的。原方由桂枝汤加龙骨牡蛎二味而成。所治虽无治汗之说,但从方药性能分析,桂枝与芍药调和营卫,生姜与大枣辅布胃气而行津液,炙甘草合桂枝之辛以攘外,龙骨、牡蛎收敛浮越之阳,不使汗出。实践证明,此方为治疗自汗之良方。

约言:颈部自汗,淋漓不止,无他疾者,桂枝龙骨牡蛎汤主之。

5. 黄芪建中汤加味治疗虚劳病

治验:女性,16 岁。经停九月,咳呛四月,屡医无效。刻诊:皮色无华,咳呛不已,缓步上梯,竟亦喘息不止,每日上午盗汗淋漓,头晕,心悸,胸闷,胁痛,腹痛喜按,食少喜呕,夜寐不安,咳则多涎沫,舌苔薄腻,脉象细数,每分钟 140 余次。症延已久,自属缠绵。拟先治其盗汗,得效再议。用当归建中汤加味治疗,有效;后改用黄芪建中汤加味治疗,病情大有起色。

方药:①当归建中汤加龙骨、牡蛎:桂枝 3 克,白芍 6 克,生甘草 2.5 克,生姜 1 片,红枣 4 枚,粽子糖 4 枚(即饴糖),当归 6 克,龙骨 12 克(先煎),煅牡蛎 12 克(先煎)。

②黄芪建中汤加味:炙黄芪 10 克,桂枝 5 克,肉桂心 0.6 克,炙甘草 5 克,白芍 10 克,当归 12 克,生姜 2 片,红枣 8 枚,粽子糖 6 枚,龙骨 18 克(先煎),牡蛎 24 克(先煎)。

初服当归建中汤加味 3 剂,盗汗除其十分之三四,腹痛大减,恶风已罢,腹中舒服,脉搏每分钟 120 次,由起伏不定转为调匀有序,大便较畅,咳嗽较稀,头晕、心悸略瘥。

后改服黄芪建中汤加味,喘息已定,三服以后,恙乃大减,进饭增加一倍,咳嗽已瘥。又越三日,神色更爽于前。扶梯而上,已无喘急之状,盗汗已除,日间已喜起坐,不嗜卧矣。

后改用润肺养阴宁咳化痰剂,如象贝、杏仁、款冬、紫菀、麦冬、沙参之属,竟无进退。老医诏之曰:"子之弃建中而用贝、杏者,误也。若是之证,当换笺不换方,虽服之百日,不厌其久也。"医者谨志而谢之。

来源:曹颖甫.经方实验录[M].北京:中国医药科技出版社,2014:103-105.

注释:此案出自曹颖甫《经方实验录》,系曹氏弟子姜佐景之医案,后有曹氏评语。此案初诊为"干血痨",实为肺结核也。患者在家中终日蜷卧被中,如是则恶寒稍瘥。初诊之际,实难下药。姜氏默思本证之症结有三:经停不行,一也;肺病而咳,二也;腹痛恶寒而盗汗,三也。若用攻剂通其经,则腹无癥瘕,虚不受劫何?若用肺药止其咳,则痨菌方滋,如顽不易摧何?二者均不可,考虑其腹痛盗汗,当用当归建中汤合龙骨牡蛎法,以极轻之量与之。病家持此方笺购药,药铺中人笑曰:"糖可以为药,此医可谓幽默矣。"越三日,病者复诊,喜出望外,欣然告谢。

文中还说道,当时有学者对用建中汤治疗肺结核持有异议。姜氏说:"曰建中汤不得治肺结核,犹曰桂枝汤不能治太阳病。"这是不正确的。曹氏曰:"通俗医界不知培土生金之说,然往往不能用之适当者,不通仲师之医理故也。"他说,当归、黄芪亦补脾药也,加龙骨、牡蛎,则《金匮要略》虚劳盗汗之方治也。陈修园说:建中者,建立中气也。尤在泾云:治虚劳而必以建中者,何也?盖中者,脾胃也。盖虚劳不足,纳谷者昌,故必立其中气,中气之立,必以建中也。

所以要引证一部分原文,只是说明对于肺结核这样的虚劳病,中医药也是大有作为的。其中"培土生金"法是最为有效的,而经方中的小建中汤、黄芪建中汤等,正是此类治法的代表方药。而医者常常喜用对症疗法,如此例后来用的象贝、杏仁、款冬、紫菀、麦冬、沙参之属,都是治标不治本的。岳美中先生说过:"治急性病要有胆有识,治慢性病要有方有守。"古人治疗慢性病常常用到三十余剂,五十余剂,甚至百余剂。表面看来,似乎迟缓颟顸,实际上是积蓄能量,以待发挥。若是急于求成,对症施药,反与愿违。

约言:经停九月,咳呛四月,皮色无华,咳呛不已,每日上午盗汗淋漓,腹痛喜按,食少喜呕,先用当归建中汤治疗,后用黄芪建中汤加味治之。

6. 黄芪建中汤合玉屏风散治疗麻木（风湿病）

治验：男性，53岁。体胖，患风湿病多年，腰背疼痛。十多天来右上肢麻木，时出冷汗，平时痰多，大便溏，失眠已久。脉阳浮阴弱，两关弦滑；舌根苔白腻。此为外风侵袭，与内湿搏结，营卫被阻，治宜调和营卫、祛风利湿，黄芪建中汤合玉屏风散治之。

方药：生黄芪10克，桂枝6克，赤芍6克，炙甘草3克，防风6克，白术8克，天麻6克，羌活3克，秦艽3克，桑枝15克，陈皮3克，生姜6克，大枣4枚。2剂。右上肢麻木已除，痰稍减，脉滑，舌苔灰黑而润。本体脾弱痰盛，卫阳不充，兼用脑过度，改易六君子汤合归芪建中汤（蜂蜜代饴糖），佐强心补肝之品，方药：红人参15克，白术18克，茯苓18克，半夏15克，化橘红10克，炙甘草10克，黄芪18克，当归10克，白芍10克，桂枝10克，明天麻15克，川芎10克，肉苁蓉30克，酸枣仁18克，山药18克，枸杞子18克，枣肉18克，远志10克。共研细末，炼蜜为丸，每丸重10克，早晚饭前各服1丸，白开水送服。

来源：中国中医研究院.蒲辅周医疗经验［M］.北京：人民卫生出版社，2005：204-205.

注释：此例治疗是扶正祛邪法，即以黄芪建中汤合玉屏风散为基本方，以益气健脾、调和营卫为法，虽然兼用羌活、秦艽、天麻等味，但用量小，其力不及扶正药量。见效以后，改用的蜜丸剂，仍以健脾益肾为法，始终不脱离扶正为本这个原则。蒲老在用药上，药味少，剂量小，价格廉，同样受到良好效果。老一辈的经验处方严谨，配伍精当，毫无孟浪之嫌，这是后辈人应当认真学习的。

约言：风湿病，腰背疼痛，时出冷汗，脉阳浮阴弱，两关弦滑，舌根苔白腻，黄芪建中汤合玉屏风散治之。

7. 大黄䗪虫丸治疗干血痨

治验：女性，30岁。自4年前生育后，乳汁稀少，腹部痞满，不思饮食，两目昏黯，月经未一至，皆为干血痨，服药百余剂未愈。刻诊：形瘦骨立，尺肤如鲛鳞，舌苔干薄，脉象细涩。暗忖曰：此《金匮》大黄䗪虫丸证也，遂予之。

方药：大黄䗪虫丸30克，嘱分3次吞服。服后饮绍兴酒一杯。3日后来诊，谓服药后腹内甚舒服，饮食亦稍香，脉涩象大减。乃嘱其再服18克，则月经不期而至，所下皆紫黑血块。善哉！后该妇处当归补血汤加味，大剂养血而健。

来源：孙其新等.秦伯未医案［M］.北京：中国中医药出版社，2014：285.

注释：大黄䗪虫丸见于《金匮要略·血痹虚劳病脉证并治》篇，原方主治虚劳兼内有干血证,其症状如"腹满不能饮食""肌肤甲错,两目黯黑",该方的作用是"缓中补虚",这里所说的"缓中",是指缓缓消瘀中有补虚劳的功效。方中的补药仅有芍药、地黄、甘草,而消瘀药有大黄、黄芩、桃仁、杏仁、干漆、虻虫、水蛭、蛴螬、䗪虫,以蜜制丸,以酒为引,促其活血化瘀作用。秦伯未先生说:"盖此证全由血结经络,瘀滞不通,障碍血流所致,非大黄、桃仁之通滞,漆、蛭、虻、蛴之搜瘀,地、芍之润燥,甘草之和中,无以治其本也。"

约言:形瘦骨立,月经数年未至,干血痨也,大黄䗪虫丸主之。

《肺痿肺痈咳嗽上气病脉证治》篇方治验

1. 射干麻黄汤加大黄、葶苈子等治疗婴儿肺部感染

治验：男性，11个月。从4个月大开始发热，继发重度咳喘，先后在县市医院治疗半个月，好转。2个月后，旧疾复发，全部用进口抗生素，治疗半月而愈。9个月大时旧疾又发。体温38.5℃，哮鸣音隔数米远即能听到，两肺布满干湿啰音，大便一日一次。予射干麻黄汤加大黄葶苈子等治之。

方药：射干15克，麻黄15克，生姜20克，细辛10克，紫菀10克，款冬花10克，五味子15克（打），半夏15克，大黄6克（后下），葶苈子20克（布包）。加水1200毫升，煎取400毫升，于24小时服完。配合小剂量礞石滚痰丸，未用任何西药，取药3剂。服完1剂，咳喘大减，已听不到哮鸣音，汗出热减。体温37.5℃，服3剂后，体温正常，两肺啰音消失。后改大柴胡汤加葶苈子、文蛤，大便每日1~2次，后改三日一剂，共服6剂，告愈。

来源：黄煌.经方沙龙（第三期）[M].北京：中国中医药出版社.2010：76.

注释：射干麻黄汤出自《金匮要略·肺痿肺痈咳嗽上气病脉证治》篇，原文云："咳而上气，喉中水鸡声，射干麻黄汤主之。"原方由射干、麻黄、生姜、细辛、紫菀、款冬花、五味子、半夏、大枣组成。治疗以咳喘痰多，肺部有干湿啰音为主症的病症，如支气管炎、哮喘、肺气肿、过敏性鼻炎、百日咳等，以宣肺散寒、化饮降逆为法。本例加入了葶苈子、大黄二味，以增强泻肺平喘、通腑泻热之力。患儿11个月，其用药剂量如同成人，有人提出异议，医者回答：上方剂量为一日的总量，不是一次的量。广东省湛江市一位老中医，善用射干麻黄汤加杏仁一味，名定咳汤，治疗肺部感染咳喘，效果显著。

约言：婴儿肺部感染，发热，咳喘，射干麻黄汤加葶苈子、大黄治之。

2. 射干麻黄汤加黄芩、川贝治疗急性肺炎

治验：女性，66岁，有咳嗽病史。因高热、咳嗽就医，诊为"急性肺炎"，经用抗生素热退，但咳嗽不止，喉间痰鸣如水鸡声，痰多色黄，间有寒战，舌尖红

赤,苔黄腻,证属太阳伤寒咳嗽,宜射干麻黄汤加黄芩川贝治之。

方药:射干 12 克,炙麻黄 12 克,北细辛 3 克,炙紫菀 12 克,炙冬花 10 克,法半夏 12 克,黄芩 10 克,川贝末 12 克(冲),生甘草 15 克。先煮麻黄数沸,去上沫,后纳诸药,煮取约 500 毫升,分 3 次温服。服用 3 剂,咳喘、郁热减退,去黄芩,加桔梗、茯苓,又进 3 剂,诸症显著好转,嘱原方再进 3 剂,以资巩固疗效。

来源:范学文等. 范中林六经辨证医案[M].北京:学苑出版社,2009:165-166.

注释:曹颖甫先生曾以此方加远志、桔梗治疗一痰饮案,"发时咽中常如水鸡声";范中林所治此例,以"喉间痰鸣如水鸡声,痰壅盛,色黄"为应用指征,以射干麻黄汤去生姜、五味子,加黄芩、川贝、桔梗等味,以增强清肺化痰之效,果然数剂而愈。

约言:咳嗽痰多,喉间有水鸡声,痰黄,苔腻,射干麻黄汤治之。

3. 射干麻黄汤治疗腺病毒肺炎

治验:男性,8 个半月。因感冒咳嗽 2 周,高热 4 天而住院治疗。临床诊断:腺病毒肺炎。入院后即用桑菊饮、葛根黄芩黄连汤加味、安宫牛黄丸以及竹叶石膏汤等,均未效。请蒲老会诊:体温 38~40℃,无汗,呕吐,下利,每日平均十余次。呼吸不畅,喉间痰阻,喘促膈动,面色苍白,胸腹微满,舌红无苔,脉虚。此属表邪郁闭,痰饮阻肺,正为邪遏之候。治宜辛温开闭,涤痰逐饮,方取射干麻黄汤加味。

方药:射干 2 克,麻黄 1.5 克,细辛 1.5 克,五味子 30 粒,干姜 1 克,紫菀 2.5 克,法半夏 3 克,大枣 4 枚。进 2 剂后,体温降至正常,烦躁渐息,微咳不喘,喉间痰减,呼吸较畅,面色渐荣,手足心润,胸腹已不满,下利已减,脉缓,舌质红,苔少。郁闭已开,肺气未复。以生脉散加味善后,观察 4 天出院。

来源:中国中医研究院. 蒲辅周医案[M].北京:人民卫生出版社,2005:156-157.

注释:本例发于暮春,乃外寒内饮之症,而前医用辛凉、苦寒、甘寒等剂,表邪不去。仲景用射干麻黄汤以温肺开闭,涤痰化饮,二剂闭开而热退。何以知非温病而是外寒内饮?蒲老从抓主症入手,症见高热无汗,面色苍白,喘满不渴,此为外寒也;又有喉间痰阻,呼吸不畅,知其内饮也。其喉间痰阻,如同"喉中水鸡声",故取射干麻黄汤加味治之。

约言:咳嗽,高热,喉间痰阻,呼吸不畅,舌红无苔,射干麻黄汤主之。

4. 射干麻黄汤加减治疗哮喘、免疫性肺间质纤维化

治验：

①哮喘案：女性，8 岁。患哮喘间断性发作 4 年，每次受凉后哮喘易发作，怕冷。辨证为寒痰郁肺。取射干麻黄汤加减治之。

②免疫性肺间质纤维化案：女性，46 岁。气喘、咳嗽 2 个月余。来诊时感冒未愈，气喘。咳嗽加重，不分昼夜，怕冷，背寒。仍以射干麻黄汤加减治之。

方药：

①射干 9 克，炙麻黄 6 克，生姜 5 片，清半夏 9 克，炙紫菀 15 克，五味子 9 克，炙冬花 15 克，茯苓 15 克，苏子 9 克，葶苈子 9 克，大枣 3 枚。夏季连续服用 2 个月，同年冬季不发作。

②射干 15 克，炙麻黄 9 克，生姜 5 片，清半夏 15 克，炙紫菀 15 克，五味子 15 克，炙冬花 15 克，细辛 3 克，水蛭粉 3 克（冲），三七粉 15 克（冲），川贝 9 克，黄芪 30 克，化橘红 30 克。服用 1 个月，气喘、咳嗽基本消失，自觉呼吸顺畅，背寒、怕冷较前改善。

来源：李赛美．名师经方讲录（第四辑）[M].北京：中国中医药出版社，2014：144.

注释：以上两则是仝小林教授的治验。他是在讲药物用量时举出的两则例子。前者用量较小，后者用量较大。可能是前者年龄仅 8 岁，而后者为成年人。有关药物用量问题，近来仝小林教授发表不少文章，本书半夏泻心汤类方还有他用药的经验，读者可以参考。

约言：咳嗽，哮喘，有背寒、怕冷症状者，可予射干麻黄汤加减治之。

5. 厚朴麻黄汤加味治疗肺心病

治验：男性，53 岁，肺气肿、肺心病患者，咳喘不止，呼吸有痰鸣声。两肺闻之有干湿啰音，厚朴麻黄汤加鱼腥草、红景天治之。

方药：厚朴 12 克，炙麻黄 10 克，生石膏 30 克，炒杏仁 10 克，半夏 10 克，干姜 6 克，细辛 3 克，五味子 10 克，小麦 30 克，鱼腥草 30 克，红景天 10 克。

来源：毛德西等．毛德西方药心悟[M].北京：人民卫生出版社．2015：47-48.

注释：厚朴麻黄汤出自《金匮要略·肺痿肺痈咳嗽上气脉证治》篇，原文："咳而脉浮者，厚朴麻黄汤主之。"此方被赵锡武先生（原中国中医研究院副院长、心血管病专家）释为"肺气肿咳喘常用方"，他说"稀稠混合痰而听诊为混

合啰音者,厚朴麻黄汤主之。"赵老这句话对余启发很大,每当病人罹患咳喘求诊时,听诊是必不可少的。多年来,笔者用此方治疗肺气肿或肺心病咳喘,凡肺部哮鸣音、湿啰音明显者,投之效如桴鼓。常加入鱼腥草,以利清肺热,祛痰浊;若咽喉瘙痒,咳痰不爽,可加射干10克、牛蒡子10克,以利肺清咽;若咽喉不干燥,唇紫,加入红景天以抗缺氧;阴虚燥咳者,加入北沙参、南沙参,以滋阴润燥止咳。

约言:罹患肺气肿、肺心病,咳喘不止,有痰鸣,肺部闻之有干湿啰音,厚朴麻黄汤加味治之。

6. 麦门冬汤加芦根、沙参等治疗右下肺炎症

治验:女性,38岁,半月前出现低热、咳嗽,放射线透视为:右下肺炎性感染。遂用抗生素治疗,热退而咳嗽不止,呈痉挛性咳嗽,每至下午加重,咳嗽时屈背抱胸,痰黏不易咳出,语声略哑,并有心下急迫感。舌质红赤,苔少缺津,脉细数。听诊:右下肺有少量湿啰音。诊为肺胃阴虚,火逆上气,肺气失肃。治以清养肺胃,止逆下气,方取麦门冬汤加芦根、沙参治之。

方药:麦门冬30克,太子参15克,姜半夏6克,粳米30克(包煎),大枣3枚,生甘草6克,芦根30克,北沙参15克,桑白皮10克。水煎服。服用3剂,咳嗽气急减轻,但声哑、脉数依然。上方加玄参15克、射干10克,继服5剂,症状消失。后用麦味地黄丸滋阴保肺,调治半月而愈。

来源:毛德西等.毛德西方药心悟[M].北京:人民卫生出版社,2015:49.

注释:《金匮要略·肺痿肺痈咳嗽上气病脉证治》篇云:"火逆上气,咽喉不利,止逆下气,麦门冬汤主之"。热病后,阴虚火旺,上灼咽喉,形成燥性咳嗽,或有咽痒,麦门冬汤为养阴清肺降逆剂。是方重用麦冬,以其甘寒润肺养胃,清解虚热为主药,辅以人参、甘草、粳米、大枣益气生津,以滋养胃之气阴,以此达到"培土生金"之目的;佐以半夏降逆下气,不使虚热上灼,耗伤肺阴;使以甘草,润肺利咽,调和诸药,被后世视为滋阴降逆之祖方。此例出现于肺部感染以后,伤及肺胃之阴,加之又用抗生素,使其抗病能力低下,肺之开合更为不利。特别是痉挛性咳嗽,多为阴虚内燥使然。故取麦门冬汤以滋肺胃之阴,降其上炎之火,方能平息其患;所加芦根滋胃阴,北沙参养肺阴,桑白皮清肺止咳作用突出;后又加玄参滋补肾水以上潮,射干直接作用于咽部,起到清咽止咳的作用。此类病人要嘱其戒烟酒、远辛辣、适度饮水,多喝汤汁,不使胃燥火起,自然无恙。

约言:肺部感染,咳嗽上气,咽干痛,舌红,脉数,麦门冬汤主之。

7. 麦门冬汤治疗顽痰结喉

治验:女性,37 岁。2 月前感冒,未及时治疗。后遗咳逆、噫气,经透视无异常。民间医生认为是食管有物堵,多投蜈蚣、蝎子、丁香等,意在攻毒利气,服药数剂,出现胸痛、咽痛、气喘、饮食大减,患者以为是恶性病,遂拒绝治疗,数日卧床不起。后邀诊治。患者极度消瘦,苦容懒言,时有长吁短叹,舌光苔少,脉象沉数。问及大小便,答:大便干,数日一行。吐痰否? 答:时觉有痰核,咯不出。脉证分析,此顽痰结喉,阴虚内热,虚实夹杂证也,先以麦门冬汤加减治之。

方药:麦门冬 30 克,半夏 5 克,北沙参 15 克,粳米 15 克,大枣 3 枚,生甘草 6 克。一日 1 剂,水煎分两次服用。前后服 8 剂,大有好转,唯喉中痰核未除,仍有堵气之感。据症认为,肺胃之津液已复,而喉中痰核未消。遵朱丹溪治法,用化痰软坚、清热润燥之品:瓜蒌仁 9 克,杏仁 9 克,桔梗 6 克,连翘 12 克,海浮石 15 克,朴硝 2 克,姜汁少许。一日 1 剂,连服 5 剂,喉中颇感舒适,噫气亦除。

来源:窦友义等.窦伯清医话医案集[M].兰州:甘肃科学技术出版社,2011:27-28.

注释:肺胃中津液黏燥,虚火上炎,可为咳、为喘、为咽喉不利等症。病发于肺,实源于胃。胃者,肺之母也。麦门冬汤为滋养肺胃之方,沙参、麦门冬养肺胃之阴,甘草、粳米、大枣养胃而和中。取少量半夏以化痰降胃,使阳明之气徐徐顺下,肺气亦无上逆之势,两脏自然无恙。病例中引用朱丹溪的治法见于明代虞抟《医学正传》,书中痰饮篇云:"丹溪曰:痰结核在咽喉,嗽而不能出,化痰药加减能软坚之味,瓜蒌仁、杏仁、海石、桔梗、连翘,少佐以朴硝、姜汁、蜜丸噙化。"

约言:感冒愈后,内热未尽,热痰结喉,时时咳逆,苔少,脉数者,麦门冬汤主之。

8. 麦门冬汤(大剂量)治疗剧烈咳嗽

治验:女性,30 岁。剧烈咳嗽一个月,无痰,夜晚咳甚,遍服中西药不效。舌质红、苔薄,脉浮数,无寒热。初以麻杏石甘汤合泻白散 3 剂,无寸效。面目轻度浮肿,咽干痛,该以大剂量麦门冬汤治之。

方药:麦门冬 100 克,半夏 30 克,太子参 30 克,甘草 20 克,粳米 30 克,大枣 12 枚。加水 2000 毫升,煎服 800 毫升。每服 200 毫升,24 小时服完 1 剂,咳减大半翌日咳嗽痊愈。半月后随访,咳嗽未发作。

来源:姜宗瑞.经方杂谈[M].北京:学苑出版社,2009:84-85.

注释:所以选择本例,主要是用量大,特别是麦门冬与半夏,超过常规用量。麦门冬汤原为治疗肺痿之主方,在滋阴保肺方剂中,首先考虑经方。君药麦门冬与臣药半夏是性味相反的一对组合,麦门冬性味甘寒,以养胃阴为主;而半夏苦辛温,以降逆为主。大剂量的麦门冬既滋胃阴,又滋肺阴,而胃阴的充足是肺阴充沛的关键,亦属"培土生金"治法范畴。而半夏之降逆,又利于肺气是肃降。麦门冬得半夏,滋阴而不腻胃;半夏得麦门冬,降逆而不伤阴。两者相伍,滋而不腻,温而不燥,是经方中非常有效的配伍。

约言:剧烈咳嗽不止,久日不愈,此肺阴受伤也,大剂量麦门冬汤主之。

9. 越婢加半夏汤治疗小儿肺炎

治验:女性,1岁。患儿发热四天,经检查诊为"支气管肺炎",已服用过中西药未效。高热39.6℃,咳喘气促,腹满膈扇,喉间痰声辘辘,鼻翼煽动,面青唇淡,头汗出,时有烦躁,不欲食奶,大便稀溏,小便黄,脉沉紧,指纹不显,舌质淡、苔白。此由风寒犯肺、肺气郁闭所致,治以越婢加半夏汤加味。

方药:麻黄2.4克,生石膏10克,法半夏6克,前胡3克,炒苏子3克,生姜3片,大枣2枚。二诊:服药后,症状好转,肺闭已开,表邪已散,但痰湿尚阻,以理肺化痰为治。方药:连皮茯苓3克,法半夏3克,橘红3克,甘草1.5克,杏仁3克,炒苏子3克,前胡3克,桑白皮5克,炒莱菔子3克,竹茹3克,生姜3片。三诊:体温正常,精神转佳,呼吸微促,喉间少许痰声,食纳差,以调和肺胃、温化痰湿为法,前方加厚朴2.4克、麦芽3克。四诊:唯喉间略有痰声,余症悉平,继续调和肺胃,兼清伏火。方药:法半夏3克,茯苓3克,陈皮1.5克,神曲2.4克,炒枳壳1.5克,焦山楂3克,麦芽6克,炒莱菔子3克,杏仁3克,黄连0.3克,炒苏子2.4克,生姜2片。此方服后,一切恢复正常。

来源:高辉远等.蒲辅周医案[M].北京:人民卫生出版社.2005:137-138.

注释:小儿支气管肺炎为小儿险候,中医诊为风寒犯肺,肺气郁闭。其证高热而喘,烦躁而满,面青,故宗张仲景越婢加半夏汤再加前胡、苏子而治。方取麻黄、前胡散表邪,石膏清内热,法半夏、苏子降气化痰,姜、枣调和营卫,甘草调和诸药。服后寒开热透,诸症减去大半,继以利湿化痰,调和肺胃而平。这是蒲辅周先生治疗小儿肺炎的经验,他非常重视辨证论治,强调不要一见高热,不加区别,就用抗生素以及大剂量苦寒药,如是则冰伏其邪,贻误病机。

约言:小儿肺炎,高热,咳喘,腹满,指纹不显,此风寒犯肺、肺气郁闭也,越婢加半夏主之。

10. 小青龙加石膏汤加板蓝根、金银花等治疗肺部感染

治验: 男性,17 岁,胸闷、气喘 10 年余,加重 1 天就诊。曾在北医三院诊为"支气管哮喘",此后每遇劳累受凉或闻异味即喘憋发作,平素服用茶碱类药物,症状控制尚可。昨日劳累受凉后喘憋发作。影响睡眠,咳嗽、咳白稀痰,鼻塞,流清涕,纳可,二便调。舌淡红、苔白,脉浮数。听诊双肺散在性干湿啰音。诊为哮病,属寒哮。当温肺散寒,止哮平喘,拟小青龙加石膏汤加板蓝根、金银花治之。

方药: 麻黄 10 克,桂枝 10 克,干姜 10 克,白芍 10 克,细辛 5 克,半夏 10 克,五味子 12 克,生石膏 20 克,板蓝根 20 克,陈皮 12 克,金银花 20 克。7 剂。服药后,症状明显减轻,后于原方加女贞子 15 克、何首乌 15 克,7 剂。继服 7 剂药后,症状完全缓解。

来源: 张伯礼等 . 中国中医科学院名医名家学术传薪集·医案集·内科［M］. 北京:人民卫生出版社,2015:121.

注释: 小青龙加石膏汤见于《金匮要略·肺痿肺痈咳嗽上气病脉证治》篇,原文为"肺胀,咳而上气,烦躁而喘,脉浮者,心下有水,小青龙加石膏汤主之。"张锡纯称小青龙加石膏汤为"治外感痰喘之神方",并云"愚用小青龙治外感痰喘,屡次皆效。然必加生石膏,或七八钱,或至两余,若畏石膏不敢多用,即无效验。"《伤寒论》中多次谈到小青龙汤,主文为"伤寒表不解""心下有水气"。阐明此证病机为外寒引动内饮,水寒相搏,肺气失肃,这与《素问·咳论》"外内合邪,因而客之,是为肺咳"不谋而合。小青龙加石膏汤,其病机仍然是"心下有水","脉浮者"为表有寒邪,这与小青龙汤的病机是相同的,所不同的是痰饮久积不散,内有痰热之虞,所以病者时有烦躁,故加生石膏以清肺热。本例有明显劳累受凉之外因,又有痰饮久宿之患。医者紧紧抓住这个病机,又据患者体质之虚,加用补肾之品,故投数剂而效。

张锡纯用此方治疗咳喘,其案例多有脉数与脉滑有力者,他在其《医学衷中参西录》中有一段话值得后人借鉴,他说:"平均小青龙汤之药性,当以热论,而外感痰喘之证又有热者十之八九,是以愚用小青龙汤三十余年,未尝一次不加生石膏。即所遇之证分毫不觉热,亦必加生石膏五六钱,使药性之凉热归于平均。若遇证之觉热,或脉象有热者,则必加生石膏两许以辅之,始能受人参温补之力。至其证之或兼烦躁,或表里壮热者,又宜加生石膏至两半或至二两,方能有效。曾有问治外感痰喘于愚者,语以当用小青龙汤及如何加减之法,切嘱其必多加生石膏然后有效。"

约言:宿有哮病,肺部感染,咳嗽,痰稀,流清涕,苔白,脉浮数,听诊双肺散在性干湿啰音,属寒哮。当温肺散寒,止哮平喘,小青龙汤加石膏主之。

11. 小青龙加石膏汤治疗慢性支气管炎并发感染

治验:男性,53岁。高热恶寒咳嗽,诊为"慢性支气管炎并发感染",用抗生素无效,特邀中医会诊。发热(体温38.7℃)恶寒,肢节酸痛,烦躁无汗,咳嗽吐痰,泡沫间有黏液痰,呼吸气促,舌尖红赤、苔白干,脉象滑数。诊为外寒内饮夹热,宜小青龙加石膏汤治之。

方药:麻黄10克,生石膏75克,干姜7.5克,细辛6克,五味子10克,桂枝15克,白芍15克,半夏15克,甘草7.5克。水煎服。用药3剂,微汗出,发热退(体温36.7℃),咳嗽、烦躁等均有减轻,此表邪已解,饮邪渐化,继以宣肺清热止咳剂而安。

来源:张琪.张琪临证治验荟要[M].北京:中国中医药出版社,1992:380.

注释:本例外寒内饮,加之积饮化热,故以小青龙加石膏汤治之。用石膏必须有热象出现,本例有高热无汗、舌尖红赤、脉象滑数等热证表象,单用小青龙汤化饮,有辛温化燥之嫌,加入石膏既可清热,又可抑制温燥之味伤阴之弊。

约言:发热恶寒,烦躁无汗,咳嗽气促,有泡沫样黏痰,此外寒内饮夹热,小青龙加石膏汤主之。

12. 小青龙加石膏汤加蝉衣治疗气喘痰鸣

治验:男性,30岁,因注射青霉素,2日后忽发气喘痰鸣,寒战嘎齿有声,全身瘙痒无度,口渴,脉浮紧。予小青龙汤加蝉衣治之。

方药:桂枝10克,赤芍10克,炙甘草6克,麻黄10克,细辛10克,五味子10克,生半夏30克,生石膏30克,蝉衣30克,生姜10片,大枣10枚。2剂,水煎服。服药后,喘定,痒甚,全身片状风团满布,愈搔愈多,致血痂满身,无片刻宁静,脉转浮数,拟清透血分伏毒,兼和营卫。基本方加浮萍10克,黑荆芥穗5克。2剂痊愈。

来源:李可.急危重症疑难病经验专辑[M].太原:山西科学技术出版社,2005:324.

注释:此方实为小青龙加石膏汤,多了蝉衣一味。此例说明,中医治病是对证而非对病。此例并非感受风寒,亦非"心下有水气",但据气喘痰鸣,皮肤起风团,亦足说明此病属"阴水"犯肺所致,这里说的"阴水"乃指寒性的青霉素。也属于《伤寒论》所说的误治法之一。李可先生慎明仲景方之原义,若是一般医家,很可能用除风止痒剂,或可见效于一时,而不能从根本上解决疑团。

约言:药物过敏,突发喘息痰鸣,小青龙汤加蝉衣治之。

13. 千金苇茎汤合葶苈大枣泻肺汤治疗肺气肿

治验:男性,51岁。患支气管炎20余年,肺气肿8年,支气管扩张3年。就诊时咳嗽不止,气喘吁吁,痰多呈白色泡沫黏腻状,或夹带血丝,舌苔白腻,脉象弦滑。千金苇茎汤合葶苈大枣泻肺汤治之。

方药:苇茎30克,薏苡仁30克,冬瓜仁30克,炒桃仁10克,炒葶苈子15克,大枣5枚(擘)。有血丝者,加黄芩炭、金银花、藕节。

来源:毛德西等.毛德西方药心悟[M].北京:人民卫生出版社,2015:51.

注释:千金苇茎汤与葶苈大枣泻肺汤见于《金匮要略·肺痿肺痈咳嗽上气脉证治》篇,原文云:"千金苇茎汤,治咳有微热,烦满,胸中甲错,是为肺痈。"又云:"肺痈胸满胀,一身面目浮肿,鼻塞清涕出,不闻香臭酸辛,咳逆上气,喘鸣迫塞,葶苈大枣泻肺汤主之。"两方均以排出肺中脓痰为主攻方向,千金苇茎汤偏于清热化痰排脓,而葶苈大枣泻肺汤偏于泻肺下气消痰,两方合用,对于痰液或脓液积于肺中,难以排出者,最为适宜。曹颖甫《经方实验录》中,曾对千金苇茎汤、桔梗汤、葶苈大枣泻肺汤进行比较,说道:"苇茎汤最先而轻,桔梗汤为中,葶苈大枣泻肺汤最后而重。姑以方譬方,则苇茎汤犹如白虎汤,桔梗汤犹如调胃承气汤,葶苈大枣泻肺汤犹如大承气汤。"该书对苇茎汤的加味方药为:加青蒿、白薇、地骨皮,以退潮热;加丹参、牡丹皮、茺蔚子,以调其经期。葶苈子一味具有"抗菌、利尿、强心、止咳、祛痰、平喘"等综合效应,是治疗心肺系统疾患不可多得的良药。

约言:咳嗽不止,气喘吁吁,咳出白色泡沫黏痰,诊为肺气肿,予千金苇茎汤合葶苈大枣泻肺汤治之。

14. 千金苇茎汤加柴胡半夏等治疗哮喘

治验:女性,50岁。患哮喘20余年,加重2年。发作时喘息不能平卧,初时数分钟即止,近期历十余分钟乃至半小时之久。屡用西药难以控制。刻诊:气喘声高,痰黏不易咳出,手足心热,苔薄,脉沉。诊为痰热伏肺,投以千金苇茎汤加柴胡、半夏治之。

方药:桃仁10克,杏仁10克,炒薏苡仁12克,冬瓜仁10克,芦根20克,柴胡6克,牡蛎15克,制半夏10克,白芍12克,桔梗6克,炙甘草6克,五味子3克。水煎服,一日1剂。服上方15剂,哮喘基本控制,为巩固疗效,原方加牛蒡子 10 克,每周 1 剂,以善其后,股 5 剂后,顽疾得除。

来源:张喜奎.陈亦人医案医话[M].北京:中国中医药出版社,2012:49-50.

注释:本例实证突出,如咳喘声高,痰黏不易咳出等;而虚象仅以手足心热为患。诊为痰热伏肺,故当清化痰热为主,佐以少量养阴之品。陈氏在千金苇茎汤中,加入柴胡、桔梗开宣肺气,与五味子、杏仁之敛降,符合肺主宣降之机;芍药与甘草相合,为芍药甘草汤,可缓急解痉;牡蛎与半夏可除肺道之顽痰;且白芍与五味子,又可滋阴补水;后加牛蒡子一味,利肺气也。张锡纯善用此味,他说:"牛蒡子体滑气香,能润肺又能利肺。"张氏在《医学衷中参西录》开篇第一方,治疗喘促咳嗽的资生汤中,以及后文的清金解毒汤、清金益肺汤、薯蓣纳气汤、滋培汤中,都用到牛蒡子。此例若作虚证治疗,必然会闭门留寇,使痰液壅塞于肺,取效之日不知何几。

约言:喘息不能平卧,时发时止,手足心热,痰热伏肺也,以千金苇茎汤加柴胡半夏治之。

15. 千金苇茎汤加鱼腥草、滑石治疗化脓性心包炎

治验:患儿,13 岁,高热多日不退,西医诊为"化脓性心包炎",用各种抗生素,并用插管引流、吸氧等,均无效。无奈家属请老中医会诊。会诊时患儿体温 40.7℃,身上还插着三根引流管子,经过仔细分析,拟千金苇茎汤加鱼腥草、滑石治之。

方药:苇茎、桃仁、冬瓜仁、薏苡仁、鱼腥草、滑石(原资料无剂量)。服用 3 剂,体温下降为 38℃,效不更方,继服 3 剂,体温退至 37℃。

来源:李赛美.名师经方讲录[M].北京:中国中医药出版社,2010:203-204.

注释:用千金苇茎汤加味治疗化脓性心包炎是全国名老中医伍炳彩先生的经验。此患儿在西医院住院 50 余天,花费 6 万余元。西医已经束手无策,患儿家属求治于伍炳彩先生,伍先生从肺痈而治,当时患儿体温 40.7℃,服用上方 3 剂,体温降至 38℃。继服 3 剂,体温降至 37℃以下。共花费仅 500 元。录用此例,说明中药是可以治危重症的,绝非"慢郎中"之辈。

约言:化脓性心包炎,高热不退,千金苇茎汤加鱼腥草、滑石治之。

《奔豚气病脉证治》篇方治验

1. 奔豚汤治疗奔豚

治验: 女性,40 岁。症状比较复杂。第一个症状就是心脏部位,像大水往上撞,又像江河中的水冲石头;第二个症状是眼睛不能睁开,一看到光眼睛就如同裂出来、爆出来一样;第三个症状就是特别恐惧,门窗关得紧紧的,四年多未出过门。但吃饭正常,二便正常,神志清楚,语言清晰。脉弦,略快。由于四年多未出过门,所以难以观面看舌,对此病人非常不配合,不得已用担架将病人抬出门外;病人一见光,四肢发厥,昏厥身冷;当时给予针灸、灌姜汤,大约两分钟后苏醒,大喊道:我的眼睛要炸了,心脏要出来了!病人模样非常难看,蓬头垢面,秽气熏人,面色惨白,舌苔灰白。医者经过几番考虑,首先是肯定为奔豚病,回想起《金匮要略》治疗奔豚病的几个方子,最后选用奔豚汤加茯苓治疗。

方药:《金匮要略》奔豚汤原方加茯苓 30 克:李根白皮 30 克,茯苓 30 克,白芍 12 克,川芎 6 克,法半夏 10 克,葛根 10 克,甘草 6 克,生姜 12 克。服用 3 剂,病情好转,继服 8 剂,病人信步从房子里走出来了。

来源: 熊继柏.熊继柏临证医案实录(2)[M].北京:中国中医药出版社,2011:76-77.

注释: 这位农妇病情比较特殊,很少见到。熊教授依据"像水撞心一样",很自然地想到《金匮要略》里的奔豚病。既然是奔豚病,就在脑海里出现三个方子,即桂枝加桂汤、奔豚汤、苓桂甘枣汤。这三个方子,一个一个推敲,考虑到病人脉弦,有上冲心胸的症状,尽管没有寒热,但可能有"肝郁",应当是由忤气得来的病。舌苔灰白,考虑痰饮,于是加上一味茯苓。很复杂的病,竟然十几剂药就治好了。熊教授的体会是,原则出乎古人,灵活在于个人。如果按照原文"奔豚气上冲胸,腹痛,往来寒热,奔豚汤主之。"这个病例没有"寒热往来",就不可以用奔豚汤了,但"气上冲胸"却是诊断的关键,这是原则,依据原则就可以用奔豚汤治疗;加茯苓以祛痰饮,这是活用经方的范例。

约言: 气从少腹上冲,难受欲死,或无器质性病变,可予奔豚汤治之。

2. 桂枝加桂汤治疗奔豚

治验：女性，71岁，患呕吐、腹痛一年余。云腹痛有发作性，即于小腹虬结成块而作痛，块渐大而痛亦渐剧。同时气从小腹上冲于心下，苦闷"欲死"。继而冲气渐降，痛渐减，块亦渐小，终至痛止块消如常人。追问其病因，言因其女暴死，悲哀过甚，郁久而得此病。此奔豚也，拟桂枝加桂汤治之。

方药：桂枝15克，白芍9克，炙甘草6克，生姜6克，大枣4枚。水煎服，每日1剂。服用14剂，奔豚气大为减轻，仍有呕吐一次，依原方加半夏9克、茯苓9克，嘱咐10剂。三诊时，言有时心下微作冲痛，头亦痛，大便涩，左关脉弦，此肝胃气上冲也，改以理中汤加吴茱萸、肉桂，以暖胃温肝，服后痊愈回乡。两月后函询未复发。

来源：中国中医研究院．岳美中医案集[M]．北京：人民卫生出版社，1978：49.

注释：《金匮要略·奔豚气病脉证治》篇云："发汗后，烧针令其汗，针处被寒，核起而赤者，必发奔豚，气从少腹上至心，灸其核上各一壮，与桂枝加桂汤主之。"并言奔豚病"皆从惊恐得之"。本例患者因悲伤过度，致使心脾阳虚，火不下达，寒从下起，因寒有收敛之性，随阳气之多寡而或聚或散，故少腹之块或时聚时减。予桂枝加桂汤温阳降逆，方证合拍，故有神效。

约言：女性奔豚，发作时气从少腹上冲于心下，有欲死感，桂枝加桂汤主之。

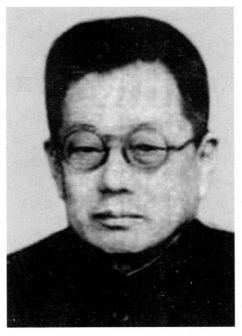

岳美中（1900-1982）

原名岳中秀，号锄云，出生于河北省滦南县，著名中医学家。长期从事中医临床和教学工作。较早地提出了专病、专方、专药与辨证论治相结合的原则；善用经方治大病；对中医老年病学多有创见。在国内外享有盛誉。著有《岳美中论医集》《岳美中医案集》《岳美中医话集》《岳美中老中医治疗老年病经验》等。

八

《胸痹心痛短气病脉证治》篇方治验

1. 瓜蒌薤白半夏汤加味治疗冠心病

治验：男性，58岁。胸闷憋痛，甚则痛及背部，拍打后舒畅，舌质略黯，苔薄腻，脉象弦细。心电图提示：下壁与外侧壁心肌缺血。此为胸阳痹阻，血脉不畅，治宜宣痹通阳，佐以活血化瘀，瓜蒌薤白半夏汤加味治之。

方药：全瓜蒌15~30克，薤白12~30克，清半夏10克，枳实10克，郁金10克，赤芍15克，秦艽10克，桂枝6克，生姜3克。水煎服。服6剂，症状减轻，后加苏合香丸1粒（包煎），服12剂，症状基本消失。

来源：毛德西等．毛德西方药心悟［M］．北京：人民卫生出版社，2015：53.

注释：瓜蒌薤白剂出自《金匮要略·胸痹心痛短气病脉证治》篇，有三首：一是瓜蒌薤白白酒汤，一是瓜蒌薤白半夏汤，一是枳实薤白桂枝汤。三方的共同作用是：宣痹通阳，宽胸理气，但侧重点不一。瓜蒌薤白半夏汤有降逆作用；瓜蒌薤白白酒汤则无降逆之功；而枳实薤白桂枝汤内有桂枝、枳实、厚朴，其通阳散结作用突出。清代唐容川对此评语，切入正题，他说："用药之法，全凭乎证，添一证则添一药，易一证则易一药。观仲景此节用药，便知义例严密，不得含糊也。故但胸痛，则用瓜蒌薤白白酒；上节添出不得卧，是添出水饮上冲也，则添用半夏一味，以降水饮；此一节又添出胸痞满，则加枳实以泄胸中之气，胁下之气亦逆抢心，则加厚朴，以泄胁下之气。仲景凡胁满多加枳实，凡腹满均加厚朴。此条胸满、胁下逆抢心证，故加此二味，与两方又不同矣。读者细心考求，则仲景用药之通例，乃可识矣。"（见唐容川《金匮要略浅注补正》）

瓜蒌薤白剂的主药是瓜蒌与薤白。瓜蒌辛润，是通络开结之良药。古人指出"瓜蒌"能使人心气"内洞"，"内洞"就是畅快。本例有胸闷痛并欲使人拍打，这是胸阳不得宣通的表现。故选用瓜蒌薤白剂，以疏通胸中阳气，随症增入通络的秦艽、桂枝，活血化瘀的赤芍、郁金，这样就能使通阳宣痹剂由气分入于血分，气血交流无阻，血脉自然通畅。

约言：胸闷憋痛，或痛及背肩，舌苔白腻，此胸痹心痛病，予瓜蒌薤白半夏汤合枳实薤白桂枝汤治之。

2. 瓜蒌薤白半夏汤合小陷胸汤治疗胸膜炎

治验：女性,58 岁,因患胸膜炎而就诊。发热恶寒月余,伴干咳少痰,食欲不振,口干喜冷饮,胸痛为甚。体温 37.4℃,呼吸 24 次 / 分,右胸呼吸运动减弱,语颤明显降低,叩诊浊音,呼吸音近乎消失,心浊音界左移,左胸无病理性物理体征。心尖区 1~2 级吹风样收缩期杂音。X 线胸片显示右侧大量积液,液面在第二前肋水平,心脏纵隔左移。诊断为:胸膜炎。舌苔白腻中剥,脉象滑数。此为痰热蕴结,胸阳不展,当清化痰热,行气通阳。取瓜蒌薤白半夏汤合小陷胸汤治之。

方药：瓜蒌 12 克,薤白 10 克,姜半夏 10 克,川黄连 3 克,炒枳壳 5 克。先后服用 16 剂,体温恢复正常,胸痛、胸闷、气急等症消失。脉搏 76 次 / 分,呼吸 18 次 / 分。胸透复查,胸水吸收好转,液面在第四前肋水平。住院 16 天出院。此后于门诊服用原方加减一个月,胸水全部吸收,随访十年未复发。

来源：上海中医学院附属龙华医院 . 医案选编 [M]. 上海 : 上海人民出版社 ,1977:18-19.

注释：《金匮要略》中之胸痹、悬饮,和《伤寒论》中之 “结胸”,与胸膜炎有相似之处。胸痹用瓜蒌薤白半夏汤,结胸用小陷胸汤。本例有痰热互结,导致胸阳不展,气机不利,故当清化痰热为大法,佐以行气通阳。而瓜蒌薤白半夏汤与小陷胸汤正好迎合此法,方中之瓜蒌、黄连、半夏,为清化痰热之佳品;枳壳行气;薤白通阳。原方未作加减,于短期内治愈胸膜炎,可见经方效力是无与匹敌的。

约言：胸膜炎与胸痹、结胸相似,胸痛、胸闷,或有黏痰,舌苔黏腻,脉象滑数,可予瓜蒌薤白半夏汤与小陷胸汤合而治之。

3. 人参汤合枳实薤白桂枝汤治疗胸痹（冠心病、房颤）

治验：男性,64 岁。以反复胸闷心悸 8 年,复发伴左胸疼痛 2 天就诊。西医确诊为 “冠心病、房颤”。曾予硝酸甘油、速效救心丸、硝酸异山梨酯片、普萘洛尔及吸氧处理,左胸闷痛未缓解,请赵炯恒主任医师会诊。刻诊:左胸闷痛,左胁下有气上冲,四肢厥冷,头额汗出,心悸,气短,不能平卧,头晕恶心,形寒背冷,尿少,下肢微肿,舌淡白、苔白腻,脉结代无力。心电图提示:异位心律,心房颤动;ST 段压低,T 波倒置。证属心阳不振,痰浊内阻。急予人参汤,后予枳实薤白桂枝汤。

方药：朝鲜参 15 克(另煎冲),炙甘草 10 克,干姜 3 克,炒白术 15 克。一剂水煎,分 3 次服。药后四肢厥冷、头额汗出均已除。脉结代有力,余症同前。转以温振心阳,除满降逆,蠲化痰浊。方予枳实薤白桂枝汤加味。

处方:炒枳实 6 克,薤白 10 克,桂枝 6 克,厚朴 6 克,全瓜蒌 30 克,炙甘草 10 克,制附子 10 克,川芎 10 克,丹参 30 克。2 剂,日服 1 剂,分两次服。药后,左胸疼痛,左肋下有气上冲已除,已能平卧,余症同前。再拟上方去附子,加白檀香 3 克,降香 5 克。5 剂后尚有头晕、乏力,他症均愈。心电图:窦性心律。

来源:张启文等.杏林真传[M].北京:华夏出版社,1994:250-251.

注释:《金匮要略·胸痹心痛短气病脉证治》篇云:"胸痹,心中痞气,气结在胸,胸满,胁下逆抢心,枳实薤白桂枝汤主之,人参汤亦主之。""胸痹,心中痞",乃是病名;"气结在胸",为病机词,有虚实之分。实者,为痰浊阻塞于胸,出现胸满,胁下之气上逆抢心,当以枳实薤白桂枝汤治之;虚者,为中焦虚寒,大气不运,胸中不舒,气短乏力,虚寒甚者,有吐利之患,当以人参汤治之。前方重在通阳开结,降逆泻痞;后者重在温中祛寒,健脾益气。本例就诊时,虚寒症状明显,如四肢厥冷、背寒肢冷等,故当以人参汤为治;续诊时痰浊阻塞症状显著,故以枳实薤白桂枝汤治之。一虚一实,在一个人身上出现,并不奇怪,先补后泻者有之,先泻后补者有之,补泻兼施者亦有之,要明晰孰轻孰重,以便采取对应措施,使其方药有的放矢。

约言:胸闷,胸痛,胸中痞塞,胁下逆抢心,或形寒肢冷,四肢厥逆,实者枳实薤白桂枝汤主之;虚者人参汤主之。

4. 人参汤合宣痹活血药治疗冠心病

治验:男性,52 岁。有"冠心病、心绞痛"病史 6 年,入冬后加重。现阵发性胸骨后憋闷而痛,多在活动时发病,口服异山梨酯、速效救心丸可以缓解。心电图提示:冠状动脉供血不足,偶发室性期前收缩。诊断为胸痹心痛,用宣痹通阳法,以瓜蒌薤白半夏汤治之。服 3 剂,无效果;加活血化瘀药,服 4 剂,仍无效果。由于天气寒冷,病情发作频繁。动则气喘,倦怠无力,食少便溏,脘腹胀满,舌淡紫、体胖、苔薄腻,脉弦而结(64 次 / 分,每分钟间歇 3~6 次),按之无力。四诊合参,系心脾阳气不足,痰瘀交阻心脉,改用人参汤合宣痹活血药治之。

方药:人参 30 克,白术 30 克,干姜 30 克,甘草 30 克,川芎 9 克,石菖蒲 12 克,砂仁 6 克。日 1 剂。水煎分日三夜一服。服药 4 剂,心痛发作明显减少,脉缓偶结。原方减量,调治一月,病情缓解稳定。

来源:吕志杰.经方新论[M].北京:人民卫生出版社,2012:169.

注释:初期治疗是套用经方,凡见胸痹心痛者,不加思考,必书瓜蒌薤白剂,或有幸中者。后经脉证互参的缜密思考,改用人参汤温扶心脾之阳,加活血之川芎、开窍之石菖蒲,以及芳香醒脾通脉之砂仁,以推动心脉之运行。人参汤用量较大,意在快速恢复心脾之阳,后果然奏效。

约言:抓住证候,对证取方,无一方可治百病。人参汤亦可治胸痹心痛。

5. 茯苓杏仁甘草汤合二陈汤治疗冠心病伴急性支气管炎

治验:男性,56 岁。患冠心病 3 年,但症状较轻,仍坚持上班。近两个月又患急性支气管炎,咳嗽时作,咯吐白沫痰,胸中痞塞较前严重,纳差,下肢轻微浮肿,小便量减,舌质淡而苔薄白,脉滑小数。证属心阳不振,痰饮内结,治以茯苓杏仁甘草汤合二陈汤。

方药:茯苓 30 克,杏仁 10 克,甘草 5 克,陈皮 10 克,制半夏 10 克,大枣 5 枚,生姜 3 片。5 剂,水煎服。药后浮肿消失,胸闷痞塞大减,小便量增。上方加入全瓜蒌 15 克、桂枝 8 克,再进 7 剂。咳偶作,咯吐白痰少许。上方 10 倍制水丸,每日 2 次,每次 6 克,服丸期间,照常工作。

来源:李文瑞等.金匮要略汤证论治[M].北京:中国科学技术出版社,2000:312.

注释:《金匮要略·胸痹心痛短病脉证治》篇云:"胸痹,胸中气塞,短气,茯苓杏仁甘草汤主之;橘枳姜汤亦主之。"这是胸痹病中比较轻而偏于饮阻证的治法。胸痹病有轻有重,重者如"胸痹不得卧"之瓜蒌薤白半夏汤;"胸背痛"之瓜蒌薤白白酒汤;"胁下逆抢心"之枳实薤白桂枝汤;"心痛彻背,背痛彻心"之乌头赤石脂丸等。而此条是比较轻的证治。只是由于饮邪阻塞胸阳,使得胸中气机不利,即"胸中气塞",出现短气不足以息之症。所以治疗此证,应以淡渗利水、降气消饮为法。茯苓杏仁甘草汤正具此法功效,茯苓淡渗利水,杏仁降气消饮,甘草和胃安中;药虽三味,但各举其功,可谓治疗水饮阻肺之祖方。若气塞较重,使得水饮不能消散,可用橘枳姜汤。方由橘皮、枳实、生姜三味组成。橘皮宣通气机,枳实下气宽中,生姜散水降逆。从药性分析可以知道,此方偏重于胸痹轻症中之气机阻塞者。其症状必然以胸闷痞塞较重,甚则呕吐稀痰,舌苔薄白而润。

本例患冠心病并发急性支气管炎,由于咳嗽频作,使得原有冠心病有所加重。对此应以"急则治其标,缓则治其本"的准则,先解除支气管炎的干扰,然后再议冠心病的治疗。可喜医者于支气管炎症状缓解后,在原方基础上加入全瓜蒌与桂枝二味,颇具宽胸理气通络之作用,有瓜蒌薤白类方之义,以丸剂缓缓解之,果然如期取效。

约言:胸痹之短气,水饮阻肺者,茯苓杏仁甘草汤主之;若气机阻塞者,枳橘姜汤亦主之;并发支气管炎者,先治其标,后治其本,明其标本,有序治之。

6. 桂枝生姜枳实汤治疗胸痹

治验:男性,45岁。胸中郁闷年余,常欲叹息,胃中嘈杂,时有涎唾,近日病情加重,胸前有压痛感,心悬如摆,短气不足以息。闻声则惊,稍动则悸,心烦失眠,口干不欲饮,小便频而短。形体肥胖,素食甘肥,舌胖苔白,脉象弦数。此脾失健运,痰湿遏制心阳,肺气郁闭,形成胸痹,方取桂枝生姜枳实汤加味治之。

方药:桂枝5克,生姜5克,炒枳实6克,法半夏9克,鲜竹茹10克,茯苓10克,橘皮6克,瓜蒌9克,薤白6克,炙甘草5克。水煎服,5剂后,舌苔转薄,脉象转缓,心痛已止,但仍惊悸,并影响睡眠。此脾虚不能护心也,上方去生姜,加白术9克、石菖蒲3克。服20余剂,诸症若失。

来源:史宇广等.当代名医临证精华·冠心病专辑[M].北京:中医古籍出版社,1988:129-130.

注释:桂枝生姜枳实汤见于《金匮要略·胸痹心痛病脉证治》篇,原文云:"心中痞,诸逆心悬痛,桂枝生姜枳实汤主之。""心中痞"是病在心下,即胃府也;而"心悬痛"是指心痛。一是指胃,一是指心,两者有何相干?此条胃为病之源,心为病之标。形成胃痞的原因是饮停于胃,不能顺降,逆而上冲于心,故而"心悬痛",文中"诸逆"二字,即是这种关系的注释。方中桂枝、生姜温阳化饮,散寒降逆;枳实下气散结,消痞理气。药虽三味,各主其效。"诸逆"二字,当有呃逆、呕恶等症状,故方内加用半夏、竹茹、橘皮,以增降逆之力;瓜蒌、薤白、茯苓为开胸散饮而设。经方简捷有效,足可佐证。

约言:心中痞,诸逆心悬痛,桂枝生姜枳实汤主之。

九

《腹满寒疝宿食病脉证治》篇方治验

1. 厚朴七物汤治疗感冒夹伤食

治验：男性，43 岁。先因劳动汗出受凉，又加晚餐过饱伤食，致发热恶寒，头疼身痛，脘闷恶心，予藿香正气丸 3 包，不应；又给保和丸 3 包，亦无效；仍发热头疼，汗出恶风，腹满而痛，大便 3 日未解，舌苔黄腻，脉浮而数。此表邪未尽，里证已成，当以表里双解法，厚朴七物汤主之。

方药：厚朴 10 克，枳实 6 克，大黄 10 克，桂枝 10 克，甘草 3 克，生姜 3 片，大枣 3 枚，加白芍 10 克。嘱服 2 剂，得畅下后，即止后服。糜粥自养，上症悉除。

来源：谭日强.金匮要略浅述[M].北京：人民卫生出版社,1981:159.

注释：厚朴七物汤见于《金匮要略·腹满寒疝宿食病脉证治》篇，原文云："病腹满，发热十日，脉浮而数，饮食如故，厚朴七物汤主之。"发热、脉浮数，显系表证未解，腹满为里实证，识为表里证无疑。而本证却有 3 日不大便、腹痛、苔黄腻等，里实证更为明显，洽合厚朴七物汤治疗范围。本例所用加入白芍一味，与方内桂枝等味组合为桂枝汤原方，既便于解表，又利于解痉止痛。这是巧用经方的范例。

约言：感冒后过饱饮食，腹满而痛，汗出恶风，大便不行，表里双解法，厚朴三物汤合桂枝汤治之。

2. 附子粳米汤加味治疗阳明腑实证

治验：男性，70 岁，胃穿孔修补术后 5 年。因大腹剧痛 1 日而就诊。刻诊：干呕欲吐，腹痛难忍，喜温拒按，大便四五日未下，肠鸣音不著，舌淡，脉弦。春季曾因食瓜果受冷而发作 2 次，分别以大承气汤、厚朴三物汤治愈。今发作前 2 天中午食山葡萄若干，午饭食炖鸡架，半夜遂发病。此阳明腑实证也，附子粳米汤加减治之。

方药：黑附片 10 克，姜半夏 10 克，生甘草 6 克，白酒 100 毫升，生姜 15 克。

水煎服,1剂。临服时,加玄明粉10克,兑服。服药半小时肠鸣如雷,疼痛大减,一小时后得大便,腹痛遂微,后诸症皆无。

来源:黄煌.经方沙龙(第五期)[M].北京:中国中医药出版社,2012:74.

注释:《金匮要略·腹满寒疝宿食病脉证治》篇云:"腹中寒气,雷鸣切痛,胸胁逆满,呕吐,附子粳米汤主之。"附子粳米汤由附子、半夏、粳米、甘草、大枣5味药组成,属于温阳散寒降逆剂,其"雷鸣切痛"与"呕吐"乃为本方之主症。而附子为主药,起温阳散寒作用;半夏为臣药,以和胃降逆为主任;其他粳米、甘草、大枣三味,为缓中补虚剂;加入生姜,以助半夏之降逆;玄明粉,以促大肠传导之力;去其大枣,恐其甘而腻胃也。此例如不急治,恐有梗阻之危险。

约言:腹痛拒按,干呕欲吐,大便数日未行,有宿食症,附子粳米汤治之。

3. 厚朴三物汤治疗肠梗阻

治验:男性,57岁。4天前突然发热恶寒,头身疼痛,2天后寒热渐平,但腹痛胀满,呈阵发性加剧,呕吐频作,每因进食或饮水而诱发,呕吐物初为食物与黏液,后为黄绿色液体,经X线检查,发现肠腔内有大量气体和液平面。诊断:完全性单纯性肠梗阻。建议手术治疗,病人惧怕手术,请求中医诊治。症见:烦躁不安,腹胀疼痛,自觉有气体在腹内冲动,达到上腹时疼痛剧烈,大便2日未行,亦无矢气,小便量少色赤。切诊腹部疼痛拒按,听诊:肠蠕动音高亢。舌质略赤、苔黄燥,脉沉滑。辨证为:初为寒邪袭表,入里化热,与胃肠郁热搏结,致使肠道燥粪内结,导致腑气不通。急用厚朴三物汤通腑下气,泻热导滞。

方药:厚朴100克,枳实30克,大黄15克(后下)。水煎分2次服。服1剂后,腹中矢气频频,随后泻下燥粪及黏液。3剂后症状消失,再以健脾和胃药3剂调理而愈。

来源:张宗圣.厚朴三物汤验案三例[J].山东中医杂志,1997,16(8):375.

注释:在经方中,厚朴三物汤、小承气汤、厚朴大黄汤三方药物相同,只因用量不同,则治疗病症亦不同。小承气汤君药大黄(四两),治疗热结旁流证;厚朴三物汤以厚朴(八两)为君药,治疗气滞热结证;厚朴大黄汤则厚朴(一尺)、大黄(六两)俱重,治疗热饮互结胸腹证。用承气汤类方治疗急腹症,近年来屡有报道,但厚朴用至100克者实属罕见。《金匮要略》原文云:"痛而闭者,厚朴三物汤主之。"仲景仅言"痛而闭"三字,可想病人因闭而疼痛是非常严重的。本例自觉有气体在腹内冲动,但又无矢气,可见气积亦无出路,只有通过通腑下气,才能解决。这可能是医者重用厚朴的缘由。

约言:腹满而痛,呕吐频作,大便未行,肠梗阻也,厚朴三物汤主之。

4. 厚朴三物汤加味治疗产后乳痈并发肠结症

治验:产后乳痈 50 天不愈。近 4 天全腹胀满,疼痛难忍,呕吐,大便秘结,多次用滋阴药无效,入院 2 天病情加重。症见:全腹绞痛拒按,呕吐频繁,不排便,无矢气,舌质红、苔黄腻,脉弦数有力。查白细胞:21.6×10⁹/L,分叶:73%,腹痛加剧时,彻夜不眠。此产后乳痈并发肠结,立理气通闭泻实法,方取厚朴三物汤加减治之。

方药:厚朴 40 克,大黄 5 克,枳实 15 克,木香 5 克,皂角 3 克,白芷 5 克,桃仁 5 克,柿蒂 15 克,川椒 15 克,羌活 10 克。服用 1 剂,腹痛有所减轻,但欲便不得,于上方去羌活、白芷,加枳核、橘核各 50 克,附子 10 克,生地、玄参各 25 克,3 剂。服后排黑褐色便多次,量多,腹痛大减。查白细胞:9.8×10⁹/L。遂于前方去皂角、附子、川椒、橘核,加石斛 30 克、玉竹 15 克、扁豆 15 克,生津养胃。后予党参、白术、茯苓、甘草善其后,一周后,饮食增进,二便正常,痊愈出院。

来源:任继学.悬壶漫录[M].北京:北京科学技术出版社,1990:340.

注释:本例乃乳络、肠道气机郁滞所致。不可拘于"产后多虚宜温补"之说。今用厚朴、大黄、枳实三味组成的厚朴三物汤,且用量亦大,目的在于快速地行气散满。所用佐药,亦是行气导滞之品。依照张仲景所说,"痛而闭者,厚朴三物汤主之。"可见这张方子是通其闭、开其结而设的。此乃"痛则不通,通则不痛"之范例。

约言:产后乳痈,不大便,无矢气,腹痛拒按者,肠结也,厚朴三物汤加减治之。

5. 大建中汤治疗肠痉挛

治验:凡肠痉挛、肠疝痛等所致腹中绞痛,且疼痛波及少腹、小腹,以及男子睾丸或女子阴部有寒痛感者,大建中汤加味治之。

方药:炒川椒 6~9 克,干姜 9~12 克,人参 4.5~6 克,饴糖 5 羹匙。前三味用水 500 毫升,煮取 250 毫升,加入饴糖,再用微火煎取 160 毫升,分两次温服。服药后 25 分钟,再喝稀粥半碗,以助药力。一日服药两次,药后盖被卧床休息。忌硬食。

来源:焦树德.方剂心得十讲[M].北京:人民卫生出版社,1997:118.

注释:大建中汤见于《金匮要略·腹满寒疝宿食病脉证治》篇,云:"心胸中大寒痛,呕不能饮食,腹中寒,上冲皮起,出见有头足,上下痛而不可触近,大建中汤主之。"从文中可知,此证为阳虚寒证。急需温中补虚,散寒止痛。故用辛热之川椒入脾暖胃,入肾补火,入肺散寒,作为主药;干姜辛热通心助阳,逐冷散逆,为辅药;人参甘温,大补元气,为佐药;饴糖甘温补脾,缓急和中,为使药。功在"建中",其力较小建中汤宏大,故名大建中汤。焦树德先生善于治疗中下腹部寒性痉挛性疼痛,每于方中加入吴茱萸 6~9 克、乌药 10~15 克、炒小茴香 6~9 克、炒荔枝核 10 克,以温暖肝肾,散寒理气。

约言:肠痉挛,肠疝痛,脘腹上下攻冲作痛,大建中汤主之。

6. 大黄附子汤治疗慢性肾炎尿毒症

治验:男性,14 岁。因患慢性肾炎尿毒症入院治疗。住院期间,伴发肾性高血压脑病,血压高达 220/130mmHg。用多种降压药,仍未能控制。会诊时,脉弦紧有力,伴有感染而身热不解,舌苔垢腻,且闻及异味扑鼻,大便 3 日未通。近 3 个月余,胃纳颇差,每遇饮食即恶心呕吐,竟有厌食之苦。头痛难忍,神志淡漠,腹部隆隆然。有云虚者,有云实者,有主张和胃通降者,有主张平肝息风者,考虑再三,还是以大黄附子汤寒热并用之。

方药:大黄 15 克(后下),附子 30 克(先煎),细辛 6 克。水煎服。不料药后 3 天,在撤掉西药降压剂情况下,血压稍见下降,大便亦通,浊垢腻苔,亦见减轻,其脉有柔和之象。随后变化方药,进行调整,稳定 3 周。

来源:于天星.赵锡武老中医谈扶阳抑阴[J].中医杂志,1980(8):16.

注释:此病例是赵锡武先生的治验。在会诊时,他联想到《金匮要略·腹满寒疝宿食病脉证治》篇大黄附子汤条文,考虑病家"腹胀隆隆",与原文"胁下偏痛"有何不同?其身热,倘若表证,为何脉不浮数,凡见弦紧?难道不可以"温药下之,宜大黄附子汤"?虽也有散寒止呕、温经定痛之附子粳米汤,但恐力不专,故弃而不用。此例寒热交错,虚实并见,属危候。应用大黄附子汤只是缓解了"肾性高血压脑病"的危险证候,但病入膏肓,进入关格,阴阳离决,最终终难挽救。

约言:肾病不解,水毒内蕴,口中秽浊,舌苔垢腻,大黄附子汤主之。

7. 当归生姜羊肉汤加橘皮治疗腹痛厥逆

治验:男性,50 余岁。少腹痉挛,寒疝痛,按之坚硬,其腹肌如弓弦,痛甚出冷汗,四肢厥逆,舌苔白滑,脉象弦紧,当温经散寒,初服乌头桂枝汤,尔后无效者,此乃久病血虚,脉当弦细,改用当归生姜羊肉汤阴中补阳。

方药:当归 60 克,生姜 15 克,羊肉 500 克,橘皮 12 克。用水 1500 毫升,先将羊肉煎至药液 750 毫升,取出羊肉;再入当归、生姜、橘皮,煎至 400 毫升,分四次服用,每日早晚各 1 次,共服 2 日。

来源:中国中医研究院.赵锡武医疗经验[M].北京:人民卫生出版社,2005:105.

注释:当归生姜羊肉汤出自《金匮要略·腹满寒疝宿食病脉证治》篇,原文:"寒疝腹中痛,及胁痛里急者,当归生姜羊肉汤主之。"接着云:"寒疝腹中痛,逆冷,手足不仁,若身疼痛,灸刺诸药不能治,抵挡乌头桂枝汤主之。"两条均为寒疝而设。病变在少腹,病起于肝而发于肾。前者为补虚温经,后者为散寒温经。赵锡武先生曾治疗一例寒疝者,先用乌头桂枝汤,连服二三十剂无效,后改服当归生姜羊肉汤而愈。

约言:寒气攻腹,寒疝痛,少腹痛,可予当归生姜羊肉汤治之。

8. 当归生姜羊肉汤治疗血小板减少性紫癜

治验:女性,52 岁。因头痛常服大量阿司匹林已 20 年。后突然头痛加剧,鼻齿衄血百余毫升,腹中绞痛。全身布满米粒大小紫癜,尤以躯干为多。住院检查:血小板 34×10^9/L。诊为血小板减少性紫癜。伴有面色萎黄,形寒肢冷。舌淡苔白,脉沉细无力。方选当归生姜羊肉汤治之。

方药:当归 30 克,生姜 50 克,羊肉 100 克。水煎服。每日 1 剂,服药 9 剂,诸症悉除。紫斑逐渐消退。化验血小板 140×10^9/L。痊愈出院。3 年后随访,未见复发。

来源:田国栋.治验简介[J].吉林中医药,1981(1):38.

注释:当归生姜羊肉汤出自《金匮要略·腹满寒疝宿食病脉证治》篇,原方主治"寒疝腹中痛,及胁痛里急者。"原方后云:"若寒多者加生姜成一斤,痛多而呕者加橘皮二两,白术一两。"病由血虚寒凝而致,故当养血散寒为法。当归养血,滋润肝血之急;重用生姜温中散寒;羊肉性温,生血温经。诸味配伍,符合"形不足者,温之以气;精不足者,补之以味"形精兼备之治则。本方原治以寒疝腹痛为主,如寒疝、女性少腹寒痛等,临床上多作补虚驱寒剂使用。本例虽无腹痛寒疝之苦,但以中医治疗思路去考虑,仍属血虚、血寒之疾,当归生姜羊肉汤正是养血生血、温经散寒之良剂。故取之见效甚捷。

约言:血小板减少性紫癜,鼻衄,腹中痛,形寒,血虚寒凝也,当归生姜羊肉汤主之。

《五脏风寒积聚病脉证并治》篇方治验

1. 甘草干姜苓术汤治疗肾着病

治验：男性，46岁。适逢初冬，驱车外出（脚踏车），汗透内衣，遂敞胸露怀，迎风狂奔，不料当晚洗后即觉腰痛，初不在意，日渐加重，多方治疗无效，遂求治之。刻诊：痛苦面容，步履艰难，坐卧不安。自诉：腰以下重冷痛，如坐水中，受风尤甚。饮食尚可，二便如常，舌质淡红、苔白不渴，脉沉。问及所服之药，皆消炎止痛、强筋壮骨之属。脉证合参，系肾着病也，当温中驱寒、健脾除湿，遂书甘草干姜茯苓白术汤治之。

方药：干姜30克，茯苓30克，白术30克，甘草20克。2剂，取瓦罐，水煎温服。1剂3煎，日1剂。2剂药后，痛减冷除，重感若失。后以原方减量，加炙杜仲10克，2剂，病愈。

来源：张世友.经方验案3则［J］.河南中医，2002，22（3）：14.

注释：《金匮要略·五脏风寒积聚病脉证并治》篇云："肾着之病，其人身体重，腰中冷，如坐水中，形如水状，反不渴，小便自利，饮食如故，病属下焦，身劳汗出，衣里冷湿，久久得之，腰以下冷痛，腹重如带五千钱，甘姜苓术汤主之。"

肾着之病，属风寒湿痹范畴。其症状为身体重，腰中冷，如坐水中；其典型症状为"腰重如带五千钱"。致病因素为"身劳汗出，衣里冷湿，久久得之"。所以用"着"字，言黏着而不去也。其病内因是肾气不足（卫气出于下焦），肾气失于温养，卫气自然失去卫外之能力。若遇湿邪，着于腰部，聚而不散，便会形成肾着病。所用药物，甘草、干姜、茯苓、白术，本非肾家之药，均脾经之药，健脾、渗湿、温中、利尿，缘其病因而用也。又：湿气重者，土壅也，五行之中土克水，土壅则肾气被遏，"腰为肾之府"，水土壅于此，故"腰中冷，如坐水中"。若无土壅，则无此腰疾。所以医圣用健脾祛湿之方药，使土不壅，自无克伐肾水之患。

约言：水湿着于腰部，腰中如带五千钱，甘姜苓术汤主之。

2. 甘草干姜苓术汤治疗黑苔

治验：女性，五旬。1 周前，因头昏目眩、精神困倦，服杞菊地黄丸 7 天，近取镜观舌，竟见黑如墨汁，甚为惊讶，故来就诊。患者形体肥胖，并伴有纳呆脘胀、腰以下酸软沉重，小便自利。舌苔白厚而润，中见黑色如墨汁所染。舌体胖嫩，舌质不红。此属寒湿中阻，湿注肾经，自服杞菊地黄丸，反而助长水湿之性，故致满舌黑苔，肾水本色外见也。当温燥寒湿，培土制水，宣行阳气，以甘草干姜苓术汤合平胃散治之。

方药：炙甘草 6 克，干姜 15 克，茯苓 30 克，苍术 15 克，白术 15 克，厚朴 12 克，陈皮 12 克。复诊时黑苔尽退，诸症全失。

来源：李赛美等.经方临床应用（第一辑）[M].北京：中国中医药出版社，2010：205.

注释：黑苔，并不多见。作为病苔，黑苔多见于温热病中后期，或杂病寒湿甚者。此例黑苔系全国名老中医陈家礼先生验案，其外因是杞菊地黄丸之湿腻性，内因是形体肥胖之内湿性，二者相遇，必然会出现寒湿性疾患，故服用杞菊地黄丸出现黑苔并非偶然。所幸经方中有良方，甘姜苓术汤就是健脾除湿、温中祛寒之对证方。医者又加用厚朴、陈皮，与苍术配伍，为健脾燥湿之平胃散。从此例中可以悟到，不管什么脉证，只要能纳入辨证论治之原则，就可以用中医药治疗，就会出现治疗学上的奇迹。

约言：黑苔，有热有寒，热证取清热法；寒湿者，取甘草干姜苓术汤。

3. 旋覆花汤加肾气丸、南北沙参治疗肺心病

治验：男性，54 岁。患慢性支气管炎、肺气肿 6 年余。近年来咳喘加剧，胸闷心悸，不能平卧，伴右肋胀痛，食欲不振，喜热饮，心尖部搏动在剑突下，胸透提示：肺心病。肝大平脐，明显触痛，唇舌发绀，脉细数。西医以解痉止咳、抗感染等治疗，咳喘渐平。唯右肋胀痛、纳差、发绀不除。拟益气通阳、活血化瘀、肝肾兼顾之法。用旋覆花汤加肾气丸、南北沙参治之。

方药：旋覆花（布包煎）、南北沙参各 10 克，新绛 2 克，新葱 15 根，肾气丸 15 克，川贝母各 6 克，杏仁 12 克，炙甘草 5 克。停用西药，服用 10 剂后，发绀明显减轻，诸症大减。右肋胀痛渐轻，舌微紫，苔薄白，脉弦细。上方去南北沙参，加黄芪、丹参，再进 10 剂，右肋疼痛明显减轻。肝脏缩小，质变软，无明显触痛，继用上方善后。

来源：金先融.旋覆花汤加味治疗肝着[J].浙江中医杂志，1983（10）：445.

注释： 旋覆花汤在经方中是比较特殊的，其药味少，仅有三味；其中新绛是何物，说法不一，有的说是茜草（陶弘景），有人说是用茜草汁染红的帛，还有人说是用血染红的帛。现在所用新绛，多数是茜草。茜草具有活血通络、去瘀生新的功效。其他二味，旋覆花理气疏郁，通肝络而行肝气；葱根芳香宣浊，行滞通阳。三味合力，对肝气着于胸部的疼痛、胀满，着实有效。医者所以加用肾气丸，其义在于纳气平喘；加南北沙参，与患者初期喜热饮有关；后又改用黄芪、丹参，目的在于益气活血，促使脉络通畅。

约言： 肝气着于胸部，疼痛、胀满，其胸常欲导之而后快，旋覆花汤主之。

《痰饮咳嗽病脉证并治》篇方治验

1. 甘遂半夏汤治疗久泻不止

治验：女性，32岁。因产后缺乳，食用民间验方（红糖、蜂蜜、猪油各四两，混合温服）后即患腹泻。经诊断为"胃肠神经官能症"，中西药治疗三年未见效果。其面色苍白无华，消瘦羸弱，晨起即泻，日三、五行，腹泻时无腹痛感，心下满痛，辘辘有声，口干不饮，恶心不吐，上半身自汗，头部尤甚。右脉沉伏微细，左脉略兼细滑，舌苔白滑。曾用六君子汤治疗，罔效。经复习经典，认为此留饮也，取甘遂半夏汤治之。

方药：甘草10克，半夏10克，白芍15克，甘遂3.5克，蜂蜜50克。先煎甘草、半夏、白芍，取汁100毫升，与蜂蜜相合，将甘遂研末兑入，再用微火煎沸，空腹顿服之。服药后，腹微痛，心下鸣响加剧，两小时后连泻七八次，排除痰浊水样便，泻后痛楚尽除，自感三年来从未如此轻松。后竟不泻，调养一个月，健康如常人，恢复工作。

来源：柯利民.老中医医案选［M］.哈尔滨：黑龙江科学技术出版社，1984：60-63.

注释：此例始治，误认为是久泻脱阴伤阳，即用大剂六君子汤加减治之，重用人参，不料服后转剧。病为久虚，为什么虚不受补呢？细询之，患者泻后反觉轻松，心下满痛亦感略减，继而腹满如故，如此反复，痛苦不堪。再细审之，有口干不欲饮、心下辘辘有声、上半身出汗等症，显系内有伏饮，气化不及，停于上焦，其脉象沉伏而滑，亦系宿饮阻膈所致。考《金匮要略·痰饮咳嗽病脉证并治》篇云："病者脉伏，其人欲自利，利反快，虽利，心下续坚满，此为留饮欲去故也，甘遂半夏汤主之。"后人认为此条为留饮，即痰饮留而不去也。留饮并不局限于某一部位，凡留而不去者，即可名留饮。本条之留饮，为肠胃之留饮，正气尚能祛邪，迫水饮下行，有欲去之势，故有"欲自利，利反快"之症。但利后"心下续坚满"，说明留饮盘踞于心下，根深蒂固，去者虽去，续者自续，非逐之、散之，不能去也。方取甘遂之苦寒以逐水饮；半夏之辛温以消痰散结；白芍、甘草相合，为芍药甘草汤，有解痉止痛之效；蜂蜜之甘，缓和诸药，且又有健脾、养胃、润肺之功效。

有报道用甘遂甘草汤治疗 200 例百日咳，治愈 160 例，显效 40 例，疗程 1~3 天。方药为甘遂 3~10 克，半夏 6~15 克，白芍 15~45 克，甘草 3~10 克，蜂蜜适量。其煎服方法必须是：甘遂与半夏同煎，白芍与甘草同煎，将两组药液混合后，加入等量蜂蜜，微煎以沸为度，频频服下，一日尽剂。［浙江中医杂志，1993（9）：397．］

本方甘遂与甘草在一个方内，在"十八反"中是相反的组合，属于配伍禁忌。但仲景的甘遂甘草汤却是二者同用。这种配伍，前人认为是"激怒药性，促进疗效"。如尤在泾说："欲其一战而留饮尽去，因相激而相成"。又如《续名医类案》记载吴孚先之治验，"取其性之相反，使自相攻击，以成疏瀹决排之功"。在古代医籍中亦有甘遂甘草配伍之记载。说明十八反中的配伍，并非绝对不能用。但在应用时，还是要谨慎小心，不可孟浪取用。

经药理研究表明，甘遂半夏汤对家兔有明显的利尿作用（《经方研究》，黄河出版社，1989：252）。

约言： 久泻不止，肠鸣辘辘，舌苔白滑，此留饮也，甘遂半夏汤与之。

2. 加减木防己汤治疗热痹

治验： 男性，18 岁。患者因两下肢关节肿痛 2 个月加重 1 周，于 1983 年 9 月入院治疗。2 个月前左踝关节扭伤，后用凉水洗足，次日左踝关节肿胀，继之左膝关节肿痛。经用青霉素、泼尼松、阿司匹林、吲哚美辛治疗，未见好转。入院前在某医院查左膝关节腔穿刺液，黄色混浊，李凡他试验（++），白细胞 17.1×10^9/L，多核 48%，淋巴细胞 45%，单核细胞 5%，嗜酸性粒细胞 2%；类风湿性因子强阳性；血沉 52mm/h。以"急性类风湿性关节炎"收入病房。查体温 37.7℃，恶风，汗出，口干喜饮，膝与踝关节胀痛有热感，小便短赤，舌尖红，苔白少津，脉细数。诊为风湿热痹，用加减木防己汤治疗。

方药： 防己 20 克，桂枝 10 克，生石膏 30 克，炒杏仁 12 克，滑石 30 克，通草 6 克，生薏苡仁 30 克，苍术 10 克，黄柏 10 克。水煎服。服药 8 剂，关节热痛减轻，但体温未降，左膝关节肿痛如故，脉舌同前。此为风邪虽去但湿热稽留，再加利湿清热之品以退热。上方增入青蒿 15 克，萆薢 15 克，秦艽 15 克。服药 6 剂，体温正常，关节肿痛止，下肢活动自如。查血沉 23mm/h，继服 7 剂，痊愈出院。

来源： 毛德西等．毛德西临证经验集粹［M］．上海：上海中医药大学出版社，2009：17．

注释： 本案系风湿热痹。吴鞠通在《温病条辨》中说："暑湿痹者，加减木防己汤主之。"考木防己汤出自《金匮要略》,原为支饮而设。方由防己、桂枝、石膏、人参四味组成。吴氏认为"痹证总以宣气为主,郁则痹,宣则通也。"(《温病条辨·中焦篇》)遂取其原方辛温(桂枝)、辛凉(防己、石膏)合意,以求两开表里之痹,而不用人参之补,另加杏仁宣气、滑石通草利湿、薏苡仁滑利关节,组成加减木防己汤。阅《吴鞠通医案》一书,其中痹证篇所述案例,多为湿热痹而选加减木防己汤治疗。本案病程短,湿热症状明显,与加减木防己汤方义合拍,故选用之。加二妙散清热祛湿,加青蒿以使热邪从里达外,萆薢善走下肢,不论湿热或寒湿,皆可应用;秦艽有"风药中之润剂"之称,祛风而不燥,故为医家所喜用。

约言:膝关节肿痛,伴低热,恶风,汗出,小便短赤,舌尖红,苔白少津,脉细数。诊为风湿热痹,用加减木防己汤治之。

3. 泽泻汤治疗眩晕（梅尼埃病）

治验:女性,成年。患眩晕病,不能行走,就诊时由两个人架着过来。发作时,头晕,房子周围的东西都在转,睡到床上连眼睛都不敢睁,恶心,呕吐,伴有吐白沫症状。刘渡舟诊后,开了一个小方,仅两味药,即泽泻汤。

方药:泽泻30克,白术24克。7剂。到药房一划价,才两块钱。病人拿到这个方子,一脸的不高兴,说我们千里迢迢来北京看病,排了半夜的队,在当地花了很多钱,这么便宜的药行不行?经刘老解释后,其家属才半信半疑地架着病人离去。他们住在医院附近宾馆,结果一周后,病人自己走过来了,她说:我吃了头3剂就基本可以了,口中啧啧称奇。刘老说,这个方子用量要大,一般要用到24克以上方能起效。由此可见,有的经方药味虽少,但只要辨证准确,小方也是可以治大病的。

来源:陈明.伤寒论讲堂实录(上册)[M].北京:人民卫生出版社,2014:292.

注释:泽泻汤治疗眩晕是从《金匮要略·痰饮咳嗽病脉证并治》篇而来,原文云:"心下有支饮,其人苦冒眩,泽泻汤主之。"支饮,病名也,属痰饮病范畴。《金匮要略》有几处谈到"支饮",如"支饮胸满者,厚朴大黄汤主之""支饮不得息,葶苈大枣泻肺汤主之。"还有几条谈及。可见支饮是一个泛义词,不是固定在一两个症状上。但其证候的性质是一致的,这一点是不可随意说的。包括苓桂术甘、五苓散等,都与水湿之邪有关。方中泽泻是通导下焦水湿的,它可以使上部的水邪从小便排出,可以说它有通利三焦水湿的作用。白术是健脾的,可以使脾系的湿邪从内部运化。就这二味药来说,白术健脾是治本的,泽泻渗湿是治标的。正如尤在泾所说,泽泻泻水气,白术胜水气。原方泽泻五两,白术二两,泽泻比白术多一倍多,可见此方是以泻水邪为主的方子。

约言:眩晕,呕吐,口吐白沫,湿浊上泛也,泽泻汤主之。

4. 己椒苈黄丸治疗阻塞性肺气肿

治验:女性,60岁。有慢性支气管炎20余年,每因感寒而发。近因咳嗽,不能平卧,伴下肢浮肿三天而住院。在某医院诊为"慢性支气管炎、肺气肿、肺心病、全心衰Ⅱ度"。给予强心、利尿、抗感染、解痉平喘等治疗,见效不显。会诊时见症为:咳嗽,咳白沫痰,清稀量多,气喘不能平卧,面唇发绀,汗出湿衣,尤以头面胸背部为甚,腹胀满,恶心欲呕,双下肢浮肿,按之如泥,颈静脉充盈,双肺底闻及湿啰音,心率128次/分,律齐,无杂音,肝右胁下3cm,肝颈回流征(+),双下肢凹陷性水肿。舌淡胖边有齿痕、苔白腻,脉细数。投以己椒苈黄丸治之。

方药:防己10克,葶苈子20克,椒目8克,大黄10克。水煎服,服1剂后水泻数次,腹胀减轻;又1剂,水泻尤甚,汗出随之减少,气喘亦平。继以温肺消导法,调理旬日而瘥。

来源:李文瑞等.金匮要略汤证论治[M].北京:中国科学技术出版社,2000:468.

注释:己椒苈黄丸见于《金匮要略·痰饮咳嗽病脉证并治》篇,原文为"腹满,口舌干燥,此肠间有水气,己椒苈黄丸主之。"此条文字有三个症状,即腹满、口舌干燥、肠间有水气。这里所说的"肠间有水气",是指腹水,或水肿等。所以说"肠间有水气",既是症状又是病因。此条应与"水走肠间,沥沥有声,谓之痰饮"互解。由于脾胃运化水湿功能失调,肺气亦不能通调水道,致使水邪留于肠间,津液不能上潮,故而可见腹满、口舌干燥。治疗此证,当分消水饮,以导邪下行为顺。防己通利三焦,椒目温通肺气,二者导水下行;葶苈子开启肺气,通利大肠,大黄荡涤胃肠,二者逐水通下,使邪从魄门而出。原方以蜜制丸,既有润肠作用,又有滋养功效。诸味配伍,辛开苦降,导水下行,前后分消,饮邪一去,诸症自除。方虽四味,各举一功,又相互配合,相得益彰。

本例病情复杂,已达全心衰,虽经各种西药治疗,亦未见明显好转。中医以水饮充斥三焦而治,分消走散,导水下行,病情很快得到控制,为进一步治疗提供了良好前提。据报道,用己椒苈黄丸加味治疗呼吸道疾病为多,但也应用于肝硬化腹水、肺性脑病、肠功能紊乱、闭经、幽门梗阻、小儿胆道蛔虫等,均有预期疗效。

约言:患阻塞性肺气肿,近日感寒,咳嗽,气喘,下肢浮肿,不能平卧,汗出湿衣,水饮充斥也,己椒苈黄丸加味治之。

5. 小半夏加茯苓汤加陈皮、伏龙肝治疗呕吐不止

治验：男性，54 岁。呕吐 5 年，所吐为痰涎清水及食物，每日必发作。伴有头晕心悸，胃脘堵闷，烦躁神疲，尿少便溏，面色黄黯无泽，痛苦病容，形体消瘦。舌质淡红、苔白而腻，脉沉滑。曾服用旋覆代赭石汤、橘皮竹茹汤等，每服即吐，无法坚持服药；曾试用针灸治疗亦无效果，屡用西药均无疗效。经部队医院检查，诊断为"神经性呕吐"。脉症合参，系脾虚痰湿内阻，浊逆胃气失降。宜燥湿化痰，和胃降逆，小半夏加茯苓汤加陈皮、伏龙肝治之。

方药：姜半夏 25 克，生姜 5 片，茯苓 30 克，陈皮 15 克，甘草 10 克，伏龙肝 30 克（煮水煎药）。水煎温服，一日 1 剂，煎 2 次，混合兑匀频服，每隔 10 分钟服一小勺，当天服尽，连服 7 剂。

来源：陈慎吾．陈慎吾伤寒方证药证指南［M］．北京：人民军医出版社，2011：203.

注释：小半夏加茯苓汤见于《金匮要略·痰饮咳嗽病脉证并治》篇，原文云："卒呕吐，心下痞，膈间有水，眩悸者，小半夏加茯苓汤主之。""膈间有水"是病因；心下者胃也，是病位；所见症状为呕吐、胃脘痞满、眩悸等。这类病症在临床上并不少见，医者也会想到用小半夏加茯苓汤类方，但为什么效微呢？这是因为服药方法有误。本例病人开始服药时，时有恶心，欲吐而吐不出。采用分散量少服药法两天后，未再发生呕吐，增强了病人对中药治疗的信心。经过如此 7 天的服药，呕吐停止，他症一一得到缓解，精神振作，体力渐复。后仍以前方不变，续服 21 剂，以巩固疗效。几年后得知患者健康，未再复发。

约言：呕吐数年，每日必发作，所吐为痰涎、清水及食物，膈间有水也，小半夏加茯苓汤主之。

6. 外台茯苓饮治疗胃虚停饮证

治验：女性，44 岁。以腹胀、纳差多年而就诊。曾用针灸、中药理气方药治疗，症或有减，但停药后，腹胀、纳差如故。刻诊见：腹胀，纳差，乏力，短气，下肢浮肿，小便短少，大便溏，苔薄少，脉沉细弦。脉证合参，系脾胃虚而饮停所使，治以外台茯苓饮。

方药：茯苓 15 克，党参 10 克，苍术 10 克，枳实 10 克，陈皮 30 克，半夏 12 克，生姜 10 克。结果：服药 1 个月，腹胀消，纳如常。半年后随访，如常人。

来源：冯世纶等．解读张仲景医学·经方六经类方证［M］．北京：人民军医出版社，2011：265.

注释：外台茯苓饮出自《金匮要略·咳嗽痰饮病脉证并治》篇，原文云："外台茯苓饮：治心胸中有停痰宿水，自吐出水后，心胸间虚，气满，不能食，消痰气，令能食。"方由茯苓、人参、白术、枳实、橘皮、生姜组成。医家认为，这一节是后人补上去的。其病机是由于脾胃气虚，阳气不足，胸阳不布，则湿聚为痰，痰饮上逆，发为呕吐，呕吐之后，正气虚弱，即"心胸间虚"；脾虚不能运化，停饮不能吐尽，气机阻滞，故而"气满，不能食"。怎样才能使其能食而无病呢？只有"消痰气"，而消痰气的前提是健脾理气，故方中用了五味异功散（人参、茯苓、白术、甘草、陈皮；本例未用甘草，而是加入了半夏，成了六君子汤），又用了理气消痰的枳实，温散痰水的生姜，成为健脾理气、消痰化饮的良方。本例以苍术易白术，其消散痰痞的作用更大。后人用此方治疗脾虚不运的慢性胃炎、胃及十二指肠溃疡、胃下垂，或慢性支气管炎等疾患，均有良好效果。

约言：腹胀，纳差，短气，大便溏薄，舌苔薄白，外台茯苓饮主之。

7. 苓桂五味甘草汤治疗渗出性中耳炎

治验：女性，23 岁。昨天出现耳堵塞疼痛，今来就诊。脉象沉微，但模糊不清。问其病情，言前几天有面部发热、气往上冲的感觉。同时觉得有什么东西盖在头上，出现这种现象时两下肢非常冷。患者担心中耳炎发生。给予苓桂五味甘草汤治之。

方药：茯苓 6 克，桂枝 4 克，五味子 3 克，炙甘草 2 克。只服了一天的药物，耳痛、耳堵塞感，面部烘热感、两下肢发冷诸症均减轻。

来源：大塚敬节.汉方诊疗三十年［M］.北京：华夏出版社.2011：337.

注释：苓桂五味甘草汤出自《金匮要略·痰饮咳嗽病脉证并治》篇，原文所治为误用青龙汤后的变证，文中并无中耳炎症状。如果与本例相比，仅有"面翕热如醉状"与本例"面部烘热"相似。但也谈不上中耳炎之适应证。那么大塚敬节是怎样想到用苓桂五味甘草汤呢？请看他在书中所说："自此之前，我曾用苓桂五味甘草汤治愈过中耳炎。那名患者为渗出性中耳炎，无疼痛和发热，头重如有物覆顶。中耳炎内常有渗出液潴留，为避免引起耳聋，便通过手术取出中耳内液体，但术后第二天又出现和原来一样的液体潴留。这时会出现脉沉微，下肢发冷，头面部烘热感等症状。这些症状与《金匮要略》中苓桂五味甘草汤条文的描述一致。"经查原书条文，并无上述叙述，只是有"多唾口燥，寸脉沉，迟脉微，手足厥逆，气从少腹上冲胸咽，手足痹，其面翕热如醉状，因复下流阴股，小便难，时复冒者"等文字，这些症状与中耳炎并非一致。由此来看，大塚敬节所以用此方治疗中耳炎，只能是经验，这个经验应是从此方的药效来分析理解的。渗出性中耳炎，从中医学角度分析，应与湿邪郁聚有关。

苓桂五味甘草汤与苓桂术甘汤仅一味之差,彼方白术有动气之嫌,不利于平冲降逆;此方改为五味子,意在收敛肾气不使耗散,与白术功效明显不同。方中茯苓与桂枝为张仲景温阳化饮之主要配伍药,或称对药,这类配伍如苓桂术甘汤、五苓散、苓姜术甘汤、茯苓桂枝甘草大枣汤、桂枝茯苓丸等。有了这对药,就可以温化停留于身体各个部位的水饮,当然也包括中耳炎之渗出物。甘草平和,以利降逆。明了方药之性能,就可以理解为什么会用于中耳炎了。

约言:中耳炎,有分泌物,耳痛,有堵塞感,可予苓桂五味甘草汤。

8. 苓甘五味姜辛夏仁汤加桂枝、车前子治疗咳唾

治验:男性,51 岁。患气管炎 3 年,最近咳嗽加剧,时吐唾涎,间或咳白黏痰,眼睑浮肿,头晕不爽,口干不欲饮。舌质淡红,苔黄白腻,脉象弦滑。诊为水饮上泛,清阳被蒙。治以消饮健脾止咳法,方取苓甘五味姜辛夏仁汤加桂枝、车前子治之。

方药:茯苓 10 克,炙甘草 10 克,五味子 6 克,淡干姜 6 克,细辛 5 克,姜半夏 10 克,炒杏仁 10 克,桂枝 5 克,车前子(包煎)10 克。水煎服。服 6 剂,痰涎减少,眼睑浮肿消失;继服 3 剂,头晕除。应患者之求,改服橘红化痰丸缓缓收功。

来源:毛德西等.毛德西临证经验集粹[M].上海:上海中医药大学出版社,2009:13.

注释:苓甘五味姜辛夏仁汤出自《金匮要略·痰饮咳嗽病脉证并治》篇,乃服小青龙汤后的变证之治。从前后文字及方药分析,本方所治当以咳唾与形肿为主症,具有消饮止咳、肃肺消肿之力,增车前子以期止咳利尿消肿。仲景方不必局限在条文之内,只要病机符合,就可临证化裁,灵活使用。

约言:气管炎,咳嗽,时吐唾涎,眼睑浮肿,口干不欲饮。舌质淡红,苔黄白腻,脉象弦滑。方取苓甘五味姜辛夏仁汤加桂枝、车前子治之。

《消渴小便不利淋病脉证并治》篇方治验

1. 瓜蒌瞿麦丸加味治疗胞宫虚寒

治验：女性，29岁，以结婚8年未孕就诊。16岁月经来潮，周期26~30天，行经5~6天，量多色深紫，有血块，经来腰腹坠胀而痛，下肢乏力微肿，少腹冰凉，口干苦，烦躁坐卧不安，纳差，白带量多，清稀如水，小便频数量少。其丈夫称行房时阴道内有冰凉不适感。经妇科检查未见异常。舌质红、苔薄腻，脉弦细。辨证为肝郁不解，郁而化热，积于上焦，而下焦肾阳不足，胞宫虚寒。形成下寒上热之证。治以温肾暖宫，兼清上焦郁热，取瓜蒌瞿麦丸加味治之。

方药：天花粉10克，茯苓15克，山药25克，瞿麦15克，附子9克，紫石英30克，蜂房10克。水煎服，一日1剂，共服20余剂，白带色量正常，小腹渐温，食纳增，情绪稳定。后用逍遥散合血府逐瘀汤治疗月余，受孕，足月顺产一女婴。

来源：李艳锋等.栝蒌瞿麦丸临床应用体会[J].陕西中医学院学报，2009，32（5）：17-18.

注释：瓜蒌瞿麦丸出自《金匮要略·消渴小便不利淋病脉证并治》篇，原方为治小便不利而设，是由肾气不温、水气不散所致。"小便不利者，有水气，其人苦渴，瓜蒌瞿麦丸主之。"方中天花粉、山药滋补肾阴，茯苓、瞿麦清渗郁热，附子暖胞；加用紫石英、蜂房，可直达胞宫而调冲任。观仲景方后语"小便利，腹中温为知"。

约言：胞宫虚寒，少腹冰凉，白带清稀如水，瓜蒌瞿麦丸加紫石英治之。

2. 蒲灰散加鸡内金、海金沙等治疗石淋（肾结石）

治验：男性，32岁。左侧腰部绞痛，向小腹会阴处放射，尿少，色红，点滴淋漓不畅，且呈刀割样疼痛，舌红、苔根部白腻，脉紧。尿检：红细胞（++++）。X线检查报告：左肾盂出口处有2个阳性结石阴影。诊为石淋（肾结石）。予蒲灰散加鸡内金、海金沙等治之。

方药：蒲黄 30 克，滑石 30 克，鸡内金 15 克，海金沙 15 克，金钱草 15 克，威灵仙 10 克。另以玉米须 250 克，冲水代茶饮，连服 9 剂，痛势顿减。服药 23 剂后，排出一粒 2cm×0.8cm 的结石，X 线检查报告：未见结石阴影。随访两年，未见复发。

来源：郑大正.《金匮》蒲灰散的应用［J］.云南中医学院学报，1986，9（1）：31.

注释：蒲灰散出自《金匮要略·消渴小便不利淋病脉证并治》篇，原文云："小便不利，蒲灰散主之"另外，在《金匮要略·水气病脉证并治》篇亦有一条，云"厥而皮水，蒲灰散主之。"前言"小便不利"，是由湿热下注所引起；后言"厥而皮水"，是由水湿在表，卫阳阻遏所致，行其水，卫阳通则厥冷自愈。是方有蒲灰、滑石二味组成。何谓蒲灰？诸家解释不一。多数医家认为是蒲黄之灰粉，而现在临床所用多是蒲黄。蒲黄具有祛湿热、利小便作用；滑石则有清利湿热及利窍功效。两味合用，药性偏凉，除清利湿热外，还有凉血化瘀作用。本例所加"三金"，即鸡内金、海金沙、金钱草，均有化石、排石作用；威灵仙亦有消石散结功效，玉米须冲水代茶，其清利湿热作用明显。据报道，蒲灰散常用于泌尿系感染、前列腺肥大增生、肾结石等，随症加减，常或疗效。

约言：凡石淋小便不利，有湿热征象者，蒲灰散主之。

《水气病脉证并治》篇方治验

1. 桂枝去芍药加麻黄细辛附子汤 化裁治疗肾病综合征

治验:女性,42岁。患肾病综合征6年,加重半年。6年来病情时轻时重,全身浮肿,面肢尤甚,按之深陷不起,胸满微喘,恶风无汗,小便不利。曾用中西药治疗,效果不显。刻诊:症同前述,脉沉细,舌质淡红而胖嫩,苔薄白,手及足胫不温。分析此候,乃太阳少阴合病之证,予桂枝去芍药加麻黄细辛附子汤化裁治之。

方药:桂枝9克,生姜12克,大枣5克,麻黄6克,炙甘草3克,附片9克,细辛3克,桑白皮12克,猪苓15克,冬瓜皮30克,车前子9克,茯苓12克。服用首剂后,尿量增加,2剂得微汗,3剂尽,水肿已消大半。脉细,较前有力,舌淡红,苔薄白。原方又进6剂,水肿消退。仅足踝轻微肿胀,余症消除。改用金匮肾气丸调理善后。随访2年,可操家务,未再出现明显水肿。

来源:赵天才等.中医春秋——杜雨茂医学文集[M].北京:中国医药科技出版社,2015:331.

注释:肾病综合征为难治疾患之一。所以难治,是由于病本为肾气虚弱,水气泛滥,当补之,消之。但该病在隐隐进程中,常常夹有太阳表证,如风寒表证、风热表证、风湿表证等,这样就形成了少阴里证与太阳表证兼夹证候。治疗上就要攻补兼施,寒热并用。如此例,辨证要点有二:一是全身浮肿,小便不利,手足不温,脉沉细,这是病之本象,即少阴阳虚;二是恶风无汗,舌苔薄白,此乃风寒束表,营卫郁闭,即太阳表实证,为病之标象。这种证候同时出现,在《伤寒论》中称为合病、并病。对此证候的治疗仍然遵循"急则治其标,缓则治其本"的原则,若是标本不急不缓,则可同时治疗。此例即是如此治之。方中既有温阳扶肾的麻黄细辛附子汤;又有祛寒解表的桂枝汤(去白芍);还有导水消肿的二苓、冬瓜皮、桑白皮、车前子等。待病势缓解后,以金匮肾气丸阴阳双补,缓缓收功。

约言:肾病浮肿,表证未除,有寒象者,桂枝去芍药加麻黄细辛附子汤化裁之。

2. 桂枝汤加黄芪治疗黄汗

治验：女性，41岁，哈尔滨人。以"肝硬化"来诊，其丈夫是西医医生，检查详尽，确诊"肝硬化"无疑。但黄疸指数、胆红素指数无异常，皮肤、巩膜无黄染。其人面色黧黑，肝脾肿大，常有胸胁串痛，经中西药治疗无效，特来京求治。初予疏肝和血药不效。后见其内衣领黄染，细问之，乃知患病以来不断汗出恶风，内衣每日黄染，每日更换，伴见腰髋痛重，行动困难，必有人扶持，舌苔白腻，脉沉细。经复诊确认为黄汗。证属表虚湿盛，以益气固表、利湿祛黄为法，予桂枝加黄芪汤治之。

方药：桂枝10克，白芍10克，炙甘草6克，生姜10克，大枣4枚，黄芪10克。水煎温服之，并饮热粥，盖被取微汗。服药3剂，汗出身痛减，服6剂汗止，能自己走路。继而依证治肝，逐渐恢复健康，返回原籍。2年后特来告之，仍如常人。

来源：冯世纶等.解读张仲景医学·经方六经类方证［M］.北京：人民军医出版社，2011：94-95.

注释：此例为胡希恕先生治验。对于肝硬化之黄汗症，黄汗不去，肝硬化则治疗无效。当把黄汗治愈后，再去治肝硬化，则肝病很快好转。黄汗为表，肝病为里，如此治疗，提示仲景"先表后里"之正确性。为什么在胆红素正常情况下，出现黄汗，中医认为是湿热郁蒸，而现代医学如何解释，有待进一步研究。

约言：肝病家，出现黄汗，黄汗染衣，桂枝加黄芪汤治之。

3. 防己茯苓汤合真武汤加减治疗尿毒症

治验：女性，35岁。患尿毒症住某医院，后自动出院，要求用中药治疗。就诊时，病人高度浮肿，面色㿠白，呼吸深大，频频呕吐，尿短少，每日仅200~300毫升，舌胖苔白，脉沉细数。尿蛋白（+++），非蛋白氮79mmol/L。证属脾肾阳虚，水湿泛滥。宜温阳利水法，方选防己茯苓汤合真武汤加减治之。

方药：防己20克，黄芪50克，茯苓30克，白术、桂枝、白芍、桂枝、熟附子各10克，生姜3片。服十剂后呕吐止，尿量增至500毫升。浮肿有消退趋势。生姜换干姜，续服35剂，每周加服鲤鱼赤小豆汤1~2次。药后浮肿明显消退，蛋白逐渐减少，波动在（+~++）之间。生活可以自理。间服防己茯苓汤加仙灵脾或熟附子2年余，病情稳定。后因家务操劳，旧病复发而死亡。

来源：徐克明等.应用防己茯苓汤的经验体会［J］.江西中医药，1981（4）：

42-43.

注释:防己茯苓汤是治疗水肿的方子,《金匮要略·水气病脉证并治》篇原文云:"皮水为病,四肢肿,水气在皮肤中,四肢聂聂动者,防己茯苓汤主之。"从文字上看,皮水为病,"四肢肿",外形浮肿比较明显,且肿处有肌肉瞤动状,前人总结它的特征为"外证肤肿,按之没指"。既然说它是"皮水",说明其患病的部位不在脏腑,而在皮肤与肌肉之间,所以有"四肢聂聂动"状,有人认为它的患病机制在于肺腑。防己茯苓汤具有通阳化气,分消水气的作用。但尿毒症的患病部位在足少阴肾,若予防己茯苓汤治之,有隔靴搔痒之嫌。而真武汤为温肾阳、化阴水之主剂,它的药性机制已在本书有关章节作了解释。将这两张方子结合使用,可谓表里兼顾,金水相生。笔者认为,附子若用到 10 克,应当先煎为好。

约言:尿毒症,肾病也,浮肿明显者,防己茯苓汤加真武汤治之。

4. 枳术汤加山楂治疗脾积症

治验:男性,因食牛肉而致上腹部出现一包块,疼痛,呕而不能食。钡餐透视为:慢性胃炎,胃内蛔虫,胃石症。超声波探测到剑突下稍偏左有一前后径 5cm×6.5cm×6.5cm 的包块。中医诊为脾积。以枳术汤加山楂治之。

方药:枳实 24 克,白术 15 克,山楂 30 克。服一剂而痛减呕止,6 剂后胃痛大减。后于方中加半夏、槟榔,配服驱虫净,排出蛔虫十余条。再予初诊方中加生蒲黄、五灵脂。20 剂后,诸症消失,超声波复查证实:包块消失。

来源:邱德泽.《金匮》枳术汤治愈脾积[J].江西中医药,1984(4):26.

注释:枳术汤是非常有名且常用的经方,《金匮要略》原文为:"心下坚,大如盘,边如旋盘,水饮所作,枳术汤主之。"这段文字说枳术汤的症状是心下坚如盘,形成原因是"水饮所作"。既然是"边如旋盘",为何说是水饮所作呢?从方后续言"腹中软即当散也"可知,服了这个汤药"心下坚如盘"是可以软化而散的。所以说它不是真正的实积,而是水饮不化所致。所以,其治疗上就应当健脾化饮,所选用药物仅枳实、白术两味。白术为健脾之圣药,周岩认为白术"除脾湿,固中气,为中流之砥柱。"(见《本草思辨录》)枳实为理气散结之要药,张仲景所用承气汤,取其疏通破结之义。王好古认为水湿所形成的痞结,"非白术不能除湿,非枳实不能除痞"。(见《汤液本草》)本例所形成的包块疼痛,乃肉食所积,故医者又取山楂消其肉积。果然疗效如期。

枳术汤虽仅两味药,但在方剂学上具有不可忽视的地位。这是因为由此而演变出许多枳术汤类方。由于篇幅有限,本书仅言其大概。

白术与枳实,是两味功效不同的药物。白术补而枳实破,补则清气上升,破则浊气下降;清升浊降,正是脾胃功能的有序轨迹。脾胃恢复"纳"与"运"的作用,所形成的水饮就会消而化之。正是由于这种独特的功效,此方被后世医家所喜用。首先是元代张元素之枳术丸(见于其弟子李东垣《内外伤辨惑论》),方药组成与枳术汤一致,只是由汤剂改成了丸剂,有白术二两、枳实一两组成。"治痞,消食,强胃"。张元素又是善用白术与枳实之医家,他总结白术的功效有九:温中一也,去脾胃中湿二也,除脾胃热三也,强脾胃、进饮食四也,和脾胃、生津液五也,主肌热六也,治四肢困倦、目不欲开、怠惰嗜卧、不思饮食七也,止渴八也,安胎九也。枳实的功效有四:主心下痞一也,化心胸痰二也,消宿食、散败血三也,破坚积四也。在张元素的用药配方中,多用及白术与枳实。李东垣完全继承了张氏的学术理念与用药经验,他在《内外伤辨惑论》一书中,对枳术丸进行了多方面的应用性的改进,如有治疗老幼元气虚热、饮食不消的橘皮枳术丸(枳术丸加橘皮),有治疗不欲饮食而勉强食之者的曲芽枳术丸(枳实术丸加神曲、大麦芽),有治疗气滞食积的木香枳术丸(枳术丸加木香),有治疗冷食内伤的半夏枳术丸(枳术丸加半夏),还有治疗伤肉食、湿面、辛辣、厚味之三黄枳术丸(枳术丸加黄芩、黄连、大黄、神曲、橘皮),以及治疗伤豆粉、湿面、油腻之白术丸(枳术丸加半夏、橘皮、黄芩、白矾);其他还有木香干姜枳术丸,木香人参生姜枳术丸等。近年来,枳术丸广泛应用于消化道疾病,如胃下垂、慢性胃炎、胃肠神经官能症,以及胆结石、胃石症、肝脾肿大、子宫下垂等。特别是对胃下垂、小儿肝脾肿大,有良好效果。据临床治验统计,用枳术丸(汤)治疗胃下垂 32 例,痊愈 9 例,显效 12 例,有效 8 例,无效 3 例〔见《浙江中医药杂志》,1991(6):20.〕。加入三棱、莪术、三七,治疗小儿肝脾肿大 10 余例,疗效颇佳。〔见《新中医》1992(6):20.〕

约言:心下痞满,或坚如盘,水饮所作者,枳术丸治之。

十四

《惊悸吐衄下血胸满瘀血病脉证治》篇方治验

1. 半夏麻黄丸治疗心悸

治验:女性,58 岁,教师。近五六年来,经常心慌心悸,乏力气短。近一周病情加重,伴有形寒肢冷,轻度咳嗽,有少量清稀痰,舌淡苔滑,脉沉紧。检查:心率 105 次 / 分,律齐,双下肺可闻及湿性啰音,各瓣膜区未闻及病理性杂音。曾服用小青龙汤、苓甘五味姜辛夏仁汤等,病情无缓解,转中医诊治。医者诊后曰:"此乃《金匮要略》水饮内停,上凌于心,心阳不振的半夏麻黄丸证"。遂予之。

方药:半夏 30 克,麻黄 30 克。共为细末,炼蜜为丸,如黄豆大,每服 3 丸,每日 3 次,温开水送服。服用一剂,病愈大半,续进一剂,诸恙悉除。

又:国医大师何任治验:男性,58 岁。入冬以后,自觉心窝部跳动,曾做心电图无异常。平时除有慢性支气管炎和血压偏低外,别无他恙,脉滑苔白。方用:姜半夏、生麻黄各 30 克,研末,和匀,装入胶囊,日三服,每服两丸。服后心下悸即痊愈。

来源:武简侯 . 仲圣方证合一要诀[M]. 北京:学苑出版社,2012:405-406.

注释:半夏麻黄丸出自《金匮要略·惊悸吐衄下血胸满瘀血病脉证治》篇,原文云:"心下悸者,半夏麻黄丸主之。"其两药用量等分,炼蜜为丸。原文仅有"心下悸"三字,无脉舌记录,后人从仲景书中找答案,《金匮要略·痰饮咳嗽病脉证并治》篇曾云:"水停心下,甚者为悸";又以药测证,半夏降逆逐饮,麻黄宣发阳气,两药相合,共奏通阳蠲饮之效。由此可知,此条证候应为胃内停饮,水气凌心,心阳被遏。药以逐饮为主,非健脾化饮为法,故与苓桂术甘汤之饮、五苓散之饮、小半夏加茯苓汤之饮等,有饮停病灶、饮势所发不同。仅取两味辛温药治之,说明水饮蓄积较重,但不能短期取效,故以丸剂缓缓消之。

约言:心慌心悸,伴有形寒肢冷,轻度咳嗽,有少量清稀痰,舌淡苔滑,脉沉紧。此水饮内停,上凌于心,半夏麻黄丸证。

2. 柏叶汤治疗胃溃疡出血

治验：男性，38 岁。旧有胃溃疡，并有出血史。就诊前二十天大便检查潜血阳性。近因过度疲劳，外出逢大雨受冷，饮葡萄酒一杯后，突然发生吐血不止，精神萎靡。急送医院，检查为"胃出血"，经住院治疗两日，大口吐血仍不止，恐胃穿孔，决定手术治疗，家属不同意，半夜请蒲辅周先生会诊。蒲老说："吐血已两昼夜，若未穿孔，尚可以服药止之。"询其原因，宜用《金匮要略》柏叶汤治之。

方药：侧柏叶 10 克，炮干姜 6 克，艾叶 6 克。浓煎取汁，兑童便 60 毫升，频频服之。次晨往诊，吐血渐止。原方再进，加西洋参 12 克（益气摄血），三七（研末吞）6 克止血消瘀，频频服之。次日复诊，血止，神安欲寐，知饥思食。后易理中汤加味调养之。

来源：高辉远．蒲辅周医案［M］．北京：人民卫生出版社，2005：34-35.

注释：柏叶汤见于《金匮要略·惊悸吐衄下血胸满瘀血病脉证治》篇，原文云："吐血不止者，柏叶汤主之。"原方有马通汁一升，马通汁即马粪化水滤过取汁，性微温，能止血，有引血下行之功，临证常以童便代之。是方侧柏叶气香味甘，能清热止血；佐以干姜、艾叶辛温，合以童便咸寒，温通清降并行，温通以祛瘀，清降以止血，故服后出血渐止。加用三七、西洋参，益气养阴消瘀，配伍得当，因而避免了手术之苦。

约言：溃疡病，出血不止，难治，柏叶汤主之。

3. 黄土汤治疗便血

治验：男性，年逾古稀，便血半年，近日加剧，住院治疗。下血紫黯，脘腹饱满，形寒神疲，舌淡苔白，脉象细软。此为脾虚中寒，阳失斡旋，统摄无权，血不内守，黄土汤主之。

方药：伏龙肝 30 克，淡附片 9 克，黄芩炭 9 克，阿胶珠 9 克，白术 9 克，熟地 15 克，炮姜 1.5 克，甘草 3 克。3 剂后便血止，但便溏，日行五六次，形寒头昏，脉舌同前。此高年气血亏虚，脾阳失统，溢血已止。以温脾补肾为法。方药：淡附片 9 克，炙甘草 2.4 克，熟地 15 克，白术 15 克，炮姜 1.5 克，檀香 1.5 克，煨肉豆蔻 9 克，补骨脂 9 克。3 剂后停药。

来源：颜乾麟．国医大师颜德馨［M］．北京：中国医药科技出版社，2011：207-208.

注释：《金匮要略·惊悸吐衄下血胸闷瘀血病脉证治》篇云："下血，先便后血,此远血也,黄土汤主之。"便血有虚证、实证;有热证、寒证。这里所说的"远血"是与"近血"相对而言。近血多热证,远血多寒证。此例显系脾胃虚寒证。先以经方黄土汤为法,温养脾胃,便血止后,又以黄土汤加减,改为温补脾肾法,加补骨脂、肉豆蔻等,所加炮姜,意在温脾守中;而用檀香,意在逐冷除郁。颜老指出,此方"温脾不伤阴,滋阴不伤阳,用之得当,多能应手而效"。

约言:大便下血,色紫黯,形寒,脉弱,黄土汤主之。

4. 黄土汤治疗紫癜

治验:男性,4岁。出现紫癜20余天,未见发热,经前医用犀角地黄汤治疗,不唯不愈,反而出血点日见增多,遍及臀部、四肢、躯干。其癜色不鲜而发紫黯。其母代诉:近日精神不好,食欲不振,大便稀薄,且平素易患腹胀肠鸣。如此说明既往脾胃阳虚。患儿面色无华,手足不温,懒于活动,脉弱,舌淡无苔。综合分析之,为一派脾胃虚寒之象。考虑非用温补之法不足以治愈此病。遂予黄土汤治之。

方药:甘草、地黄、白术、附子、阿胶、黄芩各4克,炒中黄土10克(又名伏龙肝)。一日一剂,日三温服。服2剂后,诸症皆有不同程度好转。继服4剂,诸症痊愈。

来源:武简侯.仲圣方证合一要诀[M].北京:学苑出版社,2012:379-380.

注释:黄土汤原为下血病症而设。但此方却应用于紫癜病,亦获得疗效,这是为什么? 还是从"异病同治"说起。黄土汤其药物效能是温脾摄血,是对脾虚不能摄血而设置的。它所治疗的病症是大便下血,血色黯淡,面色萎黄,腹痛喜按,四肢不温等。本例所呈现的症状,亦是一派脾虚不能摄血之象,如食欲不振、大便稀薄、手足不温、舌淡苔白、紫癜不鲜等,与黄土汤所治疗的证候是一致的,故取黄土汤治之,亦必然有效。

约言:皮下紫癜,癜色紫黯,大便稀薄,手足不温,舌淡,脉弱,脾阳虚也,黄土汤主之。

5. 泻心汤治疗鼻衄与高血压

治验:

①男性,53岁。高血压20年。常头痛失眠,近月来常鼻衄、烦躁、心慌,大便干,舌红苔黄,脉弦数。证属里热上犯,治以清泄里热,予泻心汤治之。

②女性65岁,1965年11月9日就诊。患半身不遂3天,曾服镇肝息风等药,并用羚羊角粉冲服,症状不减,反而更烦躁,彻夜不眠,头晕头热,时有热气

上冲,胸闷懊恼,舌苔黄腻,脉弦滑数。血压 260/160mmHg。其老伴说:"能包治好吗? 不包治就不治了,光羚羊角就花了五元钱,治不起。"医者言:"包治不好说,但我开的药不过二角钱,您可试服一剂。"老者同意一试,于是医者开了泻心汤加石膏,服一剂,疗效即现。

方药:

①男性用药:大黄 10 克,黄连 6 克,黄芩 6 克,生地炭 10 克。服药 3 剂,大便通畅,睡眠好转。时有胸闷,改服大柴胡汤合桂枝茯苓丸加生石膏,服药 1 月,鼻衄未作。血压有所下降。

②女性用药:大黄 10 克,黄连 6 克,黄芩 10 克,生石膏 45 克。嘱其先以大黄浸汤,以其汤水煎诸药。服 1 剂,第 2 天下午复诊,老者进门即磕头作揖道:"可遇到救命恩人了!"并请求再赐良方。知其服药后大便通顺,诸症明显减轻,血压 150/100mmHg。改服大柴胡汤合桂枝茯苓丸加生石膏调理。

来源:冯世纶等.经方传真——胡希恕经方理论与实践[M].北京:中国中医药出版社,2008:138-139.

注释:泻心汤出自《金匮要略·惊悸吐衄下血胸满病脉证治》篇,原文云:"心气不足,吐血,衄血,泻心汤主之。"从方证学角度上讲,此方为泻火解毒剂,黄芩泻肺火,黄连泻心火、胃火,大黄泻胃火与大肠火,三味合方,可泻三焦之火,为泻火解毒之主剂。本文第一例血热妄行,故加生地炭凉血止血;第二例热极生风、肝阳上亢,故加生石膏清热泻火,热除则风息。泻心汤应用范围比较广,凡急性炎症,以及精神分裂症、高血压、咯血、便血、急性脑中风等,均可考虑用泻心汤加减治之。

约言:高血压,头痛失眠,烦躁,便干,脉数,泻心汤主之。或云,中风偏瘫,烦躁,失眠,时有热气上冲,苔黄脉数者,泻心汤亦亦主之。

《呕吐哕下利病脉证治》篇方治验

1. 大半夏汤治疗顽固性贲门失弛缓症

治验:女性,54岁。食入呕吐,反复发作10年,加重1个月。曾经X线钡餐检查诊为"贲门失弛缓症"。每因劳累或情绪不畅时发作。经各大医院辗转治疗,中西药服之殆遍,病情反而加重。食入即吐,甚至茶水难入。形体消瘦,气短乏力,面色无华,舌质淡,苔薄白,脉虚细。纤维胃镜提示贲门痉挛,治用大半夏汤。

方药:制半夏30克,人参10克(另炖,兑服),白蜜10毫升。3剂后呕吐好转,能进少量流质饮食。继进3剂,呕吐渐止,饮食大增,精神好转。继以六君子丸善后,巩固疗效。

来源:黄福斌.大半夏汤治愈顽固性贲门失弛缓症[J].江苏中医杂志,1986(11):16.

注释:大半夏汤出自《金匮要略·呕吐哕下利病脉证治》篇,原文云:"胃反呕吐者,大半夏汤主之。"在经方中有以大小为名者,如大小柴胡汤、大小承气汤、大小建中汤、大小青龙汤、大小陷胸汤等。其含义,应是以药力大小而论,但具体方剂应具体分析。就大半夏汤而言,应是与小半夏汤对应。小半夏汤见于《金匮要略·痰饮咳嗽病脉证并治》篇,原文云:"呕家本渴,渴者为欲解,今反不渴,心下有支饮故也,小半夏汤主之。"方由半夏一升,生姜半斤组成。大半夏汤则由半夏二升,人参三两,白蜜一升组成。两方对比,就可以看出,大半夏汤中的半夏用量是小半夏汤的一倍,小半夏汤所治为"心下有支饮";而大半夏汤所治为"胃反呕吐""宿谷不化,名曰胃反"。支饮与宿谷,虽皆为有形之邪,但支饮有流动性,而宿谷多固定不移。半夏一味,既可以消痰化饮,又可以和胃消食,轻剂化饮,重剂消食。

约言:胃反呕吐,有宿谷也,大半夏汤主之。

2. 半夏干姜散加味治疗高血压

治验:女性,42岁。患高血压3年。遍服中西药无效,常用中药为生石决明、灵磁石、生龙牡、菊花、钩藤、白芍、桑寄生、怀牛膝等。患者形体肥胖，常头晕胀痛，眩晕如坐舟车，颇欲吐，曾数次呕出大量清涎。饮食欠馨，胸脘部常有胀闷感，心悸，多梦，二便可，舌质淡，苔薄白腻，脉象右寸关滑甚。特从南方赴京求治于秦伯未先生。秦氏观其脉症，认为是中阳不足，寒饮上逆所致，当用半夏干姜散治之。

方药：法半夏 9 克，淡干姜 9 克，茯苓 9 克。服用两天后，言几年来从未如此舒服。后以温中化饮法加减，治疗月余病愈。

来源：吴大真．秦伯未经方验案举隅［J］．国医论坛，1986（2）：20-21．

注释：本例为秦伯未先生验案。《金匮要略·呕吐哕下利病脉证治》篇云："干呕，吐逆，吐涎沫，半夏干姜散主之。"本条初看好似吴茱萸汤证，均有"干呕，吐涎沫"，但吴茱萸汤证在肝胃，此证仅在中焦胃府。由于肝气上逆，逆而瘀阻，故有头痛之患，所以取吴茱萸既温胃，又降逆气。而此证病在中焦，寒饮不散，故取干姜温中散寒，半夏降逆止呕。原方药物等量为末，白开水送服。现在可以用颗粒剂，兑匀后冲服。

约言：干呕，时时吐涎沫，半夏干姜散主之。

3. 橘皮竹茹汤加石斛、柿蒂治疗神经性呃逆

治验：男性，34 岁。呃逆十余年，时好时坏，经常发作治疗无效。此次发作加剧，呃逆频发，恶心吐涎，口渴，上腹部疼痛，大便秘结，小便短赤，舌质红、苔黄浊。西医诊为"神经性呃逆"。以橘皮竹茹汤加石斛、柿蒂治之。

方药：橘皮 4.5 克，竹茹 9 克，玉竹 9 克，麦冬 6 克，炙甘草 3 克，石斛 9 克，大枣 3 枚，生姜 3 片，柿蒂 4.5 克。经过三次诊治，药物略作加减，后加倍石斛养胃阴，加知母滋阴清热泻火，痊愈出院。4 个月追访，未再发作。

来源：纪泽元等．橘皮竹茹湯加减治愈多年呃逆一例［J］．福建中医药，1964（5）：43．

注释：《金匮要略·呕吐哕下利病脉证治》篇云："哕逆者，橘皮竹茹汤主之。"本条为虚热哕逆之方证。由于胃有虚热，气逆上冲，则成呃逆或呕哕。故治疗当清其虚热，降其逆气，哕逆方能自止。橘皮竹茹汤由六味药组成，即橘皮、竹茹、大枣、人参、生姜、甘草。清其虚热者，竹茹也；和胃降逆者，橘皮、生姜也；健脾养胃者，人参、大枣也；缓急和中者，甘草也。清者不寒，补者不热，清温相合，正合虚热之病机。本例加麦冬、石斛，加重滋阴清热作用；而少佐柿蒂，意在加强降逆之作用。本方药味不多，但功效不可小觑，常用于急慢性胃炎、消化性溃疡、幽门不全梗阻、食管裂孔疝、胃肠神经官能症、手术后呃逆不止等。

约言：胃有虚热，时时呃逆，或哕呕，橘皮竹茹汤主之。

《疮痈肠痈浸淫病脉证并治》篇方治验

1. 薏苡附子败酱散治疗肌肤甲错

治验：女性，19岁。于七八岁即出现四肢及肩背部皮肤甲错，甲错部分呈盘状型，痒甚。每至夏季症状基本消失，逢冬又发作，数年来一直如此。就诊时，患处皮肤异常粗糙，如鱼鳞形状，但与癣有明显区别。其他部位皮肤虽无患者粗糙，但亦干燥，枯涩不润。此乃内有瘀血，外失所养，久而久之，导致肌肤甲错。遂投薏苡附子败酱散治之。

方药：薏苡仁60克，熟附子9克，败酱草30克。连服20余剂，不仅患处皮肤改善，瘙痒除，全身皮肤也改变了原来枯涩不润状态。第四年复发如前，又投上方加减20余剂，痊愈。

来源：赵明锐.经方发挥[M].北京：人民卫生出版社，2009：140-141.

注释：《金匮要略·疮痈肠痈浸淫病脉证并治》篇云："肠痈之为病，其身甲错，腹皮紧，按之濡，如肿状，腹无积聚，身无热，脉数，此为肠内有痈脓，薏苡附子败酱散主之。"本节为肠痈已成之证治。多数医家都有这方面的治疗经验，而用于治疗肌肤甲错者不多见。医者认为那是由于内有瘀血导致体外肌肤失去濡润所致，法当活血化瘀，取用桃仁、红花类方药，为何用薏苡附子败酱散？薏苡仁利湿排脓，败酱草清热解毒，附子温阳而化滞。三味药中唯有败酱草有活血作用，前人说它"排脓破血"，加之附子温阳可开瘀的效应，所以用于肌肤甲错也就无疑了。

笔者所以选用这个病例，除其功效特殊外，更重要的是取其原方，未加其他药物，这是非常可贵的资料，故特取之。

约言：肌肤甲错，除阴血失养外，热毒内蕴，瘀血内结亦可，可予薏苡附子败酱散治之。

2. 大黄牡丹皮汤加味治疗急性阑尾炎（肠痈）

治验：男性，22岁。发病2日，初起恶寒，右少腹近腹股沟部发热疼痛，按之则痛甚,右腿不能伸直,大便燥结。舌苔黄腻,脉数。某医院诊为"急性阑尾炎"。分析脉症,此验为血气瘀滞,蓄积于肠道,发为"肠痈"之疾。治以清热通下,破血排脓,大黄牡丹皮汤加味治之。

方药:大黄 12 克,牡丹皮 10 克,赤芍 10 克,冬瓜仁 15 克,芒硝 10 克(烊化),当归 10 克,桃仁 10 克(去皮尖炒打)。以水先煎六物,后加芒硝烊化,去渣,温服,一日两次。第 3 日复诊,继服上方 2 剂,大便脓血与患部疼痛减轻,疼痛范围缩小。后冬瓜仁已缺,更换为金银花 15 克,没药 10 克。又 2 日复诊患部疼痛转甚,时值冬瓜仁已举,改回第一方续服。又服 3 剂而愈。

来源:李今庸.经典理论指导下的临床治验(十三)——辨治肺痈、肠痈验案[J].中医药通报,2016,15(4):6-7.

注释:《金匮要略·疮痈肠痈浸淫病脉证并治》篇云:"肠痈者,少腹肿痞,按之即痛如淋……脉洪数者,脓已成,大黄牡丹汤主之"。本例之始,右少腹近腹股沟部发热疼痛,按之则痛剧,右腿不能伸直,诊为肠痈无疑。是方以牡丹皮、桃仁、当归、赤芍破血化瘀;冬瓜仁化瘀排脓;大黄、芒硝清热通下,俾使肠痈之脓血从大便排出。故初服药即见疗效;后因缺冬瓜仁而改用金银花与没药,服之不仅不效,反而病势趋重,遂仍用第一方治之,再服 3 剂而愈。足见冬瓜仁在方中之重要作用,是不可随意替代的。

本方与薏苡附子败酱散均为治疗肠痈(急性阑尾炎)之方,其应用区别在于:本方偏于泻热破瘀散结,多用于肠痈脓未成期;而薏苡附子败酱散偏于排脓消肿,多用于肠痈脓成期。但在临床应用时,又不可拘泥于条文。肠痈脓成与未成之区别为:脓未成者,少腹肿痛拒按,发热重;脓已成者,按之濡如肿状,但无积聚。肠痈之脓未成与已成,均属热证、实证,清热解毒都是必要的。有脓未成而用本方加薏苡仁、败酱草治疗者;有脓已成用薏苡附子败酱散加大黄牡丹汤治疗者,还是那句话,"观其脉证,知犯何逆,随证治之。"

约言:患急性阑尾炎(肠痈),右少腹疼痛,右下肢不能屈伸,伴见发热,大黄牡丹汤治之。

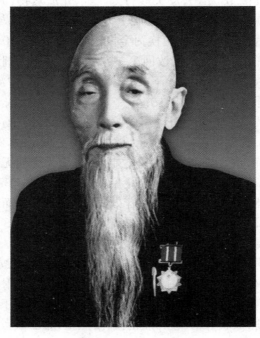

蒲辅周（1888-1975）

　　原名启宇，四川梓潼人，现代著名中医学家。长期从事中医临床、教学和科研工作，精于内、妇、儿科，尤擅治疗热病。临证遵崇仲景学说，并采撷历代各家学派之长。著有《蒲辅周医案》《蒲辅周医疗经验》《中医对几种急性传染病的辨证论治》《中医对几种妇女病的治疗法》等，其学风与临床经验在中医界影响极大。

《妇人妊娠病脉证并治》篇方治验

1. 桂枝茯苓丸加炮姜大枣治疗产后恶露不尽

治验：成年。初产后 4 旬，恶露不尽，量不多色淡红，时有紫色小血块，并从产后起腰酸痛，周身按之痛，下半身尤甚，有时左少腹痛，左腰至大腿上三分之一处有静脉曲张，食欲欠佳，大便溏，小便黄，睡眠尚可，面色不泽，脉上盛下不足，右关弦迟，左关弦大，寸迟俱沉涩，舌质淡红无苔。此由产后调理失意，以致营卫不和，气血紊乱，恶露不化，治宜调和营卫、和血消瘀法，桂枝茯苓丸加炮姜、大枣治之。

方药：桂枝 5 克，白芍 6 克，茯苓 10 克，炒牡丹皮 3 克，桃仁 3 克（去皮），炮姜 2.4 克，大枣 4 枚。服 5 剂，恶露已尽，少腹与腰腿痛消失，食欲好转，二便正常，脉沉弦微细，舌淡无苔，瘀滞已尽，宜气血双补，十全大补丸 40 粒，早晚各服 1 次。服后恢复健康。

来源：高辉远等．蒲辅周医案［M］．北京：人民卫生出版社，1973：140.

注释：产后恶露不尽，有瘀血内停者，有冲任虚损者，但以虚中夹实者为多。考《医宗金鉴》谓："产后恶露，日久不断，或因冲任虚损，血不收摄，或因瘀行不尽，停留腹内。""产后少腹痛，其痛若微，乃产时血块未净，名儿枕痛。"此例恶露色淡红，舌淡红无苔，为产后冲任虚损之象。但恶露时有小血块，色紫，少腹痛，加之左大腿处有静脉曲张，则兼有血瘀可知。又兼身痛，周身经络不通也。取桂枝茯苓丸外调营卫，内和瘀血，加用炮姜温运经络，大枣补气养血，服药后营卫和而瘀血化。后改用十全大补丸双补气血以善其后。所选病例为蒲辅周先生治验，药物用量较小，蒲老说："药用适当，量不在乎大，量大往往药过病所，反伤胃气，用得适当，虽量小甚为有效。"

约言：产后恶露不尽，夹有血块，桂枝茯苓丸加炮姜、大枣主之。

2. 桂枝茯苓丸（汤）加大黄、牛膝治疗卵巢囊肿

治验：44 岁，农民。左下腹疼痛 5 年，反复发作。经检查为卵巢囊肿。B

超提示:左侧附件探及一2.1cm×1.7cm囊性肿块。因畏惧手术而求中医治疗。近半年每日腹痛,月经来时腹痛明显,小腹胀满,腰酸,月经有血块,痔疮史2年。刻诊:形体肥胖,面红,小腿偶有痉挛,左下腹疼痛部位固定,有压痛,舌苔白腻,舌质偏紫。以桂枝茯苓丸(汤)加大黄、牛膝治之。

方药:桂枝10克,茯苓30克,牡丹皮10克,赤芍30克,桃仁15克,大黄6克,牛膝30克。7剂,水煎服。二诊:患者对中药疗效表示怀疑,医者认为疗程太短,必须坚持用药。故依前方继服14剂。三诊时腹痛明显减轻,腰疼已无,精神愉快。再守前方进21剂。四诊时患者已无痛苦。嘱B超检查:提示囊肿消失。

来源:何运强.经方实践得失录[M].北京:中国中医药出版社,2015:217-218.

注释:近年来,卵巢囊肿的检出率增高,门诊上与此疾不时而遇。这种病与中医石瘕、肠覃相似,而在《金匮要略》中为妇人"癥病",治以桂枝茯苓丸,以蜜丸缓缓图之。历代医家对本证的认知是:妇人宿有癥瘕,又有孕在身,并因癥瘕而致下血不止,是治疗下血呢?是保孕呢?是治疗癥瘕呢?仲景依据《黄帝内经》"有故无殒"之旨,拟定桂枝茯苓丸治之。是方以活血化瘀为法,缓缓消其癥瘕。如妇人确有癥瘕而妊娠者,本方为首选良益之剂。桂枝与芍药一阴一阳,茯苓与丹皮,一气一血,调其寒温而扶其正气;桃仁活血消癥,有是病当是药,必不伤胎气也。

约言:妇人下腹胀满,经血夹块,化瘀渗利并用,桂枝茯苓丸与之。卵巢囊肿,月经不调者,加枳术丸。

3. 桂枝茯苓丸治疗产后恶露不净

治验:成年。足月初产后,恶露未尽已四旬,量不多,色淡红,时有小血块,并从产后起腰酸痛,周身按之痛,下半身尤甚,有时左少腹痛,左腰至大腿上三分之一处静脉曲张,食欲欠佳,大便溏,小便黄,面色不泽,脉上盛下不足,右关弦迟,左关弦大,寸尺俱沉涩,舌质淡红无苔。此产后调理失宜,以致营卫不和,恶露不净。治以调和营卫,和血消瘀,桂枝茯苓丸主之。

方药:桂枝5克,白芍6克,茯苓10克,炒丹皮3克,桃仁3克(去皮),炮姜2.5克,大枣4枚。服5剂。服药后恶露已净,少腹及腰腿痛均已消失,食欲转好,二便正常。瘀滞已消,宜气血双补,十全大补丸40丸,每日早晚各1丸,服后恢复正常。

来源:高辉远等.蒲辅周医案[M].北京:人民卫生出版社,1973:140.

注释:《医宗金鉴》云:"产后恶露,日久不断,时时淋漓者,或因冲任虚损,血不收摄,或因瘀行不尽,停留腹内。"患者恶露色淡红,舌淡红无苔,脉上盛下不足,是产后调理失宜,冲任虚损之象。恶露有血块,色紫,少腹痛,此血瘀之证,瘀中夹虚也,借用桂枝茯苓丸加味治之。调和营卫药,如桂枝、白芍、大枣;温运经脉药,如炮姜、茯苓;消瘀和血药,如桃仁、丹皮。方小量轻,起效如期。蒲老说:"药用适当,量不在乎大,量大往往药过病所,反伤胃气,用得适当,虽量小甚为有效。"

约言:产后恶露不尽,有血块,少腹痛,腰痛,面色不泽,舌质淡红,虚中夹瘀也,桂枝茯苓丸治之。

4. 桂枝茯苓丸加水蛭、䗪虫等治疗腹内肿块

治验:女性,24 岁。因生气后右上腹内出现一肿块,初如鸡蛋大,逐渐大如小碗,走路难以伸腰。其肿块形圆质较硬,但边缘整齐光滑,触之不移,压之不痛,饮食尚可,当地医院疑为"肝癌",后经某大医院超声波及肝 CT 检查提示:肝无占位性病变,肿块与肝不连,性质不明,建议手术治疗。舌苔无异常,脉象沉实有力。此气滞痰凝血瘀也,桂枝茯苓丸加水蛭、䗪虫治之。

方药:桂枝 15 克,茯苓 12 克,白芍 9 克,牡丹皮 9 克,水蛭 12 克,䗪虫 9 克,昆布 15 克,海藻 15 克,远志 9 克,炮穿山甲 9 克,制马钱子 0.3 克。6 剂后,肿块大消,质变软。后在此方基础上去远志,或去穿山甲,加薏苡仁、附子、大黄、冬瓜仁等,后又加黄芪以扶正。如此调治 2 个月余而愈,后怀孕生子,健康如常。

来源:张磊.张磊临证心得集[M].北京:人民军医出版社,2008:235.

注释:此积聚中之积也,由气滞而痰凝而血瘀互结而成。以桂枝茯苓丸为基本方,后又加入薏苡附子败酱散与大黄牡丹皮汤之意,诸方合用,共奏祛痰行水、软坚散结、活血化瘀之功,故取得满意疗效。

约言:腹内包块,触之不移,按之不痛,可予桂枝茯苓丸加䗪虫、水蛭、穿山甲等治之。

5. 桂枝茯苓丸合当归芍药散治疗子宫肌瘤

治验:48 岁。近来因与丈夫生气发生抑郁症,后又出现月经不调,白带淋漓不断。妇科检查:下腹部有硬块。后经病理检查,确诊为"子宫肌瘤,良性"。建议手术治疗,患者不同意,求中医于门诊治疗。精神抑郁不爽,颜面晦黯,舌质黯红,苔白腻,脉沉涩。辨证为肝郁脾虚,气滞血瘀,痰瘀阻滞胞宫,凝聚为子宫肌瘤。以桂枝茯苓丸合当归芍药散治之。

方药:桂枝 10 克,牡丹皮 10 克,桃仁 10 克,当归 10 克,茯苓 10 克,赤芍 10 克,川芎 10 克,红花 10 克,泽泻 10 克。水煎服,每日 2 次。服用 30 剂,月经趋于正常,带量减少,腹痛已止。医院检查,瘤体未增,继服 1 个月,瘤体缩小。随用原方加鳖甲、水蛭、土鳖虫,介以软坚,虫以搜剔,使瘀化癥消,制丸剂缓图以治。

来源:陈慎吾.陈慎吾伤寒方证药证指要[M].北京:人民军医出版社,2011:258.

注释:这是经方大家陈慎吾先生的治疗案例。陈先生强调,治急性病如将,治慢性病如相。像子宫肌瘤这类顽症,非一时可以攻克,当对证选方,随症选药。桂枝茯苓丸为化瘀消癥方,当归芍药散为养血祛湿方,增香附调血中之气,红花化瘀活血。两方组合,融养血、活血、化瘀、利湿、行气于一方,不但可以用于治疗子宫肌瘤,还可以用于妇科其他肿瘤、包块等积聚之疾。

约言:肝郁日久,气滞血瘀,少腹有块,诊为子宫肌瘤,桂枝茯苓丸合当归芍药散治之。

6. 胶艾四物汤化裁治疗阳虚血弱之崩漏

治验:38 岁,搬运工人。平素月经延期,40~50 日一行,经行腹痛,常有冷感,经血量少。时值隆冬,劳动淋雨,翌日,月经来潮,血量甚多,色泽紫红,间夹血块。少腹疼痛不移,如针刺感,喜热而拒按。前医以补中益气汤加味治疗,无效。头昏乏力,手足厥冷,喜热饮。面色晦黯,脉沉弦,舌淡有瘀斑,苔薄白。此证寒凝血瘀,阳虚血弱证,宜胶艾四物汤化裁之。

方药:白芍 10 克,当归 10 克,川芎 10 克,阿胶 10 克,炒艾叶 10 克,炮干姜 6 克,官桂 6 克,炒五灵脂 12 克,小茴香 9 克。服药 2 剂,出血减少,腹痛不显著。后改为胶艾四物汤加味,并以当归生姜羊肉汤加附子顿服,三剂而血止痛蠲。

来源:陈源生等.谈谈崩漏辨证治疗的几个问题[J].中医杂志,1979(8):30.

注释:胶艾四物汤出自《金匮要略·妇人妊娠病脉证并治》篇,是治疗妇科杂病的常用方之一,其所治范围有三:一是经水淋漓不断者,二是半产后持续下血不止者,三是妊娠胞阻下血者。三者病情不同,但其病机均为冲任虚损,不能统摄血脉,阴血不能内守使然。原方名"胶艾汤",又名胶艾四物汤、芎归胶艾汤。方中有地、芍、归、芎之养血调经、化瘀生新;有阿胶养血止血;有艾叶温经止血;还有甘草补气以养血;清酒引药入于血脉,使其血止而不留瘀。本方还可用于溃疡病出血、痔疮、肛裂、血小板减少性紫癜、鼻衄、便血等。本例有所加减,所加药物因温经止痛而设,减去生地,可能是因阳虚而不用。

约言:月经延期,经血量少,少腹喜温且喜按,胶艾四物汤主之。

7. 当归芍药散加桃仁、红花等治疗输卵管不通

治验:时值 28 岁。患卵巢囊肿及附件炎已 2 年余。左少腹肿块如鸡卵,两侧输卵管均不通气,少腹胀坠,月经量少,色深有紫块,行经腹痛,形寒,纳差,下肢浮肿,大便偏干,舌质淡红、苔薄腻,边有瘀斑,脉弦细。此肝郁脾湿也,当归芍药散加桃仁、红花等治之。

方药:当归 10 克,川芎 8 克,赤芍 15 克,茯苓 15 克,泽泻 10 克,白术 10 克,桃仁 10 克,红花 10 克,鸡血藤 30 克。服用 7 剂,下肢浮肿消退,少腹胀坠减轻,上方加薏苡仁 15 克、莪术 10 克、三棱 10 克。连服 3 月,妇科检查:少腹肿块消失,输卵管通畅。

来源:李文瑞等.金匮要略汤证论治[M].北京:中国科学技术出版社,2000:787.

注释:当归芍药散见于《金匮要略·妇人妊娠病脉证并治》篇,原文云:"妇人怀娠,腹中疙痛,当归芍药散主之。"原方由当归、芍药、川芎、茯苓、泽泻、白术六味组成。后人将其功效总结为:养血疏肝,健脾利湿,止痛安胎。所治疾患包括月经不调、妊娠高血压、胎位不正、阴道出血、卵巢囊肿、子宫肌瘤、更年期综合征,以及脑血栓形成、老年痴呆、内耳性眩晕等。笔者认为,此方六味药,可以分为两组,一组为血分药,一组为气分药,或者说一组为心肝经药,一组为脾肾经药。归、芍、芎为心肝经血分药,术、苓、泽为脾肾经气分药。前者可以养血活瘀,后者可以健脾利湿。这样两组药结合在一个方子内,对妇科许多疾病都有益。因为妇科许多疾病的机理可以归纳为一句话:气郁、血虚、血瘀。正如陈修园所说:"妇人腹中诸疾痛,当归芍药散主之。此为妇人腹中诸疾痛而出其方治也"(见陈修园《女科要旨》)。已故中医大家赵锡武先生曾说道:治疗妇科病要抓住气、血、水三字。当归芍药散中三味血药,三味水药,而血药又兼疏肝,俾气血得和,郁散气化,腹痛自除。故对妇人腹痛诸症,如痛经、月事不调等,赵老多用此方加减治之。日本汉方医家用本方以安胎安产为目的,治疗 97 例,包括妊娠和各科疾病,如不孕症(包括原发性或继发性)、习惯性流产、月经不调、痛经等,以及慢性腹泻、慢性肝炎、慢性膀胱炎等疾患,有效率达 80.4%,其中治愈和有效 78 例,无效 5 例,不明 14 例[汉方临床,1978(25):11~12.]。实验研究表明,本方对卵巢功能有一定的改善作用,本方不但可以止痛,还可以促进胎盘发育,调节内分泌功能而达到安胎作用[安徽中医学院学报,1986(2):44.]。此例患卵巢囊肿,气滞血瘀、肝瘀脾湿证候明显,所

以选用当归芍药散是理所当然的事理了。所加桃仁、红花、鸡血藤是加强养血活血之力；后来又加三棱、莪术、薏苡仁，也是在增强理气化滞、渗湿于下的作用。当归芍药散所治疗疾病众多，仅举一例，以资佐证。

约言：输卵管不通，肝郁脾湿者，当归芍药散加桃仁、红花主之。

8. 当归芍药散加萆薢、芡实治疗白带

治验：妇人白带多，小腹隐痛，当归芍药散加萆薢、芡实主之。

方药：当归 10 克，芍药 30 克，川芎 8 克，茯苓 12 克，泽泻 15 克，白术 12 克，萆薢 15 克，芡实 30 克。水煎服。

来源：李赛美等．名师经方讲录[M]．北京：中国中医药出版社，2010：103．

注释：许多医家都非常重视这个方子的应用，认为它可以用于妇科各种疾患，如宫颈炎、附件炎、盆腔积液、输卵管不通、子宫肌瘤、巧克力囊肿、不孕等。伤寒学家陈瑞春教授用当归芍药散加萆薢、芡实二味，治疗白带，陈说："今天吃药，明天白带就减少。"萆薢与芡实，均属补肾固涩药。芡实补肾涩精，大家比较了解；萆薢利尿通淋，治疗泌尿系感染，人所共识，但它的另一个作用，即"固下焦，补肝肾，坚筋骨，益精明目"（《本草备要》），往往忽视。今举一例，以请同道注意它的补益作用。

约言：白带增多，小腹隐痛，肝郁脾虚也，当归芍药散加萆薢、芡实主之。

9. 当归芍药散合二至丸等治疗卵巢囊肿

治验：时年 43 岁。患卵巢囊肿并真菌性阴道炎，白带多，或见黄带，月经量少，会阴部瘙痒，舌苔白腻，脉象弦细，此下焦湿热，致使血行不畅也，当归芍药散合二至丸并加减治之。

方药：当归 10 克，赤芍 15 克，炒川芎 15 克，泽泻 15 克，生白术 10 克，茯苓 15 克，女贞子 15 克，旱莲草 15 克，知母 10 克，黄柏 8 克，败酱草 15 克，生甘草 10 克。水煎服。以此方为主，随症加减，服药 42 剂，检查表明：卵巢囊肿明显缩小。

来源：《毛德西医案》（二）（内部资料）。

注释：是方为养血活血、健脾利湿剂。当归、赤芍、川芎养血活血；泽泻、茯苓、白术健脾利湿。加入二至丸，以增滋补肝肾之阴之力；知母、黄柏为清利下焦湿热之主药；败酱草消痈排脓，主入下焦，如治疗肠痈的薏苡附子败酱散即是。笔者用此方治疗上述病症数例，疗效明显。

约言：卵巢囊肿，合并阴道炎，白带多，阴痒，此湿热下注也，当归芍药散加

二至丸及败酱草、知母、黄柏治之。

10. 当归贝母苦参丸治疗泌尿系感染

治验：女性，23 岁。一周前出现小便频数急痛，伴有腰部疼痛，曾查：尿蛋白（+），红白细胞成堆／高倍视野，遂诊为"泌尿系感染"。经治疗数日，诸症不减，伴以带下。观其舌质略红，脉象细滑而数。此为阴虚湿热下注，遂用当归贝母苦参丸加味治之。

方药：当归 12 克，贝母 12 克，苦参 12 克，生地 25 克。服 3 剂，腰痛减轻，尿频急痛亦有好转，白带较前明显减少。继服 4 剂，症状基本消失。查尿常规（-）。遂于上方加入滑石 30 克、甘草 6 克，嘱再服 3 剂，以善其后。

来源：王占玺.张仲景药法研究［M］.北京：科学技术文献出版社，1984：525.

注释：当归贝母苦参丸出自《金匮要略·妇人妊娠病脉证并治》篇，原文云："妊娠小便难，饮食如故，当归贝母苦参丸主之。"原方是为妊娠小便不利而设。以当归养血润燥，贝母清肺热以澄水上之源，苦参清热利窍，共奏养血润燥、清热利窍之功。凡妊娠小便淋漓不尽、溲时涩痛、尿色黄赤、舌质红而苔黄、脉象滑数者，皆可用之。依据本方的药物性能，今人将此方扩大用于阴虚肺燥的慢性支气管炎，或阴虚夹湿热的上消化道炎症与溃疡病。本例有阴虚征象，故加入生地以滋阴润燥。

约言：小便频数，腰痛，舌红，脉数，当归贝母苦参丸加生地主之。

11. 干姜人参半夏丸治疗妊娠恶阻

治验：女性，22 岁。停经 50 余天，经常泛吐清水及涎沫，饮食难入，得之则吐，畏寒嗜卧，诊为妊娠恶阻，首用葡萄糖液、维生素等多次治疗，获效不显。转求中医治疗。见其形体消瘦，面色㿠白，喜暖畏寒，大便自调，小溲清长，舌质淡红、苔白厚腻，脉迟而细滑。证属脾胃虚寒，痰饮上逆。治以温化寒饮，和中降逆。宗仲景干姜人参半夏丸加味。

方药：干姜 6 克，党参 12 克，生半夏 6 克，鲜生姜 6 克，砂仁 5 克，橘皮 6 克。水煎取浓汁，缓缓呷服。两剂后，呕吐缓和，畏寒好转，能进少许饼干。于上方加入炒白术 9 克、吴茱萸 3 克。两剂后，病情进一步好转。再予香砂六君子汤加减善后。至足月，产一女婴，母子均安。

来源：余起华.妊娠恶阻的治疗体会［J］.江西中医药，1981（1）：61-62.

注释：《金匮要略·妇人妊娠病脉证并治》篇云："妊娠呕吐不止，干姜人参半夏丸主之。"妊娠呕吐之因颇多,有胃热气逆者,有肝气横逆者,有胃寒停饮者。本例为胃虚寒饮之恶阻。原方药仅四味,即干姜、人参、半夏、生姜汁(为丸),以温中补虚、化饮降逆为法。本例加用砂仁、橘皮,增强和胃降逆作用;后又加用白术健脾、吴茱萸温肝降逆,均为治本之法,所用药量较少,恐伤其胎气矣。

约言:妊娠恶阻,呕吐不止,干姜人参半夏丸(或汤剂)小剂量治之。

12. 当归散加苏梗、竹茹治疗习惯性流产

治验:女性,27 岁。婚后两年,孕 3 胎。均于孕后两个月左右流产。来诊时,经停 40 余日,微有恶心,头眩及轻微腹痛,无下血,脉濡滑而数,舌尖微红。为预防再次流产,投以当归散加味。

方药:当归 10 克,黄芩 10 克,炒白芍 10 克,川芎 5 克,白术 10 克,苏梗 10 克,竹茹 10 克。服药 20 余剂,后足月妊娠。

来源:李文瑞等. 金匮要略汤证论治[M].北京:中国科学技术出版社,2000:802-803.

注释:《金匮要略·妇人妊娠病脉证并治》篇云:"妇人妊娠,宜常服当归散主之"。此方为养胎、保胎之要剂。方由当归、芍药、川芎、白术、黄芩五味组成。原方并未说明主治何病何证,只是说妊娠期"宜常服",说明它是护养胎儿的方子。从药物性能分析,它的作用主要是养血清热,疏肝健脾。当归与芍药,一动一静以养血,川芎调达肝经之气血;黄芩清热和阴,白术健脾胜湿。阴血充足,无湿热之干扰,胎气自然安和。这里要谈一谈白术与黄芩。元代朱丹溪云:"黄芩白术乃安胎之圣药"。此话一出,流传至今。据考证,《备急千金要方》《妇人良方大全》等较朱丹溪较早的方书与妇科医籍,均无黄芩、白术为安胎圣药之说。清代陈修园认为,《金匮要略》中之当归散与白术散,均为妊娠养胎之方,且均有白术,"谓白术为安胎之圣药则可,又合黄芩以并言,则未免为一偏之言耳"。后陈修园赴省应试,其夫人适妊娠三个月,漏红欲坠,医以四物汤加鹿角胶、补骨脂、杜仲、续断治之,一剂而安。陈氏返家时,其夫人已怀胎六个月。陈氏看了所服用的方药大吃一惊,认为夫人所服之药有坠胎之虞,为何反有安胎之效呢? 陈氏悟到,"此后,凡遇胎欲坠之症,不敢专主凉血;而半产应期而坠者,专主火衰论治。"他的意思是不再将白术、黄芩列为安胎圣药了。这是由他夫人亲身经历所改变的认知。

约言:妊娠期有胎动迹象者,当归散主之。

1. 下瘀血汤治疗脑血栓后遗症

治验：男性，59 岁，患脑血栓形成中风后遗症。两足行路艰难，尤奇者每隔十余分钟，必哈哈大笑数声，不能自主。舌上有紫斑，脉涩。此瘀血证也，取下瘀血汤治之。

方药：桃仁 9 克，制大黄 9 克，地鳖虫 6 克。5 剂。服药后，大笑立即停止，两足行路也觉方便，血栓中风症状消除。

来源：王佩芳等. 姜春华中医学术思想研究及临床经验选粹［M］. 北京：中国中医药出版社，2007：148-151.

注释：下瘀血汤出自《金匮要略·妇人产后病脉证治》篇，原文云："产妇腹痛，法当以枳实芍药散，假令不愈者，此为腹中有干血着脐下，宜下瘀血汤主之，亦主经水不利。"方由三味药组成，即桃仁、大黄、䗪虫（即地鳖虫），桃仁与䗪虫活血化瘀作用显著，大黄以清热解毒为特长，但亦有化瘀功效。所以这个方子是瘀血病证的专用方。姜春华先生说："本方的适应证，不必局限于小腹有痛块、肌肤甲错，只要舌质紫绛，或有瘀斑、瘀点，或舌下静脉怒张，或唇紫，或身面见红点、纹（相当于蜘蛛痣），或目中色蓝，其脉象为迟紧、沉结或涩。"据此姜老就随诊所得，将其治疗范围归纳如下：①肝病谷丙转氨酶不下降有瘀血征象者；②早晚期肝硬化；③脑震荡后遗症；④经行不爽或推迟；⑤溃疡病有瘀血证；⑥坐骨神经痛有瘀血证；⑦中风后遗症；⑧手术后瘀血结滞作痛，可加赤芍、五灵脂；⑨手术后寒热往来，可加柴胡、牡丹皮；⑩产后瘀血不行，腹剧痛；⑪胃窦炎等。

约言：中风后遗症，行走困难，舌紫，脉涩，下瘀血汤加味治之。

2. 竹皮大丸加半夏、大枣治疗早泄

治验：男性，26 岁。新婚早泄，虽能勃起，但甫交即泄。伴头晕乏力，咽干耳鸣，心烦恚躁，干呕不止，身热（体温 38.5℃）已七八天，偶有寒栗状。舌质

红赤、苔薄黄,脉虚数。此为肝火灼阴,精室被扰,胃气不降。当清热降火,和胃理肝。竹皮大丸加半夏、大枣治之。

方药:竹茹 10 克,生石膏 15 克(打碎,先煎),桂枝 5 克,白薇 10 克,生甘草 10 克,制半夏 10 克,大枣 5 枚。服 2 剂后,热除寒解,烦乱平,干呕止。前方去半夏,继服 14 剂,早泄痊愈。

来源:黄道富等.竹皮大丸在治疗男性病中的运用[J].江苏中医,1990(6):30-31.

注释:竹皮大丸出自《金匮要略·妇人产后病脉证治》篇,原文云:"妇人乳中虚,烦乱呕逆,安中益气,竹皮大丸主之。"此方原为治疗妇人产后虚热烦呕而设,但近年来用于阳痿、失眠、遗精、男性不育、小儿夏季热等疾患,亦有良效。医家经验为:热势重者,重用石膏、竹茹、白薇;素体虚弱者,加重大枣、甘草用量。失眠者,可加酸枣仁、合欢皮;汗多者,可加玉屏风散;虚热留恋着,可加地骨皮、青蒿等。而治疗男性不育、早泄者,必须有虚热证候,正如本例所见身热、脉数、苔黄等。否则,非本方所宜。

约言:年轻人早泄,有热象,竹皮大丸加味治之。

3. 白头翁加甘草阿胶汤治疗湿热腹泻

治验:女性,31 岁。以腹痛、腹泻,大便有红白黏液 2 天就诊。白天大便二三次,夜晚七八次,里急后重明显,伴有恶心、纳差、畏冷、溲黄,服用西药无效。既往有血吸虫病史。今已怀孕 7 个月。舌苔薄白、舌质略红,脉沉细滑数。属湿热下注,伤及血分,治以清热凉血,兼以祛瘀导滞,取白头翁汤加甘草阿胶汤治之。

方药:白头翁 10 克,黄连 6 克,黄柏 3 克,秦皮 3 克,甘草 10 克,阿胶 10 克。服药 1 剂,已无红白黏液,大便次数减少。上方加茯苓 10 克,服 1 剂,腹已不痛,大便夜行二次,纳可。后加焦白术 10 克,以消息之。

来源:冯世纶.中国百年百名中医临床家丛书·胡希恕[M].北京:中国中医药出版社,2001:144-145.

注释:此方见于《金匮要略·妇人产后病脉证治》篇,原文为"产后下利极虚,白头翁加甘草阿胶汤主之。"白头翁汤为清热利湿剂,适宜于湿热痢。加入甘草阿胶二味,就具有补血益气的作用,这对于产后体弱患湿热痢者,颇为适宜。而本例正值妊娠期,亦属虚弱体质,若患湿热痢,当"攻补兼施"。这里的"攻",就是清利湿热;其"补",就是益气养血;白头翁汤谓之"攻法",甘草阿胶为之"补法",方证合拍,故用之有效。

约言:腹痛腹泻,大便有红白黏液,日行十余次,脉象细数,虽孕在身,亦可用清利法,白头翁加甘草阿胶汤主之。

1. 半夏厚朴汤加桔梗治疗慢性咽炎

治验:女性,47 岁,教师。4 天前出现声音嘶哑,用抗生素及金嗓子喉宝等未愈。症状如故,夜间疼痛明显,吐少量痰,质稀易吐,无口渴,咽喉不红,扁桃体不大,舌质淡、苔薄而滑。此梅核气也,半夏厚朴汤治之。

方药:半夏 12 克,厚朴 12 克,紫苏子 12 克,茯苓 12 克,生姜 12 克,桔梗 6 克,甘草 10 克。2 剂后声音转为正常,咽喉不再疼痛。

来源:宋永刚. 名方 60 首讲记[M]. 北京:人民军医出版社,2012:165.

注释:《金匮要略·妇人杂病脉证并治》篇云:"妇人咽中如有炙脔,半夏厚朴汤主之。"炙脔即烤熟的肉块,形容本方主治证为咽喉部位有异物感或痰浊阻塞感。《备急千金要方》形容为"咽中帖帖,如有炙肉脔,吐之不出,咽之不下,即所谓咽中如有炙脔也,俗名梅核气"。自此至今,半夏厚朴汤就成了治疗"梅核气"的传统名方。本例所加桔梗、甘草,为《伤寒论》的桔梗汤,主治"咽痛者"。由于这类病症在女性中比较常见,故放于妇人篇讨论。

约言:声音嘶哑,咽中如物所堵,或轻或重,半夏厚朴汤主之。

2. 甘麦大枣汤加酸枣仁、竹茹等治疗脏躁症

治验:女性,21 岁。悲伤欲哭,嬉笑无常,不时欠伸,古云脏躁病,甘麦大枣汤加味主之。

方药:生甘草 30 克,小麦 10 克,大枣 15 枚(擘),酸枣仁 30 克,竹叶 10 克,灯心草 5 克。水煎服。心中郁闷,适时加入适量石菖蒲、麦冬,以清心开窍。

来源:毛德西等. 毛德西方药心悟[M]. 北京:人民卫生出版社,2015:60.

注释:《金匮要略·妇人病脉证并治》篇云:"妇人脏躁,喜悲伤欲哭,如神灵所作,数欠伸,甘麦大枣汤主之。"脏躁属神志病变,为肝郁心虚证,故取小麦养心气,护心阴;甘草、大枣甘润缓急,正合《素问·藏气法时论》篇"肝苦急,急食甘以缓之"之旨。所加酸枣仁养血安神,竹叶、灯心草清心火以除躁。岳美

中先生曾用小麦 500 克,大枣 500 克,甘草一大把,用锅煎汤,令患者恣饮之,进数剂,经久未发。

约言:悲伤欲哭,嬉笑无常,此脏躁也,甘麦大枣汤主之。

3. 温经汤加阳起石等治疗不孕症

治验:女性,29 岁。婚后第二个月初次妊娠,第 45 天自然流产,产后未施清宫术。但至今 5 年未再受孕。妇科检查:子宫体偏小且后位,输卵管造影通畅。刻诊:素感手心烦热,腰腹冷痛喜热,口干,纳差,平日不避凉水,舌质黯红、苔薄白,脉细涩。证属冲任虚损,瘀血内阻,血虚不濡,寒凝血脉。以温经汤加阳起石等治之。

方药:桂枝 6 克,吴茱萸 6 克,川芎 10 克,当归 15 克,白芍 10 克,牡丹皮 10 克,生姜 6 克,半夏 10 克,麦冬 10 克,党参 10 克,阿胶 6 克,炙甘草 6 克,阳起石 20 克,蒲黄 10 克,艾叶 6 克。服药 3 剂,诸症明显减轻。效不更方,继服 10 剂,诸症消失,体重增加 2 公斤,血块消失,经量增多。嘱勿用凉水洗刷。2 个月后怀孕,后顺产 1 男。

来源:高秀兰.名老中医方剂医案[M].北京:中国中医药出版社,2015:282.

注释:《金匮要略·妇人杂病脉证并治》篇云:"问曰:妇人年五十所,病下利数十日不止,暮即发热,少腹里急,腹满,手掌烦热,唇口干燥,何也? 师曰:此病属带下。何以故? 曾经半产,瘀血在少腹不去。何以知之? 其证唇口干燥,故知之。当以温经汤主之。"其方后又云:"亦主妇人少腹寒,久不受孕;兼取崩中去血,或月水来过多,及至期不来。"此条被后世医家奉为妇科调经之祖方,妇科杂病之祖方。这里"温经"之温字,当温养、温通、温和讲,非指温热药而言。这条经文,有病名,如"下利"(利当为血字,即下血)、半产、带下、不孕、崩中、月水过多等;而症状名如暮即发热、少腹里急、腹满、手心烦热、唇口干燥、经水不至等;病机名有"少腹寒""瘀血不去"等。本例自然流产后,瘀血留于胞宫,旧血不去,新血不生;又不避凉水,于是寒凉之邪乘虚而入,与瘀血互结,形成寒凝胞宫,冲任瘀阻,即可导致不孕。方以温经汤温经散寒,加蒲黄、艾叶、阳起石增强温经、化瘀之效。新血生而瘀血去,自然可以孕育有子。

最近有人将温经汤比拟为"植物中的雌激素",并依据温经汤的功效提出:"闭经,卵巢功能低下,身体羸瘦者,温经汤主之。"(黄煌《经方沙龙》第二期)

约言:虽为流产,瘀不去新不生,腰腹冷痛,且不孕者,温经汤加味主之。

4. 肾气丸治疗浮肿

治验：男性，49 岁。罹患全身倦怠，时有头晕，长时间站立双下肢浮肿，按之没指，喝水较多。胃部有明显振水声，腹部凹陷软弱，脐部悸动，脉象迟弱，舌象正常。初拟大建中汤合茯苓饮治之，无效；后改投小柴胡汤合茯苓饮，仍无效。最后投以肾气丸，服药一个月，浮肿消失，恢复健康。

方药：地黄 8 份，山萸肉 4 份，山药 4 份，泽泻、茯苓、丹皮各 3 份，桂枝、附子各 1 份。炼蜜为丸。一次 2 克，一日 3 次。若改为汤剂，分量为：地黄 5 份，山萸肉、山药、泽泻、茯苓、牡丹皮各 3 份，桂枝、附子各 1 份。水煎服。

来源：大塚敬节. 汉方诊疗三十年［M］. 北京：华夏出版社，2011：296.

注释：肾气丸在《金匮要略》中有四处：一是"血痹虚劳篇"，二是"痰饮咳嗽篇"，三是"消渴小便不利篇"，四是"妇人杂病篇"；还有"中风历节病篇"的"崔氏八味丸"。被历代医家推崇为补肾第一方。日本汉方医家按照《金匮要略》有关肾气丸条文制定出肾虚标准，一是小腹不仁，二是夜间小便多，三是口渴，四是足冷或足热。后世诸多地黄丸类方，均是从此方加减而来。本例初投之方，或按脾虚湿聚而治，或按少阳湿郁而治，均不见效。后考虑为肾气不化，水饮内停，改用肾气丸，投之果然有效，一月而愈。可见临证思路不能太狭窄，一个病要有多个思路，着眼点在于证候性质，"用药容易认证难"，从一个方面说明确立证候性质是用药的前提，这就是病以证立，方以证选，药随证变，方证合拍，方可中的。

约言：下肢浮肿，腹部凹陷，按之柔软，脉迟弱，肾气丸主之。

5. 肾气丸加覆盆子、诃子等治疗喷嚏

治验：男性，30 岁。鼻病 10 余年，喷嚏声低而阵发，鼻塞不通，鼻涕色白，量少而难止。两肩怕冷，溲清而频。鼻腔黏膜苍白，下甲水肿，舌薄白苔，脉沉、尺部弱。此元阳不足，脾肺失于温煦，方取肾气丸加覆盆子、诃子等治之。

方药：附片 3 克，肉桂粉 1.5 克（吞服），熟地、覆盆子各 12 克，茯苓、诃子、党参各 10 克，牡丹皮、泽泻各 6 块，细辛 1 克。5 剂。嚏、涕减少，两肩渐温，余症同前。坚守原旨，上方加蛇床子、淫羊藿各 10 克。5 剂。嚏涕基本消失，鼻塞已通。但两肩仍然寒冷，鼻黏膜稍红润，舌苔薄白，脉沉，仍以温阳为主。原方去细辛，加功劳叶 10 克。5 剂。诸症消失，再用肾气丸缓缓调之。每次 5 克，日服 2 次，连服 30 天。

来源：干祖望. 干祖望医书三种［M］. 济南：山东科学技术出版社，2008：

217

404.

注释： 此为国医大师干祖望先生的治验。《素问·宣明五气论》云"肾为欠，为嚏。"说明打呵欠、喷嚏，是与肾气的盛衰有密切关系。患者伴有嚏声低怯，清涕难敛，两肩畏寒，皆阳虚之候。虽然鼻病与肾无直接关系，但可通过脾肺使之受累。李东垣在《内外伤辨惑论》中说道，"元阳本虚弱，更以冬乃助其气，故病者善嚏，塞甚出浊涕，嚏不止。"说明阳虚是本病之原，温阳阴霾自散，鼻窍自通。

约言： 鼻炎数年，喷嚏连连，恶寒怕冷，鼻腔黏膜苍白，肾气丸加减治之。

6. 肾气丸治疗真阴真阳虚弱证

治验： 男性，40岁。患昼夜恶寒发热，口渴饮热汤不止。经西医治疗十余日未效。请中医诊治。只见患者俯卧于火炉旁，厚衣烈火不能御其寒。脉洪大，重按全无；舌红润无苔，手足灼热。治宜壮水之主，以制阳光；益火之源，以消阴翳。投肾气丸加五味子，以收敛浮阳。

方药： 肾气丸加五味子（汤剂，原方无剂量），一昼夜连进两剂，翌日寒热全退，口渴减，继服原方两剂。后自诉饮食增加，精神旺盛，脉和缓。继以原方去五味子，加玄参、白芍，名千金十味地黄汤，使水火各安其位，自然康复。

来源： 湖南省中医药研究所.湖南省老中医医案选［M］.长沙：湖南科学技术出版社，1980：6-7.

注释： 医者在接诊到这位病人后，遂而想起《伤寒论》第11条，云："病人身大热，反欲得衣者，热在皮肤，寒在骨髓也；身大寒，反欲不近衣者，寒在皮肤，热在骨髓也。"这条经文在当时，乃是判断寒热真假的指导性文献。而在今天，由于各种检查手段的增多，判断真假证候已有很多方法。此例近烈火不能去其寒，其真寒假热性质基本确定，其他"舌红润无苔，手足灼热"，乃是阳虚不能化津所致。肾气丸曾被医家认定为"益火之源，以消阴翳"的代表方，或者说是补火方、壮阳方，今列为补益真阴真阳方，岂不矛盾？其实将肾气丸列为单纯补益真阳方，是不正确的。肾气丸出自《金匮要略》，书中有四处谈到肾气丸，即"血痹虚劳篇""痰饮咳嗽病篇""消渴小便不利临病篇""中风历节病篇"。在"中风历节病篇"中，名"崔氏八味丸"，其药物组成、剂量与其他篇相同。如果将桂枝与附子去掉，那就是后世的六味地黄丸。六味地黄丸是滋阴之主方，仅仅有了桂枝与附子，就变成了单纯补益阳气的方子，其理难以印定。况且桂枝与附子各一两，比起其他六味的剂量（25两）相差甚大。所以将肾气丸定为补益真阳的方子是有偏颇的，而应定为滋阴扶阳剂，这样它的适应范围就比较宽泛，如《金匮要略》中之虚劳、痰饮、消渴，以及中风历节病，是阴虚、阳虚,或阴阳俱虚,都可以随证选用。如果这样理解,就会明白为什么本例用肾气丸可以治愈了。

约言:有阴虚证,有阳虚证,或阴阳俱虚证,均可考虑用肾气丸加减治之。

7. 肾气丸治疗妊娠癃闭

治验:39 岁,妊娠 3 个月。妊娠伊始,即感少腹坠胀,腰酸不适,继而少腹逐渐隆起,小便不通,尿意急迫,但反复用力排之,却点滴皆无。由此精神不振,面色萎黄,小腹膨如球形。舌淡红、苔薄白而滑,脉沉细而滑。追问病史,去年其子 11 岁溺水身亡,后取环怀孕,至今 3 个月。脉证合参,系肝不调达,肾阳不振,导致膀胱气化不及,开合失司,拟肾气丸加味治之。

方药:熟地 20 克,山萸肉 12 克,山药 10 克,牡丹皮 6 克,茯苓 10 克,泽泻 15 克,桂枝 10 克,附子 3 克,白芍 15 克,炒枳壳 10 克。水煎服。同时导尿,服药 3 剂,尿急感明显减轻,隔日导尿一次,继进 5 剂,能顺利排尿。随访该妇足月顺产一女婴。

来源:梅芬.梅炳南治疗癃闭经验举隅[J].中国医药指南,2008,23(6):365-366.

注释:妊娠癃闭,为妊娠期常见的病症,但妊娠伊始即有尿闭者颇少见。究其原因,与其精神受刺激有关。故其在组方上,于肾气丸的基础上加入了疏肝理气的枳壳与白芍,这两味药有四逆散之方义。足厥阴肝脉"环阴器,抵少腹",其所生病有"闭癃"之疾,有了这两味药的疏通作用,就使得肾气丸的温通功能显得更有力,更快捷。

约言:妊娠癃闭,肾气丸主之,四逆散加桔梗亦主之。

中医病症名索引

西医病（症）名索引